Top in Form

Willi Dungl

TOP IN FORM

Das umfassende Biotraining für
Körper, Geist und Seele

Unter Mitarbeit von
Dr. med. Wolfgang Exel

Orac WIEN • MÜNCHEN • ZÜRICH

Bildnachweis:
S. 113 bis 127 Archiv Gusto (S. 113 Trizeps; S. 114 Das Foto; S. 115 Trizeps;
S. 117 Trizeps; S. 118 Trizeps; S. 123 Das Foto; S. 124 Trizeps;
S. 126 unten Trizeps; S. 127 oben Liewehr; S. 127 unten Trizeps).

Alle anderen Fotos aus dem Archiv des Autors.

Die Grafiken wurden von Traute Molik-Riemer gezeichnet.

4. Auflage 1995

ISBN 3-7015-0340-0
Copyright © 1995 by Verlag Orac im Verlag Kremayr & Scheriau, Wien
Alle Rechte vorbehalten
Gestaltung des Einbands: Georg Wagner
Fotos auf dem Einband oben: Tony Stone, Fotograf André Perlstein, unten:
Archiv Gusto, Fotostudio Trizeps
Lektorat: Mag. Susanne Spreitzer
Satz und Strichrepros: Zehetner Ges. m. b. H., A-2105 Oberrohrbach
Farbrepros: Repro Wohlmuth Ges. m. b. H., Wien
Druck und Bindung: Tlaciarne, Slowakei

Inhalt

BEWEGUNG

ENTSPANNUNG

Einleitung

In unserer reizüberfluteten Gesellschaft ist vielen Menschen nahezu alles wichtiger als die Gesundheit. Das heißt, gesund wollen natürlich alle sein. Aber auch etwas dafür tun? Da kommen dann die üblichen Ausreden – wenig Zeit, übermüdet, gesellschaftlicher Zwang zum Alkoholkonsum und zu üppigem Essen und so fort. Gesundheit tankt man lieber in der Apotheke oder im Reformhaus, und zwar in Form von handlichen Vitamin-, Mineralstoff- und Spurenelementepillen.

Vernünftig essen, Bewegung machen, sinnvoll Streß abbauen, Risikofaktoren tunlichst ausschalten – all das erfordert natürlich persönlichen Einsatz. Dazu aber sind moderne Menschen kaum mehr bereit. Dabei müssen wir alle uns täglich bewähren und körperlich sowie geistig Leistung erbringen. Wissen Sie aber, ob Sie sich auch in Hinkunft wirklich auf Körper und Geist verlassen können?

Test zur eigenen Person

Dieses Buch soll ein kleiner Wegweiser sein, um in jeder Hinsicht topfit und konkurrenzfähig zu werden und auch zu bleiben. Beginnen wir gleich mit einem einfachen *Test zur eigenen Person*.

Die Auswertung wird Ihnen den Weg zur richtigen Umsetzung meines Buches zeigen, und sie wird Ihnen dabei helfen, ein besseres Verständnis für die Bedürfnisse des eigenen Körpers zu bekommen. Sie brauchen dazu nicht mehr zu tun, als die folgenden Fragen zu beantworten und die Antworten in Ruhe zu überdenken.

Nehmen Sie nun einen Zettel zur Hand und notieren Sie sich am besten gleich die Seitenzahl jener Themen, die für Sie wichtig sind.

1. Wann haben Sie sich zum letztenmal ärztlich untersuchen lassen? Wenn es länger als ein Jahr her ist, rufen Sie am besten sofort Ihren Arzt an und vereinbaren einen Termin für eine **Vorsorgeuntersuchung** (die von den Krankenkassen bezahlt wird). Ihr Arzt wird Ihnen im Zuge der Untersuchung sagen können, wo Schwachstellen vorliegen. Ab Seite 14 finden Sie das Wichtigste über diese Gesundenuntersuchung.

2. Wie schwer sind Sie? Was wäre Ihr Wunschgewicht? Wie man das **Idealgewicht** ermittelt, wie das richtige Verhältnis zwischen Fett, Muskelmasse und Wasser sein sollte, und wie man ungünstige Verhältnisse verbessern kann, lesen Sie ab Seite 75.

3. Wie einseitig ist Ihre berufliche Tätigkeit? Sitzen Sie viel? Fahren Sie oft und lange mit dem Auto? Auf Seite 183 lesen Sie, wie man **Haltungsschäden** sowie Rückenschmerzen vorbeugt und welche Übungen sich ganz einfach zwischendurch erledigen lassen.

4. Wie oft betreiben Sie Sport? Verspüren Sie dabei gelegentlich Schmerzen? Wärmen Sie sich wirklich richtig auf, bereiten Sie Muskeln, Sehnen und Bänder durch vorsichtige Dehnung auf die kommende Belastung vor? 70 Prozent aller **Sportverletzungen** entstehen durch mangelnde Vorbereitung und konditionelle Schwächen! Auf den Seiten 173 finden Sie entsprechende Tips.

5. Glauben Sie, daß Sie sich richtig ernähren? Ernährungsbedingte Krankheiten wie Gicht, Diabetes, Leber- und Darmleiden oder Gefäßverkalkung, um nur einige wenige Beispiele zu nennen, sind überaus häufig und könnten durch eine wenig belastende Kostumstellung vermieden werden. Regeln über **richtiges Eßverhalten** sowie die **Grundsätze der Naturküche** finden Sie auf Seite 45.

Vor der Beantwortung dieser Frage stellen Sie sich am besten nackt vor einen Spiegel.

6. Betrachten Sie sich von der Seite: Ist Ihr Nacken etwas nach vor gezogen, hängen auch die Schultern nach vorne, haben Sie einen eher runden Rücken? Solche **Haltungsschäden** entstehen meistens durch einseitige Fehlbelastung. Ausgleichsgymnastik, die den Schaden wieder reparieren kann, finden Sie ab Seite 183.

7. Haben Sie ein Hohlkreuz und einen zumindest leicht hängenden Bauch? Dann stimmt das Muskelkorsett nicht! Sie tragen ein erhöhtes Risiko für **Bandscheibenleiden** und müssen viel eher mit **Ischiasbeschwerden** rechnen als Menschen mit gerader Haltung. Was man dagegen unternimmt, finden Sie ab Seite 183.

8. Strecken Sie nun die Arme parallel zum Körper möglichst weit nach oben. Spannt es in den Schultern und im Nacken? Dann sind die Brustmuskeln verkürzt, die Halswirbelsäule ist anfällig für Schäden. Beugen Sie sich jetzt bei leicht gegrätschten Beinen und durchgestreckten Knien nach vorne und versuchen Sie, mit den Fingern den Boden zu berühren. Gelingt dies nicht, sind ebenfalls **verkürzte Muskeln** daran schuld. **Stretchingübungen**, die hier abhelfen, finden Sie auf Seite 20.

9. Betrachten Sie nun Ihre Füße – ist das Fußgewölbe durchgesunken („Plattfüße"), sind die Zehen noch gerade, oder beginnen sie sich bereits zu krümmen („Hammerzehen")? Macht sich bei der Großzehe eine Vorwölbung im Grundgelenk bemerkbar („Frostballen")? **Statische Fußschäden** können den ganzen Körper beeinflussen. Bein- und Rückenschmerzen können darauf beruhen. Vorbeugungs- und Korrekturmöglichkeiten stehen ab Seite 183.

10. Wie hoch ist Ihr Ruhepuls? Setzen Sie sich bequem hin und messen Sie den Puls am besten daumenseitig am Handgelenk. Liegt die Minutenfrequenz zwischen 60 und 70, ist diesbezüglich alles in Ordnung. Ein paar Schläge mehr oder weniger spielen dabei keine Rolle. Liegt die Frequenz jedoch wesentlich höher (90 und darüber), so arbeitet das Herz zu rasch. Eine **ärztliche Untersuchung** ist angezeigt. Stellt sich dabei heraus, daß nur das unbewußte Nervensystem etwas verrückt spielt oder schlicht und einfach Konditionsmangel vorliegt, können Sie sich ziemlich leicht selbst helfen (ab Seite 159).

11. Wie steht es tatsächlich mit Ihrer Kondition? Unternehmen Sie den **Stufen-test,** der in vier Minuten Auskunft gibt:
Stellen Sie sich in Ihrem Stiegenhaus vor die Stufen und messen Sie den Ruhe-puls.
Dann versuchen Sie, innerhalb einer Minute so schnell und oft wie möglich abwechselnd mit beiden Beinen auf die erste Stufe und wieder hinunterzu-steigen.
Dann wieder den Puls messen – man nennt ihn nun Belastungspuls.
Insgesamt drei Minuten ausruhen, dann nochmals messen.
Je näher dieser Wert dem Ruhepuls ist, desto besser ist Ihre Kondition.
Liegt der Wert jedoch näher beim Belastungspuls, so bedeutet das: Sie müssen Ihren **Kreislauf trainieren!** Wie, das lesen Sie ab Seite 159. Bedenken Sie übrigens, daß nach wie vor jeder zweite Deutsche und Österreicher an einer Herz-Kreislauf-Krankheit stirbt.

12. Wie ist es um Ihre psychische Kondition beschaffen, wie belastbar ist also Ihre Seele? Fühlen Sie sich öfter unter Druck, ist die Arbeit scheinbar nicht mehr zu bewältigen? Reagieren Sie immer häufiger gereizt, antworten Sie schärfer, als Sie eigentlich wollten? Fühlen Sie sich unverstanden? Leiden Sie öfter unter Kopfweh, Schulterschmerzen und Nackenverspannungen? Haben Sie Ein- oder Durchschlafprobleme, und wachen Sie morgens immer müde und zerschlagen auf? All das kann durch Krankheiten (untersuchen lassen!), aber auch durch psychische Überlastung entstehen. Das gefürchtete „Burn-out-Syndrom" droht! Wie Sie diesem Schicksal entgehen können, lesen Sie mit vielen Ratschlägen für Entspannung sowie Tips zum „Streß-Manage-ment" auf Seite 210.

Nun wissen Sie wahrscheinlich schon ganz gut darüber Bescheid, welche Ihre Problembereiche sind und welche Maßnahmen dagegen erforderlich wären. Das Wissen allein ändert aber noch nichts an Ihrer Situation. Sie müssen nun auch den nötigen Schwung aufbringen, wirklich etwas gegen die eine oder andere Schwäche oder gegen bestimmte Mängel zu tun.
Beginnen Sie damit, unter jenem Punkt nachzulesen, den Sie als erstes auf Ihrem Zettel notiert haben!

MEDIZINISCHER CHECK-UP

ZWISCHENBILANZ

Ernährung, Bewegung, Entspannung: Die drei Säulen der Fitneß werden in unseren Tagen leider gar nicht, nur lückenhaft oder in falscher Weise berücksichtigt. Jene, die sich spät, aber doch mehr um ihr körperliches und geistiges Wohl kümmern wollen, gehen häufig viel zu radikal an die Sache heran.

Niemand soll durch diese Zeilen entmutigt oder gar davon abgehalten werden, seine Lebensgewohnheiten zum Besseren hin zu ändern. Aber falscher Ehrgeiz kann ebenso zu schweren gesundheitlichen Schäden führen wie eine grundsätzlich ungesunde Lebensweise. Wir raten daher vor allem Personen, die noch nie oder schon seit Jahren nicht mehr Sport betrieben haben, einmal mit Hilfe eines Arztes eine medizinische „Bestandsaufnahme" durchzuführen: Wie sehr ist der Körper vorgeschädigt, was kann ihm unter welchen Umständen zugemutet werden? Ein **„Check-up"** sozusagen, das Risikomomente auszuschalten hilft.

Die wichtigsten Untersuchungen

Viele haben vor einer ärztlichen Untersuchung Angst. Es ist meist die Angst vor dem Ungewissen, weil es sich hierzulande (wahrscheinlich in ganz Mitteleuropa) noch nicht eingebürgert hat, regelmäßig medizinische Kontrollen durchführen zu lassen. Daher einige Erläuterungen zu Untersuchungsmethoden, die unumgänglich sind:

Röntgen
Im Rahmen einer seriösen Gesundenuntersuchung wird der Arzt seinen Patienten zum **Röntgen** schicken. Der Facharzt fertigt ein Bruströntgenbild an, aus dem gewisse Rückschlüsse auf die Beschaffenheit des Herzens und der Lunge gezogen werden können. Der geübte Betrachter erkennt an Hand der Herzgröße und Herzform, ob bereits Überlastungszeichen vorhanden sind.

Die Überprüfung von Herz und Lunge ist für unsere Zwecke enorm wichtig, weil diese Organe bei der geplanten sportlichen Belastung einwandfrei funktionieren müssen.

Natürlich genügt eine Röntgenaufnahme allein nicht, um sportliche Betätigung uneingeschränkt empfehlen oder – was leider auch vorkommen kann – davon zumindest vorübergehend abraten zu können. Aber Veränderungen gegenüber dem Normalbild geben zumindest einen Hinweis auf die Richtung, in der man weitersuchen muß, um Fehlerquellen aufzudecken.

Blutdruckmessung

Zu jeder Basisuntersuchung gehört die **Blutdruckmessung.** Vor allem Übergewichtige, Raucher und Gestreßte sollten ihren Blutdruck regelmäßig kontrollieren lassen. Zu hoher Blutdruck ist Ausgangspunkt für oft tödliche Erkrankungen – wie Herzinfarkt, Hirnschlag und Nierenversagen. Bluthochdruck
(Hypertonie) führt nach und nach zur Verlegung von Arterien (Adern, in
denen Blut überallhin in den Körper transportiert wird). Mit Blut und damit
Sauerstoff unterversorgte Gebiete sterben ab – die Ausgangssituation für die
genannten Leiden.

Sicherlich spielen dabei auch Zigarettenrauchen und Übergewicht (bzw. falsche
Ernährung) sowie Streß mit. Daher müssen derart vorbelastete Personen
besonders vorsichtig sein! Die einmalige Messung des Blutdruckes ist eine
mehr als grobe Beurteilung der momentanen Situation. Viel sinnvoller wäre
es, würde sich der Arzt dazu entschließen, den Blutdruck mehrmals zu verschiedenen Tageszeiten zu messen, weil oft starke Schwankungen auftreten können,
die eine Diagnose verzerren. Wer sich aufgeregt hat (vielleicht nur auf Grund
des Arztbesuches), wird höhere Werte aufweisen als vielleicht nur zwei Stunden später, im Zustand relativer Entspannung.

Generell gilt, daß bei Menschen bis etwa Sechzig der Blutdruck Werte von 145
(bzw. 95) nicht übersteigen soll. Bei älteren Personen sollte diese Regel etwas
lockerer ausgelegt werden, weil leicht erhöhter Blutdruck im Alter nicht unbedingt Krankheitswert besitzt. Allerdings betrifft dieses „Entgegenkommen" nur
den ersten Wert: Er darf maximal bis 160 betragen, während der zweite Wert in
jedem Fall unter 100 bleiben muß.

Was besagt erhöhter Blutdruck? Nun, er kann bei Gestreßten Ausdruck dafür
sein, daß sich die Blutgefäße unter nervlicher Anspannung zusammenziehen.
Dann muß das Herz schwer arbeiten, um noch Blut durch die verengten
Röhren zu pressen – der Druck steigt. Im Anfangsstadium ist dieser Vorgang
noch nicht bedrohlich: Das Herz hat meistens noch genug Leistungsfähigkeit,
um die Mehrarbeit zu bewältigen.

Aber irgendeinmal wird es doch überlastet, und zwar durch folgenden Mecha-
nismus: Da das Herz ja ein Muskel ist, wird dieser bei entsprechender Belastung
größer. Der Herzmuskel wiederum wird durch zwei Blutgefäße selbst mit Blut
versorgt, die man Herzkranzgefäße nennt. Hat der Muskel durch chronische
Mehrarbeit eine bestimmte Größe erreicht, dann ist es über diese beiden Herzkranzgefäße nicht mehr möglich, die „Pumpe" ausreichend mit Blut zu speisen.
Als Folge davon sterben Gewebsbezirke im Muskel ab – der berüchtigte Infarkt
ist eingetreten. Ob der Kranke überlebt, hängt in erster Linie vom Ausmaß des
Schadens und vom raschen Einsetzen ärztlicher Hilfe ab.

Derselbe Vorgang spielt sich auch ab, wenn die Blutgefäße nicht durch Streß,
sondern durch falsche Ernährung (zu hoher Cholesterinspiegel!) oder Rauchen
verlegt werden. Im einen Fall lagern sich Fettsubstanzen in der Innenwand der

Arterien so lange ab, bis sich diese Innenwand weit nach vor buckelt und die Gefäßöffnung verschließt. Bei Rauchern werden die Arterien durch teerähnliche Produkte blockiert.

Registriert also der Arzt zu hohen Blutdruck, muß dieser unbedingt vor jeder sportlichen Betätigung optimal eingestellt werden.

Manchmal genügen *Ernährungsmaßnahmen* wie Einschränkung der Kochsalzzufuhr (bindet Wasser im Körper, erhöht somit das Blutvolumen und auf diese Weise den Druck) und Gewichtsabnahme. Aber sehr viele Menschen sind lebenslang oder vorübergehend auf *Medikamente* angewiesen.

Bedauerlicherweise wird die Notwendigkeit, gegen Bluthochdruck Medikamente einzunehmen, von den Betroffenen kraß unterschätzt. Mangelnde Information mag dabei eine Rolle spielen. In der ersten Zeit der medikamentösen Behandlung nämlich passiert im Körper ein Umstellungsprozeß: vom jahrelang zu hohen Blutdruck auf Normaldruck. Klar, daß das kurzfristig nicht ohne Nebenwirkungen bleibt: Die Patienten klagen über Schwindelgefühl, Müdigkeit, Kopfschmerzen und sehen nicht ein, weshalb sie sich das antun sollen.

Doch, Achtung: Zu hohen Blutdruck nennt man in den USA (wo gewaltige Aufklärungskampagnen mit sehr gutem Erfolg gestartet wurden) nicht zu Unrecht „silent killer" – den „stillen Mörder!" Denn Hypertonie verursacht jahrelang kaum nennenswerte Beschwerden. Wenn Symptome einsetzen, ist es oft schon zu spät für eine gezielte Behandlung.

Daher sollten vorübergehende Nebenwirkungen unbedingt in Kauf genommen werden. Schließlich geht es ums Überleben! Meistens schon nach zwei bis drei Wochen hat sich der Organismus an die neue – gesündere – Situation gewöhnt; ein völlig normales Leben wird in den meisten Fällen wieder möglich sein – auch was den Sport betrifft, der jedoch vom behandelnden Arzt genau dosiert werden muß.

Soviel zum Blutdruckmessen.

Blutuntersuchung

Auf eine **Blutuntersuchung** sollte zudem nicht verzichtet werden.

Was man aus dem Blut lesen kann? Verschiedene Substanzen im Blut geben recht zuverlässig Auskunft über die Leistungsfähigkeit von Organen wie Herz, Leber, Nieren, Bauchspeicheldrüse, Schilddrüse usw. Auch der Cholesterin- und Blutfettspiegel haben Aussagekraft. An Hand bestimmter Stoffe im Blut können etwa rheumatische Veranlagungen getestet und Stoffwechselerkrankungen wie Diabetes mellitus (Zuckerkrankheit) oder Gicht herausgefunden werden.

Damit Sie sich auf dem Laborbefund selbst ein bißchen orientieren können, ein paar wichtige Normalwerte:

● Der *Nüchternblutzucker* soll den Wert 100 nicht übersteigen. Tut er das, ist ein Belastungstest mit Zucker notwendig, um herauszufinden, ob eventuell eine „versteckte" Zuckerkrankheit vorhanden ist (oft erbliche Veranlagung – daher unbedingt testen lassen, wenn es in der Familie Diabetiker gibt).

● Der *Harnsäurespiegel* gibt unter anderem Auskunft über die Nierenfunktion, zeigt aber auch an, ob eine gichtige Veranlagung besteht. Es muß zu diesem Zeitpunkt noch nicht zu einem Gichtanfall gekommen sein – aber Werte über 6,5 sind keineswegs ideal, wenn auch in medizinischen Lehrbüchern die Grenzen großzügiger gezogen werden. Kreatinin und Harnstoffwerte (bis 1,4 bzw. bis etwa 25) geben ebenfalls Aufschluß über die Funktionstüchtigkeit der Niere. Wichtig sind auf jeden Fall die Werte von Cholesterin (der Wert sollte doch unter 270 liegen) und von den Neutralfetten (Triglyceride): Zwischen 70 und 170 liegt der Normalwert. Bezüglich des Cholesterins muß allerdings gesagt werden, daß – grob eingeteilt – hier zwei Gruppen von höchst unterschiedlicher Bedeutung zusammengefaßt sind. Die sogenannte HDL-Fraktion gilt sogar als Schutzfaktor (Cholesterin wird gut durch die Blutbahn geschleust und lagert sich nicht in den Gefäßwänden ab), während LDL-Erhöhung unbedingt als Alarmzeichen zu werten ist. Im Zuge einer gewissenhaften Laboruntersuchung sollten beide Werte bestimmt werden.

● Aus dem Labortest können auch eventuelle *Leberschäden* abgeleitet werden. Ein Blick auf GOT (bis 18), GPT (bis 22), Gamma-GT (Männer bis 28, Frauen bis 18) und LDH (bis 195) sowie Cholinesterase (1900 bis 3800) zeigt an, ob die Leber ausreichend funktionstüchtig ist. Bei Leberentzündungen (Hepatitis) sind diese Werte unterschiedlich stark erhöht. Auch chronischer Alkoholmißbrauch und andere Beeinträchtigungen dieser „chemischen Fabrik" des menschlichen Körpers schlagen sich in den genannten Laborwerten nieder. Amylase und Lipase geben Aufschluß über die Beschaffenheit der *Bauchspeicheldrüse*, Kalium (3,5 bis 5,0), Kalzium (4,5 bis 5,2), Natrium (135 bis 145), Magnesium (1,9 bis 2,5) darüber, ob der *Elektrolythaushalt* stimmt. Der Eisenwert sollte bei Frauen zwischen 70 und 150 liegen, bei Männern zwischen 90 und 180.

● Auch das *Blutbild* ist von Bedeutung: Im Rahmen dieser Untersuchung werden die im Blut vorhandenen Zellen gezählt und bewertet (nach Größe und Farbstoffgehalt). Vermehrung oder Verminderung von roten oder weißen Blutkörperchen können verschiedenste (meist harmlose) Ursachen haben – hier eine Wertung zu versuchen, würde zu weit führen.

Geringe Überschreitungen der angegebenen Normwerte haben keine nennenswerte Bedeutung, sollten aber Anlaß für weitere Untersuchungen sein. Und sei es nur, um schließlich festzustellen, daß man ohnedies pumperlgesund ist . . .

EKG-Test

Für körperliche Tätigkeit ist das **EKG** wesentlich. Allerdings sollte sich der Arzt bei einer „Einstiegsuntersuchung" in ein Fitneßprogramm nicht auf das Ruhe-

EKG (Elektrokardiogramm – gibt Aufschluß über die Herztätigkeit) beschränken, sondern bei entsprechender Ausrüstung ein Belastungs-EKG vornehmen. Es gibt verschiedene Möglichkeiten für diesen Belastungstest. Meistens jedoch läßt man die betreffende Person auf einem speziellen Zimmerfahrrad strampeln. Der Körper ist dabei an das EKG-Gerät angeschlossen. Der Arzt steigert nach einem bestimmten System die Belastung und stellt solcherart fest, ob Herz und Kreislauf seines Patienten sportlicher Betätigung gewachsen sind bzw. wieviel sich der Getestete zumuten darf, ohne in Schwierigkeiten zu kommen.

Harnanalyse
Zu den Basisuntersuchungen gehört auch eine zumindest oberflächliche **Analyse des Harns** mittels Teststreifens. Hauptsächlich wird auf diese Weise nach Zucker und Eiweiß im Harn gefahndet – Substanzen, die darin nichts verloren haben. Bei Eiweiß gilt allerdings die Einschränkung, daß geringe Mengen unter vom Arzt zu beurteilenden Voraussetzungen nicht als bedenklich einzustufen sind. Aber positive Ergebnisse sollen jedenfalls Ausgangspunkt für genauere Überprüfung sein.

Weitere Untersuchungen
Weitere Kontrollen der körperlichen Voraussetzungen für ein Fitneßprogramm hängen von eventuell vorhandenen Beschwerden ab. Da haben vor allem *orthopädische Tests* Bedeutung: Kreuzschmerzen, Gelenkbeschwerden usw. gehören ärztlich abgeklärt, bevor etwa ein Laufprogramm in Angriff genommen wird. Oft genügen Schuheinlagen und Wirbelsäulengymnastik (siehe Seite 190), um die Schmerzen zu beseitigen. Manchmal sind aber massivere, medizinische Maßnahmen nötig, um Dauerschäden am Stützapparat zu verhindern.
Wir raten dazu, in jüngeren Jahren einmal pro Jahr zum ärztlichen „Service" zu gehen. Ab Vierzig jedoch wäre es günstig, die – nicht belastende – Prozedur halbjährlich über sich ergehen zu lassen. Und sei es nur um der angenehmen Gewißheit willen: „Gott sei Dank, ich bin gesund . . ."

EIN WEEKEND
FÜR KÖRPER UND SEELE

Nach dem theoretischen Check-up eignet sich nichts besser als ein Sprung in die gelebte Praxis. Halten Sie sich gleich das nächste Wochenende frei, um Körper und Seele einmal richtig zu verwöhnen. Natürlich kann man die „Sünden", die man monatelang begangen hat, nicht in 48 Stunden wiedergutmachen. Was man allerdings sehr wohl an einem Wochenende tun kann, ist regenerieren, Urlaub für Körper und Geist machen und neue Kräfte sammeln.

„Ausgleich ist die Basis der Gesundheit" – das alte Sprichwort der Chinesen kommt hier zum Tragen. Suchen Sie also an einem solchen Vital-Weekend Ihren persönlichen Ausgleich zum Alltagsstreß: Nehmen Sie sich normalerweise wenig Zeit zum Essen? Dann genießen Sie diese zwei Tage jede Mahlzeit! Sitzen Sie den ganzen Tag im Büro? Dann machen Sie viel Bewegung. Haben Sie wenig Zeit für Ihren Partner? Dann machen Sie ein gemeinsames Regenerations-Wochenende.

Hier unsere Tips für ein **Vital-Wochenende:**

1. Tag

Aktives Erwachen
Bevor Sie in der Früh aufstehen, strecken und dehnen Sie sich genußvoll. Heben Sie die Beine, und „radeln" Sie im Liegen 10- bis 15mal – das entlastet die Beinvenen. Dann mit Schwung in den Türkensitz! Tief einatmen, beim Ausatmen sinkt der Oberkörper zwischen die Knie nach vorne, der Bauch wird eingezogen, die schlechte Luft kommt aus den Lungen (4- bis 5mal wiederholen).
Nun die Beine aus dem Bett schwingen und im Sitzen mit den Zehen ein paar Greifübungen machen (Socken oder Strümpfe aufheben), das kräftigt die Sohlenmuskulatur.

Duschgymnastik
Nehmen Sie sich Zeit und duschen Sie lange – lehnen Sie sich mit erhobenen Händen so an die Duschwand, daß die Stirn auf den Armen ruht, und lassen Sie den warmen Duschstrahl auf den Nacken prasseln, bis die Muskeln durchwärmt sind – dann Arme strecken, bis die Dehnung den ganzen Rücken hinunter spürbar ist, und wieder sinken lassen – linke und rechte Schulter abwechselnd weit nach hinten kreisen – mit dem Kopf links und rechts über die Schulter schauen, diese Dehnung zwei bis drei Atemzüge lang halten – dann mit dem Kinn von der rechten Schulter über die Brust zur linken Schulter kreisen – nun noch abwechselnd das rechte und linke Ohr jeweils drei Atemzüge

lang auf die Schulter legen – schließlich vorbeugen und den Duschstrahl auf den gekrümmten Rücken, besonders auf die Lendenwirbel, prasseln lassen – zum Schluß Arme und Beine mit dem Brauseschlauch kalt abgießen, das kräftigt die Gefäße und regt den Blutkreislauf an (Wassertreten hat den gleichen Effekt) – mit dem Handtuch den Körper fest abreiben, bis Sie eine angenehme Wärme spüren.

Ein genußvolles Frühstück
Das Weekend-Frühstück sollte Ihren Körper mit Energie und Vitalstoffen aufladen. In unserem Ernährungsteil finden Sie dazu eine Auswahl von Frühstücks- und Müslirezepten (ab Seite 79). Vergessen Sie dabei vor allem eines nicht: Lassen Sie sich Zeit, und genießen Sie das Essen!

Vormittag
Nun folgt eine Stunde Herz- und Kreislauftraining. Ob Laufen oder Radfahren – beides ist gesund, wenn es in frischer Luft absolviert wird. Bevor Sie so richtig in die Pedale treten oder die ersten Laufkilometer in Angriff nehmen, sollten Sie das Lockern und Aufwärmen nicht vergessen. Dabei sollte der ganze Körper bewegt werden.
Mit dem Laufen nur langsam beginnen, nach 5 Minuten können Sie das Tempo etwas steigern, denken Sie dabei aber immer an die alte Grundregel: „Lauf nur so schnell, daß du noch genug Luft zum Reden hast!"
Um einen Muskelkater zu vermeiden, sollten Sie auch richtig „abwärmen". Das bedeutet: die letzten 5 Minuten sollten Sie die Belastung auf die Hälfte reduzieren und langsam auslaufen oder „ausradeln". Am Schluß nicht hinsetzen, sonst bleiben Schlacken in den Muskeln. Am besten ist es, noch ein paar Schritte zu gehen und dabei tief ein- und auszuatmen. Das verbessert die Sauerstoffversorgung des Körpers.
Jetzt ist der Körper gut durchwärmt, und Sie können sich dem Schulter-, Nakken- und Hüftbereich widmen.
„Stretching" heißt das Zauberwort, für das Sie täglich 10 Minuten erübrigen sollten:

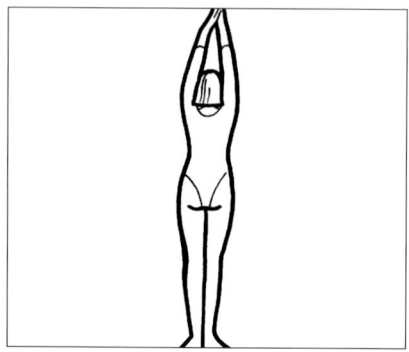

Strecken Sie Ihre Arme senkrecht über den Kopf ganz nach oben, halten Sie die Spannung 5 Atemzüge lang. Wenn Sie die Arme wieder senken, spüren Sie als Zeichen einer besseren Durchblutung ein leichtes Wärmegefühl.

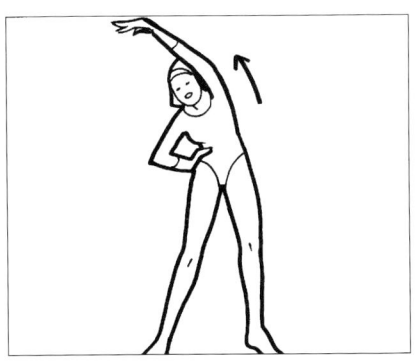

Linke Hand in die linke Hüfte stützen, mit der rechten Hand ziehen Sie über den Kopf nach links oben. Dreimal 5 Atemzüge lang. Dann die Hand wechseln.

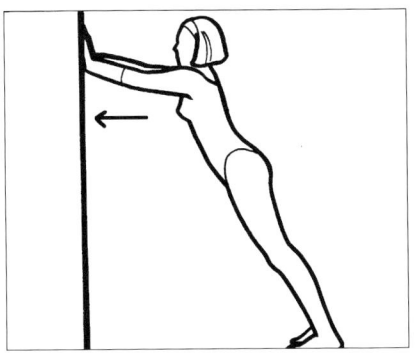

Für die nächste Übung sucht man sich am besten einen Baum oder eine Mauer als „Partner". Einen halben Meter davor aufstellen, mit beiden Händen in Schulterhöhe abstützen, die Füße fest am Boden lassen und mit gestreckten Armen den Körper so weit beugen, bis ein Spannungsgefühl in Wade und Achillessehne entsteht. Auslockern nicht vergessen!

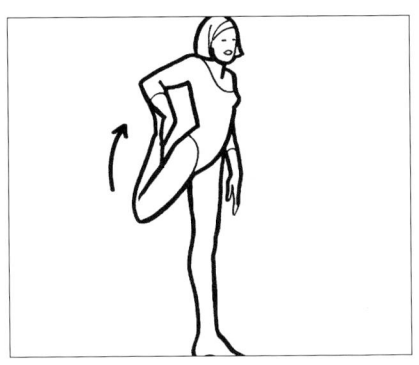

Mit einer Hand den Unterschenkel mit der Ferse zum Gesäß ziehen, bis man die Dehnung im Oberschenkelmuskel spürt. Beinwechsel und lockern!

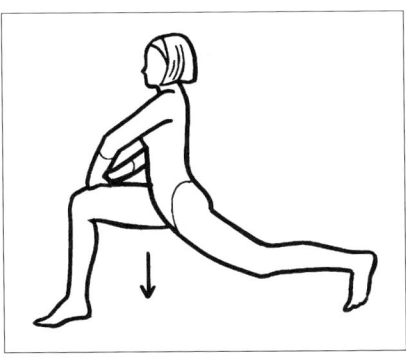

Machen Sie einen großen Ausfallschritt. Stützen Sie sich dann mit beiden Armen auf das vorgestellte Knie, das zweite Bein ist weit nach rückwärts gestreckt; lassen Sie den Körper so weit sinken, bis die Dehnung spürbar wird.

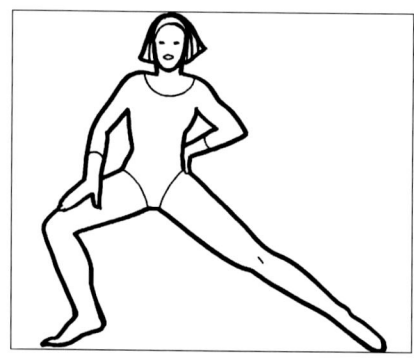

Grätschen, das Gewicht auf ein Bein verlagern, die Hände auf das gebeugte Knie stützen. Jeweils im gestreckten Bein muß auf der Schenkelinnenseite die Dehnung spürbar sein.

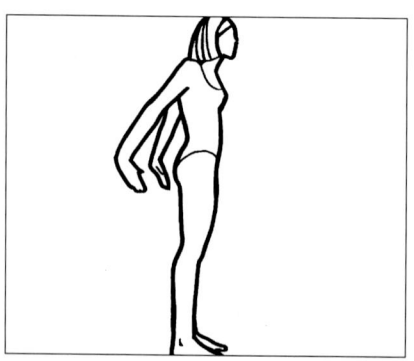

Strecken Sie die Arme so weit als möglich zurück und schieben Sie den Brustkorb nach, bis Sie die Dehnung in Brustmuskeln und Schulterblättern spüren.

Baden

Den Luxus, am Vormittag zu baden, sollte man in sein Fitneß-Wochenende einplanen. Nach dem Sport tut es gut, im Ölbad aus Rosmarin (kreislaufanregend) oder Eukalyptus (für die Atemwege) oder Melisse (beruhigend) zu entspannen. Nach 5 bis 10 Minuten massieren Sie den ganzen Körper mit einer nicht zu harten Bürste.

Wenn Sie aus dem Bad steigen, duschen Sie Arme und Beine mit dem Brauseschlauch kalt ab.

Mittagessen

Zum Vitaltag gehört natürlich die richtige Ernährung, und es versteht sich von selbst, daß dazu weder ein dickes Rumpsteak noch ein fetter Braten zählen. Unser Menüvorschlag daher (alle Rezepte für zwei Personen):

Zucchinirohkost

150 g Zucchini, grob geraffelt, ½ feingehackte Zwiebel, 2 Eßlöffel Joghurt, 1 Eßlöffel saure Sahne (Sauerrahm), 1 Kaffeelöffel Zitronensaft, 1 Kaffeelöffel gehackte Dille, Petersilie oder Schnittlauch.

Alle Zutaten gut durchmengen, gehackte Nüsse oder Kürbiskerne darüberstreuen und mit Karottenrohkost (Karotten grob raffeln, mit 2 Löffel Weizenkeimöl und dem Saft einer Zitrone vermengen) auf Radicchioblättern servieren.

Buchweizensuppe
2 Eßlöffel Buchweizen, 1 EL Distelöl, ¹/₂ feingehackte Zwiebel, 1 kleine geraspelte Kartoffel, Vitam-Gemüsebrühe.
Buchweizen und Gemüse in Distelöl anrösten, mit 1 Liter Wasser aufgießen, zum Kochen bringen, 1 Löffel Vitam-Gemüsebrühe dazugeben und 10 Minuten lang kochen lassen. Mit Bohnenkraut oder Knoblauchpulver abschmecken. Als Hauptspeise Hühner- oder Putenfleisch gegrillt, als Beilage Folienkartoffeln und zartes Gemüse.

Wie wär's mit **Bio-Eis** als Nachspeise? Keine Angst, das ist weder kompliziert, noch macht es viel Arbeit.
150 g Himbeeren (tiefgefroren), ¹/₈ l Sahne und 1 Eßlöffel Honig.
Sahne und Honig im Mixer mischen, dann langsam die Himbeeren dazugeben.

Nachmittag
Nach dem Essen können Sie eine kleine Ruhepause einschalten oder einen kurzen Spaziergang machen. Dann allerdings darf's wieder sportlich werden. Spielen Sie Tennis, Squash oder Badminton, oder treffen Sie sich mit Freunden zu einer ausgedehnten Wanderung – aber all das ohne Leistungsdruck!
Vielleicht haben Sie auch Lust, Ihre Fitneß zu testen?
Sie können das zu Hause ohne großen Aufwand in nur vier Minuten erledigen. Ursprünglich für die kanadischen Jet-Piloten entwickelt, läßt sich mit dieser Methode auch Ihre Kondition sehr gut überprüfen. Sie finden die Anleitung dazu auf Seite 11.
Kräutertee (den man auch mit einem Stück Quark(Topfen-)kuchen „garnieren" kann), macht Sie fit für das Nachmittagstraining.
Kaum 10 Minuten dauern die Entspannungsübungen für Ihre Wirbelsäule. Sie finden Sie auf Seite 190.

Abendessen
Das Abendessen soll leicht verdaulich sein.
Unser Menüvorschlag: Forelle in Folie mit Kräuterkartoffeln (Rezept siehe Seite 99), dazu Kräutertee, den Sie mit Honig süßen.

Einschlafen
Vor dem Schlafengehen probieren Sie eine einfache Atementspannungsübung. Sie brauchen dazu nur ein schweres Buch. Legen Sie sich bequem auf die Couch oder auf den Teppichboden. Legen Sie das Buch auf den Bauch. Durch die Nase einatmen und den Bauch herausstrecken – durch den Mund ausatmen und den Bauch einziehen. Beim Einatmen hebt der Bauch das Buch, beim Ausatmen senkt er es.

Wenn Sie diese Übung fünf Minuten lang machen, wird Ihre Muskulatur entspannt, die Pulsfrequenz sinkt, und ein Wärmegefühl durchflutet den Körper.

2. Tag

Lassen Sie sich Zeit mit dem Aufwachen, machen Sie sich dann aber mit Schwung an den neuen Tag heran. Zuerst kommt – wie am Vortag – wieder ausgiebiges Strecken, Dehnen und Radeln. Diesmal jedoch danach nicht duschen, sondern nur ein Glas lauwarmes Wasser trinken, dann eine Runde joggen!
Bevor Sie loslaufen, tief ein- und ausatmen, ein wenig Stretching anschließen (die Anleitung dazu haben Sie bereits auf Seite 20 erhalten), und dann kann es losgehen: 5 Minuten langsam einlaufen, 15 Minuten zügig laufen, danach wieder 5 Minuten auslaufen.
Dann wieder Stretching wie am Vortag und als Belohnung eine ausgiebige Dusche: Lassen Sie das Wasser über Ihre gestreckten Arme auf den Körper prasseln, strecken Sie sich und reiben Sie den Körper mit einem belebenden Zitronenschaumbad ab. Zum Schluß sollten Sie sich zu einer Wechseldusche aufraffen.

Frühstück
Diesmal Quark(Topfen-)müsli mit Apfel oder Apfelsine (Orange), 1 Glas Fruchtsaft, Vollkornbrot mit Hüttenkäse und Kräutertee.
Nach einer Ruhepause Atemübungen und Stretching vom Vortag wiederholen.

Mittagessen
Wie am Vortag.

Nachmittag und Abend
Nützen Sie den Nachmittag für eine entspannende Aktivität wie z. B. eine Wanderung. Marschieren Sie bei jedem Wetter; schließlich gibt es kein schlechtes Wetter, sondern nur falsche Kleidung. Regen etwa bietet sich geradezu an als Entspannungstraining. Sie tanken nicht nur frische Luft, sondern lauschen gezielt dem monotonen Geräusch der Regentropfen – eine ideale und völlig natürliche Möglichkeit, um vom Alltag abzuschalten. Vergessen Sie bitte nicht, kurze Rastpausen einzulegen, die Sie aber für Entspannungsübungen verwenden (siehe Seite 184).
Eine Wanderung sollte mindestens eine Stunde lang dauern, je mehr, desto besser. Der Rest des Tages sollte dann der Regeneration gewidmet sein. Hier stehen sinnvollerweise Sauna, Dampfbad und Massage auf dem Programm. Lassen Sie den Abend mit sanfter Musik ausklingen. Schmökern Sie abends auch in diesem Buch: Nehmen Sie meine Empfehlungen und Ihre Erfahrungen vom Wochenende nach und nach in den Alltag mit.

Ein Weekend, das sich wiederholen läßt! Kleine Übungen daraus – egal ob Stretching, Atemübung, Joggen oder auch nur ein Vollwertfrühstück – lassen sich aber in jeden Wochenablauf einbauen, auch wenn einen die Arbeit noch so sehr in Anspruch nimmt.

DIE ERNÄHRUNG

VERNÜNFTIGE ERNÄHRUNG

„Der Tod sitzt im Darm", „Der Mensch ist, was er ißt": Viele Sinnsprüche befassen sich mit dem Thema Ernährung, und dennoch gelingt es nur selten, die Mitmenschen zur Vernunft bei der Nahrungsaufnahme anzuregen. Kaum eine Erkrankung, die nicht auf irgendeine Weise mit Ernährungsfehlern zusammenhängt. Sei es, daß die Leiden durch falsche Ernährung ausgelöst werden, sei es, daß sie sich zumindest dadurch verschlechtern.

Fitneß ohne entsprechende Änderung der Ernährungsgewohnheiten ist demnach völlig undenkbar. Körperliches Training bleibt Stückwerk, wenn (durchaus als Gift zu bezeichnende) Stoffwechselschlacken den Organismus systematisch weiterschädigen. Daher widmen wir auch der Ernährung ein ausführliches Kapitel.

Keine Angst: Es geht nun nicht ums „Körndl-Fressen". Jede Form der Einseitigkeit ist ungünstig – auch im Hinblick auf die Auswahl der Nahrungsmittel. Ausschließlich pflanzliche Produkte zu sich zu nehmen, bewirkt auf Dauer ähnliche Mangelerscheinungen wie allzu üppiges Essen.

Sie haben richtig gelesen: Durch ein Zuviel an Nahrung entsteht „Mangel im Überfluß"! Beobachten wir uns doch selbst und andere: Wie oft schaufeln wir gedankenlos Nahrung in uns hinein, ohne richtig zu registrieren, was da eigentlich in den Magen gelangt. Fleisch, Mehlspeisen, Bier und Wein; Kalorien in wahrhaft rauhen Mengen. Und dennoch soll dadurch Mangel entstehen?

Natürlich, denn die vor allem bei uns und in anderen westlichen Industrienationen beliebten Speisen zeichnen sich durch ein deutliches Defizit an Vitaminen und Mineralstoffen aus. Es handelt sich vielfach um sogenannte „leere Kalorien", die zwar in Form von Fett gespeichert oder als „Schlacken" in Gelenken, Muskeln, Sehnen und Blutgefäßwänden abgelagert werden, aber im Sinne der Gesundheit keine Vorteile bringen.

Dazu kommt oft noch die ungünstige Zubereitungsart, welche die letzten vielleicht doch vorhandenen Vitalstoffe gnadenlos umbringt. Braten, Backen, Fritieren – da bleibt nichts am Leben, was im Körper Gutes bewirken soll.

Vor einigen Jahren wurde daher der Begriff „Österreichische Naturküche" geschaffen. Die allgemeinen Richtlinien sollten für jeden gelten, der sich dem Fitneßgedanken verschreiben möchte.

Die Verfechter dieser Naturküche sind keine blindwütigen Fanatiker, sondern machen sich Gedanken über die Qualität unserer Nahrungsmittel. Abgelehnt werden aus anschließend näher erläuterten Gründen raffinierter Zucker, Auszugsmehle, raffinierte Fette und die übermäßige Zufuhr von tierischem Eiweiß.

Die Nährstoffe

Zucker

Zucker ist an sich ein Gewürz, kann aber vor allem in Österreich schon fast als Hauptnahrungsmittel bezeichnet werden. Denken wir nur an das Frühstück unserer Kinder. Laut einer Studie der Wiener Universität trinken Schulkinder vorwiegend stark gesüßten Kakao oder Kaffee; dazu gibt es Kuchen oder Marmeladebrötchen. Dann folgen „so zwischendurch" gesüßte Limonaden, mittags eine süße Nachspeise; Kuchen oder Naschereien zwischendurch; und abends steht meist eine Süßspeise auf dem Programm.

Das ist einfach zuviel! Bisher haben den Zucker vorwiegend die Zahnärzte verdammt. Es wird aber immer deutlicher, daß der Überschuß an gesüßten Speisen in späteren Jahren ein Problem für den ganzen Körper wird. Schwere Stoffwechselerkrankungen (Diabetes = Zuckerkrankheit), Vitaminmangelerscheinungen, Übergewicht (dadurch wiederum erhöhtes Risiko für Herzinfarkt, Hirnschlag, Durchblutungsstörungen, schwere Schäden am Skelettsystem) usw. sind unter anderem auch auf den Mißbrauch von Zucker zurückzuführen.

Natürlich ist es nicht notwendig, auf Zucker völlig zu verzichten: Ihn als Gewürz zu betrachten, würde die Situation entscheidend verbessern. Ein Löffelchen Zucker im Kaffee oder Tee soll niemandem verleidet werden. Aber in Backwaren und Limonaden sollte man doch an Ersatz denken. Ein wenig Honig (chemisch dem Zucker zwar sehr ähnlich, aber reich an Vitaminen und anderen wichtigen Aufbaustoffen) bzw. eingeweichte Trockenfrüchte, Birnendicksaft usw. stellen gute Alternativen dar.

Auszugsmehle

Auszugsmehle sind Mahlprodukte, die aller Vital- und Ballaststoffe beraubt sind. Auszugsmehle sind die Basis von Semmeln, Teigwaren, Weißbrot, Mehlspeisen usw. Versuchen Sie doch, mit Vollmehl zu backen! Wahre Köstlichkeiten lassen sich damit zubereiten! Es gibt nichts, was man nicht auch mit Vollmehl kochen oder backen könnte: von Torten und Kuchen über Omeletts bis hin zu Keksen. Das einmal zu probieren lohnt unbedingt!

Vollkornmehl bringt mehrere Vorteile, an denen man nicht achtlos vorbeigehen sollte: Es beinhaltet, im Gegensatz zum „kastrierten" Mehl, Vitamine und Mineralsubstanzen; andererseits sind darin Ballaststoffe verborgen.

Ballaststoffe

Viele Menschen haben keine Vorstellung, was man darunter versteht. Es handelt sich dabei um unverdauliche Bestandteile der pflanzlichen Nahrung, die den Verdauungskanal durchlaufen, ohne von den Verdauungssäften angegriffen zu werden. Allerdings nur bis zum Dickdarm, wo sehr wohl ein teilweiser

Abbau mit Hilfe von Bakterien erfolgt. Vor allem Zellulose und Pektin sind in diesem Zusammenhang zu erwähnen.

Der Name *Ballaststoffe* ist nach strengen wissenschaftlichen Maßstäben nicht mehr gerechtfertigt. Man sollte besser von Faserstoffen sprechen. Aber der Begriff „Ballaststoff" hat sich bei uns schon so eingebürgert, daß wir ihn hier auch weiterhin verwenden wollen.

Wie wichtig diese unverdaulichen Nahrungsbestandteile für unsere Gesundheit sind, beweisen mehrere wissenschaftliche Arbeiten. So untersuchte man etwa bestimmte Völker in Afrika, die sich vorwiegend pflanzlich und damit ballaststoffreich ernähren. Die interessante Erkenntnis: Entzündungen des Verdauungstraktes (Dünn- und Dickdarmentzündungen, Blinddarmreizung), Krebs in diesem Bereich, aber auch Erkrankungen des Herz-Kreislauf-Systems fehlen dort fast ebenso wie Karies und Zahnfleischschwund (Parodontose) – ein in unseren Breiten stark im Ansteigen begriffenes Leiden. Verstopfung ist in diesen Regionen – im Gegensatz zu Mitteleuropa – ebenfalls kein Problem.

Schließlich findet man dort auch keine Cholesterin-Gallensteine, an denen hierzulande jährlich unzählige Menschen operiert werden müssen. Daß es praktisch keine Fälle von Diabetes, Gicht und Fettstoffwechselstörungen (zu hoher Neutralfett- und Cholesterinspiegel im Blut) gibt, versteht sich unter den genannten Umständen fast von selbst.

In Europa und auch in den Vereinigten Staaten sieht die Sache leider völlig anders aus. Beträgt die tägliche Ballaststoffmenge bei den getesteten afrikanischen Völkern zwischen 80 und 100 Gramm, so liegt diese in der sogenannten „zivilisierten Welt" bei rund 20 Gramm. Um die Jahrhundertwende – als Stoffwechselleiden auch bei uns noch keine große Rolle spielten – lag der mittlere Ballaststoffkonsum in Mitteleuropa noch zwischen 50 und 80 Gramm . . .

Seither ist viel Zeit vergangen, und wir haben unsere Ernährungsgewohnheiten bedauerlicherweise völlig umgestellt: auf viel Fleisch, Fett und Zucker.

Was bewirken Ballaststoffe?

Wir wissen heute, daß unverdauliche Substanzen – wie Zellulose oder Pektin – die Beweglichkeit des Darmes regulieren. Je mehr Ballaststoffe, desto mehr wird der Darm zur Leistung gezwungen. Der Speisebrei kann nicht so lange im Verdauungsschlauch verweilen. Schon dadurch reduziert sich die Gefahr entzündlicher Veränderungen, die auch den Ausgangspunkt von Krebs darstellen. Neunzig Prozent aller Fälle von Verstopfung sind ernährungsbedingt und daher vermeidbar.

Demgemäß würde es bei vernünftiger Ernährung auch keinen Mißbrauch von Abführmitteln geben. Verantwortungsbewußte Ärzte, die sich für ihre Patienten etwas Zeit nehmen, verschreiben daher auch keine Abführpillen, sondern versuchen es vorerst mit Ernährungsumstellung in Richtung „ballaststoffreiche Kost".

Selbst bei sehr alten Menschen hat sich dieses System durchaus bewährt, wie eine Studie deutlich beweist. Allerdings muß man einen Warnhinweis anbringen: Wer der Verstopfung mit Weizenkleie oder Leinsamen zu Leibe rückt, darf auf ausreichende Flüssigkeitszufuhr nicht vergessen! Die Pflanzenfasern müssen, um ihre Wirkung entfalten zu können, im Darm quellen – andernfalls verkleben sie die Darmzotten nur noch mehr und bringen uns um den gewünschten Effekt.

In hartnäckigen Fällen geschieht die Entwöhnung von Abführmitteln nicht abrupt, sondern schrittweise. Die Dosis der Medikamente wird reduziert, der Anteil der Ballaststoffe in der Nahrung nach und nach erhöht, und das so lange, bis Medikamente überflüssig geworden sind, weil die Verdauung klaglos funktioniert. Dazu braucht es etwas Geduld, Disziplin und ein bißchen guten Willen. Aber es ist möglich.

Im Hinblick auf *Dickdarmkrebs* gibt es Theorien, die mit Ballaststoffen zusammenhängen. Der deutsche Fachmann Prof. Dr. Heinrich Kasper (Universität Würzburg) meint über diesen häufigsten Krebs des Verdauungsapparates: „Früher war der Magenkrebs in den westlichen Industrienationen führend. Das hat sich verschoben. Magenkrebsfälle werden langsam, aber doch weniger, während Dickdarmkrebs nach wie vor ansteigt. Neben der Ballaststoffarmut in unserer Nahrung kommt wahrscheinlich auch dem Fettüberschuß Bedeutung zu. Es spricht viel dafür, daß das Zuwenig an Ballaststoffen und das Zuviel an Fett in der modernen Ernährung entscheidende Schlüsselrollen spielen.

● **Frühstücksmischung**
2 Teile Erdbeerblätter, 2 Teile Brombeerblätter, 2 Teile Himbeerblätter, 3 Teile Waldmeister, 5 Teile Melisse, 1 Teil Veilchenblüten, 1 Teil Thymian, 1 Teil Königskerze und 3 Teile Pfefferminze mischen.
4 Eßlöffel mit einem Liter kochendem Wasser übergießen und 10 Minuten lang ziehen lassen.
Mit Honig süßen.
Der Tee kann natürlich auch tagsüber getrunken werden und hält munter.

Darmbakterien erzeugen nämlich bei jedem Menschen krebserregende Substanzen. Unter ballaststoffarmer Ernährung dürften besonders jene Keimgruppen überwiegen, die dafür in Frage kommen. Es erfolgt sozusagen eine Umschichtung der Darmbesiedelung in einer negativen Richtung. Außerdem ist die Stuhlmenge bei geringer Ballaststoffzufuhr geringer – bei vernünftig ernährten Menschen verteilen sich krebserzeugende Stoffe auf viel größere Stuhlmengen. Dadurch ist die mit der Darmwand in Berührung kommende Zahl der schädlichen Keime kleiner. Schließlich wird ein Teil der krankmachenden Substanzen mit ziemlicher Sicherheit von Ballaststoffen gebunden und damit chemisch unwirksam gemacht bzw. ausgeschieden.

Außerdem ist die Passagezeit des Speisebreis unter traditioneller westeuropäischer Kost extrem verlangsamt. Auch das spielt bei der Entstehung (oder besser: Wirksamkeit) schädigender Stoffe sehr stark mit.

Zuletzt besteht noch ein Zusammenhang zwischen dem Ballaststoffgehalt der Nahrung und dem Blutfettspiegel. Studien haben gezeigt, daß Ballaststoffe, wie etwa das Pektin, den Cholesterinspiegel entscheidend senken – selbst bei Patienten mit zu hohem Cholesterinspiegel, die auf übliche Medikamente nicht mehr ansprechen. Schon vor Jahren wurde bei Süditalienern festgestellt, daß sie überraschend geringe Cholesterinwerte aufwiesen, obwohl vielfach Übergewicht vorlag. Das hängt mit der italienischen Küche zusammen: viel pflanzliche Nahrung, viel Brot, viel Gemüse, viel Obst während des ganzen Jahres. Damit nehmen die Süditaliener besonders reichlich Pektin und andere Ballaststoffe auf. Bei dieser Bevölkerungsgruppe tritt Herzinfarkt weit weniger häufig auf als bei uns, obwohl andere Risikofaktoren (Alkohol, Zigaretten) durchaus vorhanden sind."

Soweit Professor Kasper. Die Ernährungsgewohnheiten lassen sich übrigens leicht umstellen: Reichert man das tägliche Essen mit ballaststoffreichen Lebensmitteln an (Vollkornbrot, Gemüse, Obst), nimmt man zwangsläufig weniger Fett, weniger Kochsalz und weniger tierisches Eiweiß zu sich. Die Geschmacksqualität des Essens leidet darunter ganz bestimmt nicht.

● Gichttee

Brennesseln, Birkenblätter, Wacholderbeeren, Zinnkraut und Goldrute zu gleichen Teilen mischen.

Einen Eßlöffel dieser Mischung mit einem Viertelliter kochendem Wasser übergießen und 10 Minuten lang ziehen lassen.

Ungesüßt 3mal täglich eine Schale Tee trinken.

Raffinierte Fette

Raffinierte Fette wurden bereits an den Pranger gestellt. Man bringt Fett durch Erhitzen, Konservieren und Färben ohne Übertreibung um, macht es zu einem „toten" Nahrungsmittel. Fettlösliche Vitamine und fast alle biologisch guten Eigenschaften gehen durch die genannten Maßnahmen verloren. Wie man mit Fett richtig umgeht, werden wir im nächsten Kapitel über die „Naturküche" (siehe Seite 45) erläutern.

Übermäßige Eiweißzufuhr

Übermäßige Eiweißzufuhr belastet den Zellstoffwechsel unnötig und fördert damit typische Zivilisationsleiden wie Gicht, rheumatische Erkrankungen und damit Gelenkabnützungen usw. Tierisches Eiweiß ist vor allem in Fleisch, aber auch in Eiern und Milchprodukten enthalten. Darauf sollte bei der Erstellung des Speiseplans Rücksicht genommen werden. Milcheiweiß (auch in Milchprodukten wie Quark [Topfen], Joghurt, Sauermilch, Käse usw. enthalten) ist nachweislich günstiger. Daher: Fleischmahlzeiten reduzieren, auch mit Wurstwaren äußerst sparsam umgehen (da kommt vielfach noch schlechtes Fett hinzu!). Die aufgezählten Milchprodukte decken den Eiweißbedarf gemeinsam mit pflanzlichem Eiweiß (besonders viel in Hülsenfrüchten enthalten) problemlos. Fleisch läßt sich sehr leicht durch Soja ersetzen – versuchen Sie einmal eine Sojaspeise!

Damit wurden die gröbsten Sünden, die wir in unserer täglichen Ernährung begehen, aufgezählt.

Aus welchen Bestandteilen unsere Nahrung besteht und in welchem Verhältnis diese Anteile günstigenfalls zueinander stehen sollen, lesen Sie in weiterer Folge.

Kohlenhydrate

Kohlenhydrate sind Zucker – entweder in *einfacher* oder in *zusammengesetzter* Form.

Zu den einfachen Zuckern gehören: Glucose (Traubenzucker) und Fruktose (Fruchtzucker).

Zweifache Zucker sind etwa Rüben- oder Rohrzucker (bestehen aus Glucose und Fruktose) oder Malzzucker (besteht aus je zwei Glucosemolekülen) und Milchzucker (aus Glucose und Galaktose).

Schließlich gibt es noch die Polysaccharide, die aus mehr als zwei Bausteinen zusammengesetzt sind: aus Stärke, Zellulose und Glykogen (die Speicherform der Kohlenhydrate im Körper, vor allem im Skelettmuskel und in der Leber).

Das für die Ernährung wichtigste Kohlenhydrat ist die *Stärke*. Hauptlieferanten sind Getreideprodukte. Wieweit Stärke, Mineralstoffe und Vitamine in Getreideprodukten noch vorhanden sind, hängt von der Verarbeitung ab. Bei niederer Ausmahlung der Getreidekörner bleiben wichtige Aufbaustoffe in der Kleie und gehen damit für den Organismus verloren. Schwarz- und Vollkornbrot hingegen enthält viele dieser nützlichen Begleitsubstanzen. Auch Kartoffeln zählen zu den wichtigen Kohlenhydratträgern (vorausgesetzt, sie werden richtig zubereitet – siehe „Die Österreichische Naturküche", Seite 45).

Kohlenhydrate stellen einen bedeutenden Teil der Energiezufuhr dar (siehe auch „Sportlerernährung", Seite 49). Bei ausgewogener Ernährung beträgt der Anteil der Kohlenhydrate etwa die Hälfte. Einfache Kohlenhydrate werden vom Darm aus ins Blut überführt und gelangen mit diesem in die Leber. Dort werden sie, falls erforderlich, in den „Treibstoff" Glucose umgewandelt. Die Körperzellen können durch Glucoseabbau Energie gewinnen. Als Endprodukte entstehen Kohlendioxid, Wasser, Wärme und eine bestimmte, energiereiche Phosphatverbindung (ATP). Nur rund die Hälfte der Energie ist für die Lebensprozesse verfügbar, der Rest geht als Wärme für den Organismus verloren.

Anderseits dient der nicht unmittelbar für den Betrieb benötigte Teil der Energieträger zum Aufbau von Energiereserven. Diese werden entweder in Form von Glykogen (die bereits erwähnte Speicherform der Zucker) oder hauptsächlich in Fettdepots abgelagert, wobei der Zuckerbaustein Glucose in Fettsäuren und Glycerin umgebaut wird, um die Fettbildung zu ermöglichen. Wir kommen im Kapitel über „Sportlerernährung" noch genauer darauf zu sprechen. Kurz vorweg: Die für den Organismus günstigen Kohlenhydrate sind auf jeden Fall die zusammengesetzten. Sie werden langsam aufgeschlüsselt, gelangen sozusagen wohldosiert in den Körper und werden dementsprechend auch wesentlich wirtschaftlicher verarbeitet.

Eiweiß

Auch *Eiweiß* nimmt in der Nahrung eine besondere Stellung ein. Der Anteil sollte rund 20 Prozent betragen und auf jeden Fall jene acht Grundbausteine (Aminosäuren) enthalten, die der Organismus nicht selbst erzeugen kann, sondern über die Nahrung zuführen muß. Insgesamt sind es 22 Aminosäuren, die der Mensch dringend benötigt. Hochwertige Eiweißquellen enthalten diese Substanzen, auf deren einzelne Wirkungen wir hier nicht näher eingehen wollen.

Die meisten Aminosäuren findet man in tierischem Eiweiß (in Fleisch, Eiern, Fisch und Milchprodukten). Aber auch bestimmte Pflanzen enthalten sehr viel Eiweiß (Getreide, Hülsenfrüchte, Kartoffeln, Nüsse, Mandeln). Pflanzliches Eiweiß reicht zur Deckung des Bedarfes nicht aus. Am günstigsten ist eine Kombination, wobei sich vor allem Milchprodukte als tierische Eiweißquelle anbieten.

Der Eiweißbedarf steht in enger Beziehung zum Körpergewicht. Pro Tag sollte der Mensch etwa ein Gramm Eiweiß pro Kilogramm Körpergewicht zu sich nehmen. Das Verhältnis zwischen tierischem und pflanzlichem Eiweiß sollte etwa 1:1 betragen. Der Tagesbedarf eines durchschnittlich schweren Menschen (rund 70 Kilogramm) kann durch einen Viertelliter Milch und 100 Gramm Fleisch oder Fisch bzw. 150 Gramm Milch, 50 Gramm Quark (Topfen) oder Käse und 50 Gramm magerer Wurst gedeckt werden, um nur einige Beispiele zu nennen. Ein Liter Milch allein würde auch reichen. Ißt man dazu täglich ein Haferflockenmüsli, ein paar Kartoffeln mit Gemüse und etwas Vollkornbrot, besteht keine Gefahr, unter Eiweißmangelerscheinungen zu leiden.

Fett

Unter *Fett* versteht man üblicherweise sogenannte Neutralfette und die fettähnliche Substanz Cholesterin. Neutralfette setzen sich aus Glycerin und jeweils drei Fettsäuren zusammen. Fette sind die pro Gewichtseinheit energiereichsten Nahrungsmittel. Sie können daher für die Herstellung einer wenig umfangreichen, aber energieintensiven Nahrung verwendet werden.

- **Rheumatee**

1 Teil Angelikawurzel, 1 Teil Weidenrinde, 2 Teile Mädesüß, 1 Teil Klettenwurzel und 1 Teil Kalmus mischen.

Dann 1 Teil Mariendistel, 1 Teil Gundelrebe, 2 Teile Birkenblätter, 2 Teile Ehrenpreis und 1 Teil Tausendguldenkraut mischen.

2 Eßlöffel der ersten Mischung mit einem Liter Wasser kalt ansetzen und aufkochen.

Danach über 2 Eßlöffel der zweiten Mischung gießen.

15 Minuten lang ziehen lassen, leicht mit Honig süßen, schluckweise trinken.

Am besten eine dreiwöchige Kur durchführen – dreimal täglich trinken.

Für gesunde Kost ist ein gewisser Fettgehalt notwendig, und Fette dürfen nicht von vornherein als „Dickmacher" verdammt werden. Allerdings essen wir – vor allem hierzulande – ganz einfach zuviel Fett!

Dem wäre leicht abzuhelfen, würde sich jeder dazu entschließen, das sichtbare Fett am Fleisch, an der Wurst usw. wegzuschneiden. Es bleibt auch im magersten Fleisch oder Fisch noch genügend Fett übrig, um den Körperofen in Schwung zu halten. Dazu kommt ein erwünschter Anteil an tierischem Fett in der Ernährung. Darauf wird leider oft völlig vergessen.

Ähnlich wie bei Eiweiß gibt es auch bei den Fetten Bestandteile (essentielle Fettsäuren), die vom Organismus nicht selbst erzeugt werden können und daher mit der Nahrung zugeführt werden müssen. Diese sogenannten mehrfach ungesättigten Fettsäuren sind in pflanzlichen Fetten enthalten.

Allerdings spielt bei der Nutzbarkeit dieser pflanzlichen Fette die Zubereitung eine große Rolle. So positiv sich etwa kaltgepreßte Öle (Distelöl, Sonnenblumenöl, Leinsamenöl, Maiskeimöl – in Reformhäusern usw. erhältlich) auswirken, so sehr bringt man sich um den Nutzeffekt, wenn diese Öle erhitzt werden. Für das Braten, Backen oder gar Fritieren eignen sich kaltgepreßte Öle sicherlich nicht. Sie setzt man für Salate oder auch Quark(Topfen-)aufstriche und ähnliche Speisen ein.

Ein Zuviel an tierischen Fetten (in Form von Schmalz, Butter sowie in allen Fleisch- und Wurstsorten bzw. auch in grundsätzlich ungünstigen Konserven) belastet den Organismus und schädigt beispielsweise die Blutgefäße. Damit stellt ein zu hoher Fettgehalt im Blut einen entscheidenden Risikofaktor für die Entstehung schwerer Herzkrankheiten, Nierenleiden oder für den gefürchteten Schlaganfall dar.

Cholesterin

In diesem Zusammenhang ein paar Worte über Cholesterin:

Cholesterin kommt als Begleitsubstanz von Neutralfetten in tierischen Produkten vor, wird aber auch im Körper selbst hergestellt (in Leber- und Darmzellen).

Cholesterin darf nicht grundsätzlich als „Krankmacher" verurteilt werden! Diese Substanz ist Ausgangspunkt für die Bildung lebenswichtiger Hormone und auch Bestandteil der Gallenflüssigkeit, ohne die eine Fettverdauung nicht möglich wäre.

Beim gesunden Menschen besteht ein gut funktionierender Regulationsmechanismus: Bei geringer Cholesterinzufuhr wird mehr körpereigenes Cholesterin gebildet – und umgekehrt. Noch vor wenigen Jahren wurde der Cholesteringehalt im Blut (über 270 ist der Wert schon krankhaft und änderungsbedürftig!) nicht ganz richtig eingeschätzt. Ursprünglich herrschte die Meinung vor, daß man den Cholesteringehalt im Blut allein durch Einschränkung der Zufuhr senken kann.

Heute ist geklärt, daß auch wesentliche Zusammenhänge zwischen der Art des aufgenommenen Fettes und dem Blutcholesterinspiegel bestehen. Bestimmte Fettsubstanzen sind nämlich sogar in der Lage, bei der Senkung des Cholesterinspiegels mitzuhelfen – etwa kaltgepreßte Öle aus Pflanzenprodukten.

Nicht genug damit: Es wurde auch festgestellt, daß Cholesterin aus mehreren Anteilen besteht, die in ihrer Wirksamkeit im Körper völlig unterschiedlich eingestuft werden müssen. Nicht die Gesamtmenge an Cholesterin ist also für Schädlichkeit oder Unschädlichkeit entscheidend, sondern die Verteilung der einzelnen Bestandteile.

• **Heublumenbad gegen rheumatische Beschwerden**
2 Handvoll Heublumen mit zwei Liter Wasser kurz aufkochen, 15 Minuten lang ziehen lassen.
Den Absud ins Bad gießen und bei einer Wassertemperatur von 37 Grad Celsius rund 20 Minuten lang liegenbleiben.

Bedeutsam ist demnach die Menge an Cholesterin, die an bestimmte Träger-Bluteiweißkörper gebunden ist. Wir sprechen kurz von LDL und HDL (siehe auch das Kapitel über das medizinische Check-up, Seite 17). *Eine Erhöhung des LDL-Anteiles heißt Gefahr!* Gefahr vor allem durch Arterienverkalkung, wobei ja keine echte Verkalkung vorliegt, sondern eine Einlagerung von Cholesterin und anderen Fettsubstanzen in die Innenwand der betroffenen Blutgefäße. Das geschieht so lange, bis diese verengt oder sogar verschlossen sind. Das im Einzugsgebiet dieser Blutgefäße liegende Gewebe kann dann nicht mehr mit Sauerstoff und Nährsubstanzen versorgt werden und stirbt ab: Das ist die klassische Entstehungsgeschichte von Herzinfarkt, Schlaganfall und Nierenversagen, aber auch von schwersten Durchblutungsstörungen etwa in den Beinen (das kann bis zur Amputation gehen).

Ganz anders jedoch ist die HDL-Fraktion einzustufen: Ist dieser Anteil erhöht, wird dadurch sogar eine Schutzfunktion für die Gefäße ausgeübt! Je höher der HDL-Anteil, desto besser die Chance, niemals an arteriosklerotischen Veränderungen zu erkranken. Übrigens wirkt sich auch Sport positiv auf die Verteilung der Cholesterinanteile aus.

Für die Verträglichkeit bzw. Verdaulichkeit der Fette ist deren Schmelzpunkt mit ausschlaggebend. Je niedriger der Schmelzpunkt, desto besser die Verwertbarkeit. Pflanzenöle haben beispielsweise einen Schmelzpunkt von zirka 5 Grad Celsius, Pflanzenfett zwischen 20 und 28 Grad, Butter 28 bis 33 Grad, Hühnerfett 33 bis 40 Grad, Schweinefett 36 bis 45 Grad und Hammelfett gar 44 bis 51 Grad Celsius. Daraus ist schon leicht ersichtlich, welche Fettquelle günstiger ist.

Hochwertige tierische Fettlieferanten sind jedenfalls Milch und Milchprodukte (Quark, Käse, Sahne usw.).

Neben Kohlenhydraten, Eiweiß und Fetten spielen auch *Vitamine* und *Mineralstoffe* lebenswichtige Rollen. Ein kurzer Überblick soll helfen, diese Nahrungsbausteine richtig einzuschätzen und die nötigen Konsequenzen zu ziehen.

Vitamine

Der Organismus braucht für seine Betriebsfähigkeit Baustoffe und Energie. Nahrungsbestandteile werden im komplizierten Stoffwechselvorgang zu den erforderlichen Baustoffen abgebaut. Bei diesem Vorgang entsteht gleichzeitig jene Energie, die den Motor sozusagen auf Touren hält.

Diese Stoffwechselvorgänge und Abbauverfahren werden von Stoffen gesteuert, die man *Enzyme* oder Fermente nennt. Ein Teil dieser Enzyme besteht aus einem Vitamin und einem Eiweißbestandteil als Trägersubstanz. Manche *Vitamine* (Ascorbinsäure = Vitamin C) wirken auch ohne Trägereiweiß.

Vitamine können vom Körper nicht selbst erzeugt werden – man muß sie mit der Nahrung zuführen. Für die Wirksamkeit des Vitamin D etwa ist auch das Sonnenlicht notwendig. Bei vielen Vitaminen wissen wir heute noch nicht restlos über den genauen Wirkungsmechanismus Bescheid. Allerdings ist jedem klar, daß chronischer Vitaminmangel schwerste gesundheitliche Schäden nach sich zieht!

● **Frühstücksmischung in Grippezeiten**

3 Teile Erdbeerblätter, 2 Teile Brombeerblätter, 2 Teile Hagebutten, 2 Teile Apfelschalen, 2 Teile Nubienblüten, 1 Teil Holunderblüten, 1 Teil Weißdornblüten und 1 Teil Veilchenblüten mischen.

4 Eßlöffel mit einem Liter kochendem Wasser übergießen, 10 Minuten lang ziehen lassen und mit Honig gesüßt trinken.

Im allgemeinen wird der Vitaminbedarf durch vernünftige, ausgewogene Ernährung gedeckt. Ernähren wir uns aber noch vernünftig und ausgewogen? Diese Frage ist bei den meisten Menschen in unseren Breiten wohl eher mit „Nein" zu beantworten.

Zudem beeinträchtigen Streß, bestimmte Krankheiten oder auch erbliche Veranlagung die Fähigkeit des Organismus, Vitamine aus der Nahrung aufzunehmen oder richtig zu verwerten. Oder der Stoffwechsel verlangt Vitaminmengen, die über dem normalen Maß liegen. Zum Beispiel benötigen Raucher wesentlich mehr Vitamin C als Nichtraucher. Darauf müßte eigentlich beim Essen Rücksicht genommen werden, was kaum jemals der Fall ist.

Vitaminquellen sind Obst, frisches und richtig zubereitetes Gemüse (siehe Kapitel „Naturküche", Seite 45), Milch- und Milchprodukte, Getreidesorten (Vollkorn!), aber sicherlich auch Fleisch, Fisch und Eier.

In einer ausgewogenen Ernährung dürfen all diese Bausteine nicht fehlen oder sollen in einem vernünftigen Verhältnis zueinander stehen. Daran mangelt es wohl beträchtlich. Der Fleischanteil ist meist viel zu hoch, Gemüse, Obst und Vollkorn kommen zu kurz. Jedoch darf seit einigen Jahren erfreulicherweise eine leichte Trendumkehr festgestellt werden. Langsam, aber doch beschäftigen sich die Menschen mit gesunder Lebensweise und lassen sich nach und nach auch von der Notwendigkeit vernünftiger Ernährung überzeugen. Aber ideal ist der Zustand noch keineswegs. Vielleicht trägt dieses Buch dazu bei, die Situation noch weiter zu verbessern.

Mineralstoffe

Mineralstoffe oder *Mineralien* sind Elemente, von denen der Körper relativ große Dosen täglich benötigt – Grammdosen. Zur Unterscheidung von den Spurenelementen, welche der Körper nur in 1/1000-Grammdosen und weniger benötigt, hat man die Mineralstoffe auch Mengenelemente genannt.

Ganz hat sich der Begriff aber nicht durchgesetzt. Sechs der Mineralstoffe sind essentiell, das heißt „unentbehrlich", und müssen mit der Nahrung zugeführt werden: Natrium, Kalium, Kalzium, Magnesium, Phosphor und Chlor.

Natrium und Chlor

Natrium und *Chlor* haben eine gewisse Sonderstellung, da sie als Natriumchlorid unser Kochsalz darstellen. Die Mengen, die man täglich benötigt, werden durch das gewohnheitsmäßige Salzen der Speisen meist deutlich überzogen. Außerdem wird Salz, da es Wasser entzieht und dadurch Keime abtötet, vielen Nahrungsmitteln als Konservierungsstoff zugesetzt. Ein Mensch, der nicht stark schwitzt – ein Büroangestellter in unseren mittleren Breiten –, hat seinen wirklichen Bedarf bereits mit 3 Gramm Salz täglich großzügig gedeckt.

Die übliche europäische und amerikanische Wohlstandskost aber enthält zwischen 6 und 18 Gramm Kochsalz täglich, in Nordjapan sogar ca. 30 Gramm. Die „Deutsche Gesellschaft für Ernährung" empfiehlt, eine Menge von 10 Gramm Kochsalz pro Tag nicht zu überschreiten. Wird diese Menge chronisch überzogen, besteht die Gefahr des Bluthochdruckes. Bei sehr starkem Schwitzen muß man allerdings für zusätzlichen Ersatz sorgen. Ein Liter Schweiß enthält im Durchschnitt 1,5 Gramm Natrium. Das entspricht 3,75 Gramm Kochsalz, 60 Gramm Salzhering, 300 Gramm kräftig gesalzenen

Wurst- oder Käsesorten und 600 Gramm Brot, aber erst ca. 1500 Gramm Sellerie, der Gemüsesorte mit dem noch höchsten Natriumgehalt. Dementsprechend sind auch die Gemüsesäfte natriumarm bis praktisch natriumfrei, außer natürlich, sie sind nachgesalzen. Zum Vergleich: 1 Liter ungesalzener Tomatensaft enthält 0,03 Gramm Natrium, 1 Liter „leicht gesalzener" Tomatensaft 1,3 Gramm und 1 Liter Tomaten-Ketchup über 10 Gramm.

Kalium

Während das Natrium Wasser im Körper zurückhält und dafür sorgt, daß wir nicht „ausrinnen", hat das *Kalium* eine gegenteilige Wirkung: Wenn man größere Mengen davon zuführt, wird der Harnfluß angeregt, und binnen 24 Stunden sind Kaliumüberschüsse wieder ausgeschieden. Bei dieser vermehrten Harnflut werden Schlacken mit ausgeschwemmt. Deshalb eignen sich Gemüse- und Gemüsesaft-, aber auch Obst- und Beerensaftkuren besonders gut für die Entschlackung. Ihre Basen lösen und binden die Schlacken nicht nur, der in Gemüse, Obst und Beeren überlegene Kaliumgehalt sorgt auch für deren Entfernung.

Eine weitere wichtige Funktion des Kaliums ist die Aufrechterhaltung des Transportwesens zwischen und innerhalb der Zellen. Es hilft, die verschiedenen Nährstoffe hin und her zu verschieben. Kaliummangelzustände sind gar nicht so selten. Die häufigste Ursache ist die übertriebene Verwendung von Abführ- und Entwässerungsmitteln. Eine chronische Form ist bei der einseitigen Kohlenhydratkost bekanntgeworden, z. B. bei der extremen Makrobiotik. Auch im Streßzustand kommt es, auf Grund erhöhter Nebennierenhormonbildung, zum gesteigerten Kaliumverlust und dadurch eventuell zum Mangel. In Streßphasen braucht man daher auch größere Mengen.

Die Symptome des Kaliummangels: Muskelschwäche, Schwindel, Kollaps, Appetitlosigkeit bei gleichzeitigem Durst, herabgesetzte Darmbewegung mit Verstopfung, Herzrhythmusstörungen. Bei der Herzstromableitung (EKG) kann man einen bestehenden Kaliummangel deutlich nachweisen.

Reich an Kalium sind alle Gemüse-, Obst und Beerensorten. Die Säfte enthalten zwischen 1 Gramm Kalium im Liter bei Beeren und 7 Gramm bei Blattgemüsen. Obst-, Fruchtgemüse-, Wurzel- und Rübensäfte liegen in der Mitte. Die empfohlene Tagesdosis für Kalium beträgt 2–3 Gramm.

Kalzium

Ein wichtiger Mineralstoff ist auch das *Kalzium*. Es ist von größter Bedeutung für den Aufbau und die Erhaltung von Knochen und Zähnen. Deshalb sind besonders Kinder und Jugendliche gegen Kalziummangel empfindlich, aber auch ältere Menschen, bei denen der Abbau verstärkt beginnt. Man neigt dann zur „negativen Kalziumbilanz", das heißt, der Körper kann nicht mehr so gut wie früher auf Sparflamme gehen; wenn er weniger Kalzium mit der Nahrung bekommt, scheidet er trotzdem viel aus. Man müßte also zumindest jene

Menge täglich nachführen, die der ältere Körper verliert, weil er sie nicht halten kann. Das ist etwa 1 Gramm und somit gar nicht soviel, wenn man bedenkt, daß der Körper eines Erwachsenen in den besten Jahren 1500 Gramm davon laufend gespeichert hat. Damit die Knochen nicht schwinden, sollte man auch im Alter diesen Wert annähernd halten. Außer dieser Struktur- und Stützfunktion hat das Kalzium weitere Aufgaben. So ist es an der Gerinnung des Blutes beteiligt und ein wichtiger Faktor für die Leitfähigkeit unserer Nerven. Deshalb ist eine der ersten Zeichen des Kalziummangels das Zucken von Muskeln. Außerdem können auch bei einer Depression sehr ähnliche Erscheinungen auftreten. Ähnlich dem Kalium ist der Kalziumbedarf beim Streßzustand erhöht, wie neuere Untersuchungen bei Astronauten ergeben haben.

Die besten Quellen: Milch und Milchprodukte mit ihrem besonders gut verwertbaren Kalzium, Kohlsorten, Rüben, Wurzeln, Blattgemüse und Zwiebeln. Den höchsten Wert überhaupt haben die Sprotten (Fisch), dann folgt schon der Grünkohl.

Magnesium

Ein weiterer wichtiger Mineralstoff ist das *Magnesium.* Die Mangelsymptome sind ähnlich denen des Kalziummangels: Muskelzuckungen und -krämpfe, depressive Verstimmung und Müdigkeit. Das Magnesium beeinflußt auch die Blutgerinnung, und zwar im Sinne eines Thrombose-Schutzes. Deshalb, und weil das Magnesium auch die allgemeine Sauerstoffausnutzung verbessert, sollte vor allem der ältere Mensch hier nicht unversorgt sein. Bei einer einigermaßen vernünftigen Ernährung ist der notwendige Bedarf von $1/3$ Gramm pro Tag auch gedeckt. Wer jedoch vorwiegend Feinmehlprodukte und Süßigkeiten ißt, zudem fettreich – was die Magnesiumaufnahme im Darm behindert – und zugleich zu wenig grüne Gemüsesorten, der kann Mangelerscheinungen aufweisen. Nach Schätzungen soll es jeden zehnten von uns treffen.

Die besten Quellen: an sich enthalten alle vollwertigen Nahrungsmittel ausreichende Magnesiummengen. Besonders viel steckt in grünen Pflanzen, denn das Magnesium ist ein zentraler Bestandteil des Blattgrün. Gemessen an den mitgebrachten Kalorien, gibt es hier Spitzenwerte: Bei Spinat sind es 250 mg Magnesium pro 100 Kalorien, bei Kohlsorten über 100 mg. Sehr viel Magnesium enthalten auch die Weizenkeime, welche ja überhaupt ein besonders gehaltvolles Nahrungsmittel darstellen.

Phosphor

Phosphor schließlich ist jener Mineralstoff, der nach dem Kalzium am häufigsten im Körper vorkommt. Etwa 750 Gramm enthält ein Erwachsener, und zwar hauptsächlich in Form von Apatit – phosphorsaurem Kalk, der als Grundsubstanz unserer Knochen dient. Die Mangelerscheinungen bei Kindern sind dementsprechende Wachstumsstörungen, bei älteren Menschen Gewichtsverluste durch die abnehmende Knochensubstanz. Das berühmte Lecken von Kin-

40

dern und auch Haustieren an der gekalkten Wand ist häufiger noch durch Phosphor- als durch Kalziumhunger hervorgerufen.

Die besten Quellen: tierische Produkte, insbesondere Milchprodukte, Hülsenfrüchte und Nüsse. Bei den saftbildenden Pflanzen zählen Artischocken, Grünkohl, Sellerie, Gurken, Weißkohl, Tomaten und Möhren zu den Phosphorlieferanten. Wie beim Magnesium sind auch beim Phosphor die Weizenkeime besonders erwähnenswert. Mit $1/3$ Gramm pro 100 Kalorien werden sie nur noch von den Algen, der Bier- bzw. der Torulahefe und den bereits beim Kalzium erwähnten Sprotten übertroffen. Die empfohlene Tagesdosis beträgt 1 Gramm.

Spurenelemente

Spurenelemente sind Elemente, die im Körper nur in geringen Mengen vorkommen und lebensnotwendig sind, da zahlreiche Enzyme diese Stoffe als Co-Faktoren benötigen.

Sie kommen in allen Nahrungsmitteln und auch im Trinkwasser vor. Mangelzustände sind daher selten. Unzureichende Versorgung kann jedoch entstehen bei erhöhtem Bedarf (z. B. Eisen bei Schwangeren), durch Resorptionsstörungen und insbesondere durch Zubereitungsverluste (z. B. Auslaugen durch langes Wässern).

Zu den Spurenelementen zählen Eisen, Zink, Jod, Kupfer, Mangan, Molybdän, Fluor, Chrom, Selen und Kobalt.

Eisen

Eisen ist im menschlichen Körper mit 4 bis 5 Gramm enthalten. Bis zu 70% davon liegen im Blutfarbstoff (Hämoglobin) vor. Eisen ist somit am Transport von Sauerstoff beteiligt. Eisen wird auch für die Synthese verschiedener Verbindungen benötigt, die an vielen lebenswichtigen Körperfunktionen beteiligt sind. Die Resorption von Eisen erfolgt im Dünndarm und zum Teil im Magen. Die Resorptionsrate beträgt im Schnitt 10%, wobei aus pflanzlichen Lebensmitteln, etwa Weizen und Gemüse, weniger (unter 10%) als aus Fleisch (30%) resorbiert wird. Die Ausscheidung beträgt 1 bis 1,5 mg/Tag. Bei Blutungen erleidet der Körper große Verluste an Eisen.

Der Bedarf des Erwachsenen an Eisen beträgt 10 mg. Er ist bei menstruierenden Frauen höher als bei Männern, und während der Schwangerschaft und der Stillzeit ist der Bedarf gesteigert. Der Eisenmangel äußert sich in Form einer Anämie (Blutarmut). Besonders gefährdet sind Säuglinge, Kinder und Jugendliche sowie Frauen in der Menstruationszeit. Auch Depigmentierung der Haut und Haare wurde beobachtet.

Zink

Zink ist zu mehr als einem Drittel in den roten Blutkörperchen (Erythrozyten) gebunden. Die Resorptionsrate paßt sich dem Bedarf an, wobei die Aufnahme aus tierischen Lebensmitteln gegenüber pflanzlichen verbessert ist.

Gute Zinkquellen sind Fleisch, verschiedene Fischarten, Innereien, Milchprodukte und besonders Schalentiere.

Lebensmittel mit hohem Zinkgehalt können durch technische Maßnahmen bei der Nahrungszubereitung erhebliche Verluste erleiden (z. B. Mehl je nach Ausmahlungsgrad). Andererseits kann durch Kochen oder Lagerung von säurehaltigen Lebensmitteln oder von Wasser in galvanisierten Behältern der Zinkgehalt ansteigen.

Eine Zinkaufnahme von größeren Mengen auf einmal kann zu Übelkeit und Erbrechen führen.

Jod

Jod wird fast ausschließlich an Protein gebunden in der Schilddrüse gespeichert. Bei Jodmangel kommt es zur Kropfbildung – einer Vergrößerung der Schilddrüse durch vermehrte Gewebebildung (verschiedene Kohl- und Krautsorten sowie Senf, Rettich und Speiserüben enthalten ebenfalls kropferzeugende Substanzen). In Gebieten mit Jodmangel werden Trinkwasser und Speisesalz jodiert.

Außer in Seefischen ist der Jodgehalt in den meisten Lebensmitteln gering.

Kupfer, Mangan, Molybdän

Kupfer, Mangan und *Molybdän* sind für die Aktivität verschiedener Enzyme wichtig. Kupfer wirkt mit beim Aufbau von Hämoglobin.

Mangan steckt vor allem in den Knochen und ist ein wichtiger Co-Faktor für eine Reihe von Enzymen. In großen Mengen ist es giftig und führt zu Magen-Darm-Störungen, Lungenentzündung und neurologischen Störungen. Vergiftungen über Lebensmittel sind allerdings nicht bekannt.

Bei üblicher Kost führen Erwachsene 3 bis 5 mg pro Tag zu. Besonders reich an Mangan sind Haselnüsse, Bohnen, Erbsen, Bierhefe, Kastanien, Haferflocken und Kakao.

Molybdän ist Bestandteil mehrerer Enzyme. Die Angaben über die tägliche Aufnahme schwanken zwischen 50 µg und 350 µg pro Tag. Nach längerdauernder erhöhter Zufuhr von Molybdän wurden beim Menschen gichtähnliche Symptome beobachtet.

Fluor

Fluor erhöht die Stabilität von Knochen und Zähnen. Es steigert die Festigkeit der Zahnsubstanz. Ferner dient der Einsatz von Fluor als Kariesprophylaxe, da es die Mundbakterien hemmt. Im Tierversuch wurde festgestellt, daß Fluor die Wundheilung begünstigt; durch verbesserte Eisenresorption aus dem Darm bewirkt es außerdem einen Schutz gegen Schwangerschaftsanämie. Fluor wird daher in vielen Ländern in zunehmendem Maße dem Trinkwasser zugesetzt (1 mg/l). Fluordosen über 5 mg/kg Nahrung oder Liter Trinkwasser führen zu Zahnschmelzverfärbungen, die zunächst lediglich das Aussehen der Zähne beeinträchtigen. Höhere Dosen über 10 mg/kg bzw. Liter wirken negativ auf die Struktur von Zähnen und Knochen und können zu Knochendeformationen führen.

Sehr hohe Fluorgaben (bis zu 50 mg/kg Nahrung oder Liter Trinkwasser) verschlechtern die Jodversorgung und beeinträchtigen somit die Schilddrüsenfunktion. Auch mit Magnesium bildet Fluor für den Körper nicht verwertbare Komplexe, wodurch Störungen beim Knochenaufbau (Knochenmineralisierung) auftreten können. Große Fluormengen (bis zu 2 Gramm) verursachen Übelkeit und Erbrechen; 5 bis 10 Gramm Fluorgaben sind tödlich.

Chrom, Selen, Kobalt
Chrom spielt im Kohlenhydratstoffwechsel als Glucosetoleranzfaktor eine wichtige Rolle. Ein sehr chromreiches Produkt ist beispielsweise Brauhefe.

Dem *Selen* werden mehrere physiologische Funktionen zugeschrieben. Es ist Bestandteil von Enzymen, kann Schwermetalle entgiften und beugt Tumoren und Krebs vor. Nachdem dieser Effekt von Selen bekanntgeworden ist, ist der Konsum von Selenpräparaten in den USA sprunghaft angestiegen. Über einen längeren Zeitraum sollte Selen allerdings nur in homöopathischen Dosen eingenommen werden, da auch Selenvergiftungen bekanntgeworden sind.

Kobalt übt seine wichtigste Funktion als wesentlicher Bestandteil des Vitamin B 12 bei der Blutbildung aus. Vitamin-B-12- bzw. Kobalt-Mangel führt zu Blutarmut.

Kobalt führt erst bei relativ hohen Dosen, wie 1 bis 5 mg Kobalt pro Liter Blut, zu Nebenwirkungen wie Übelkeit, Erbrechen oder Ohrengeräuschen.

Was geschieht eigentlich bei der Verdauung?

Bevor wir uns den allgemeinen Richtlinien der Österreichischen Naturküche zuwenden und durch Tips den Einstieg in die Vollwertkost erleichtern wollen (der vielleicht wesentlichste Faktor im Zusammenhang mit geistiger und körperlicher Fitneß!), einige Sätze zu den Vorgängen, die sich im Organismus beim Verdauungsakt abspielen:

● **Für Morgenmuffel**
Brennessel, Johanniskraut, Melisse, Ringelblume, Rosmarin und Brombeerblätter zu gleichen Teilen mischen.
Einen Eßlöffel mit einem Viertelliter kochendem Wasser übergießen.
10 Minuten lang ziehen lassen, mit Honig gesüßt langsam trinken.

Die Verdauung ist als mehrstufige Aktion aufzufassen. Aufgenommene Nahrungssubstanzen werden in ihre kleinsten Bausteine zerlegt, um eine Aufnahme ins Blut zu ermöglichen. Mit dem Blut gelangen diese Bausteine schließlich an alle Stellen des Körpers und können sich durch die vorgesehene Wirkung entfalten, meist nach dem Umweg über die Leber, die „chemische Fabrik" unseres Körpers. In der Leber wird nahezu alles auf- bzw. umgebaut, was der Mensch in sich aufnimmt.

Schon die mechanische Zerkleinerung der Speisen beim Kauen stellt eine wichtige Voraussetzung für eine gut funktionierende Verdauung dar! Kauen macht die Nahrung für die Verdauungssäfte zugänglich und fördert die Speichelabsonderung. Das ist deshalb so wichtig, weil im Speichel bereits Enzyme (Amylase) vorhanden sind, die bei der Verdauung des Kohlenhydrates Stärke eine wesentliche Rolle spielen. Der Abbau von Stärke wird demnach bereits im Mund vorbereitet bzw. eingeleitet.

Der zerkleinerte Speisebrei gelangt in den Magen. Die Magenverdauung mit stark wirksamen Verdauungssäften (Salzsäure in beachtlicher Konzentration, dazu eiweißspaltende Enzyme usw.) ist hauptsächlich für den Abbau von tierischen Nahrungsmitteln wichtig.

Obst und Gemüse senken das Krebsrisiko!

Gemüse und Obst – am besten in kleinen Portionen über den Tag verteilt – senken das Krebsrisiko gewaltig. Laut einer Studie amerikanischer Wissenschaftler sinkt beispielsweise das Lungenkrebsrisiko um 58 Prozent!

Auch Tumore im Magen, Darm, in der Bauchspeicheldrüse, der Blase, im Mund, Hals und Kehlkopf können durch den regelmäßigen Genuß von Obst und Gemüse verhindert werden.

Welche krebshemmenden Mechanismen Obst und Gemüse im Körper auslösen, können die Krebsforscher nicht genau sagen. Fest steht aber, daß Karatinoide, darunter das Pro-Vitamin A, im Vordergrund stehen. Bei Laborversuchen zeigte sich aber, daß auch bisher weniger bekannte Bestandteile von Obst und Gemüse eine wichtige Rolle in der Krebsvorsorge spielen dürften.

„Vitamintabletten sind kein Ersatz für den Apfel, die Orange oder Karottengemüse", warnt die Ärztin Renate Ziegler vom Krebs-Institut Mayland. Berliner Spezialisten meinen, daß es nicht schaden kann, wenn Gesunde zusätzlich Vitamintabletten nehmen. Vitamin E, C und Beta-Karotin mindern das Infarktrisiko, helfen gegen grauen Star und Arteriosklerose.

Vitamin E ist in Nüssen und Weizenkeimöl enthalten, Vitamin C in Apfelsinen (Orangen), Zitronen, Kiwi und Sauerkraut.

Wie man Gemüse richtig zubereitet, lesen Sie auf Seite 48.

Vorverdaute Speisebestandteile gelangen portionsweise vom Magen in den Dünndarm (zuerst in den berühmten Zwölffingerdarm, der nur etwa 30 Zentimeter lang ist). Im Dünndarm fließen aus der Bauchspeicheldrüse spezifisch wirkende Verdauungssäfte zu. Diese greifen praktisch alle Arten von Nahrungsstoffen an. Aus der Leber kommt noch die Gallenflüssigkeit in den Zwölffingerdarm. Dieser Saft wiederum schafft die Voraussetzungen für die Verdauung von Fett.

Nach der „Behandlung" des Speisebreis im Zwölffingerdarm erfolgt der Übertritt bereits sehr kleiner Nahrungsbestandteile in den restlichen Dünndarm. Dort werden diese Stoffe in die Wand der Darmschleimhautzellen aufgenommen und zu den eigentlichen Grundbausteinen (Glucose, Aminosäuren, Fettsäuren) umgewandelt. Aus den Zellen der Darmwand gelangen die Stoffe nun endlich in die Blutbahn.

Nicht vollständig abgebaute oder unverdauliche Nahrungsbestandteile (Ballaststoffe!) gelangen in den Dickdarm (Mastdarm) und tragen dort zu jenem Füllungsvolumen bei, das für einen geregelten Stuhlgang von entscheidender Bedeutung ist. Es erfolgt nämlich durch größere Stuhlmengen ein Dehnungsreiz auf die Darmmuskulatur. Diese erhält so den „Befehl" zur Arbeit. Die Abfallstoffe werden durch Muskelbewegungen des Dickdarmes weitertransportiert und schlußendlich ausgeschieden.

Die Österreichische Naturküche

Im Jahre 1979 schlossen sich 18 österreichische Kurorte zu sogenannten *Bio-Trainingsorten* zusammen und begründeten die Naturküche gemäß den Richtlinien der Vollwertkost nach Kollath und Bruker (zwei international anerkannte Ernährungsspezialisten).

Die Anhänger dieser Ernährungsform lehnen strenge Diäten ab, weil damit kein dauerhafter Erfolg zu verzeichnen ist. Jeder kann nach einer Diätkur ja selbst an sich feststellen, mit welchem Heißhunger gleich nach Ende der Kurzeit alles Eßbare verschlungen wird – ohne Rücksicht auf Verluste . . .

Die Umstellung auf Vollwertkost und damit auf Naturküche geschieht nicht brutal, sondern schrittweise. Schließlich soll eine lebenslängliche Abkehr von schädlichen Ernährungsgewohnheiten erreicht werden. Die Umstellung beginnt bereits bei der Auswahl der Nahrungsmittel:

- *Ersetzen Sie tierisches Eiweiß verstärkt durch pflanzliches (Soja, Hülsenfrüchte).* Tierisches Eiweiß (siehe „Eiweiß", Seite 34) nimmt man am günstigsten in Form von Milchprodukten zu sich. Fleisch wird nicht völlig gestrichen. Verwenden Sie jedoch nur mageres Rindfleisch, Kalbfleisch, Geflügel, mageren Fisch, und bereiten Sie die Fleischspeisen schonend zu: Kochen und grillen ist besser als braten und backen!
- *Normalen Zucker als Gewürz betrachten* und auch Honig, Birnendicksaft sowie eingeweichte Trockenfrüchte (Dörrpflaumen, Rosinen, Datteln, Feigen usw.) als Süßmittel verwenden.
- *Speisen grundsätzlich fettarm zubereiten, sichtbares Fett entfernen.* Einsatz von kaltgepreßten Pflanzenölen (Reformhaus).

Richtig essen

- Nehmen Sie Ihre Mahlzeiten an einem angenehmen Ort ein, in einer entspannenden Atmosphäre – und nicht am Arbeitsplatz.
- Essen Sie in Ruhe, ohne Ablenkungen (z. B. Zeitung lesen, fernsehen).
- Wichtig ist langsames Essen und gutes Kauen (jeden Bissen ca. 20 bis 30mal).
- Den nächsten Bissen erst auf die Gabel nehmen, wenn man den vorherigen geschluckt hat.
- Vor den Hauptmahlzeiten Rohkost oder Salat essen – das fördert die Verdauung (regt die Magensaftproduktion an) und führt zu einer raschen Sättigung.
- Wenn ein Sättigungsgefühl eintritt, dann sollte man aufhören zu essen, auch wenn der Teller noch halb voll ist.
- Nehmen Sie einen kleineren Teller zum Essen – die Portionen werden größer aussehen, und Sie werden früher satt sein.
- Lernen Sie zwischen Hunger und Appetit zu unterscheiden.
- Die Speisen sollten nicht zu heiß bzw. kalt sein – am besten wäre Körpertemperatur.

Gesund kochen

- Vollzucker, Honig oder Trockenfrüchte zum Süßen verwenden.
- Frisch vermahlene Vollkornprodukte verwenden.
- Kaltgepreßte Öle – wie z. B. Distelöl, Sonnenblumenöl, Weizenkeimöl bevorzugen.
- Vor den Hauptmahlzeiten etwas Rohkostsalat essen, und zwar möglichst der Saison angepaßt.
- Gemüse durch Garen im Dampf schonend zubereiten; nicht aufwärmen!
- Nicht immer nur Fleisch, sondern auch hochwertiges pflanzliches Eiweiß (Hülsenfrüchte, Kartoffeln und Getreide) und Milcheiweiß verwenden. Zuviel Eiweiß kann schaden!
- Alle chemischen Geschmacks-, Duft-, Farb- und Konservierungsmittel möglichst vermeiden.
- Für das Frühstück Vollkornmüsli aus Getreideschrot oder Flocken, Trockenfrüchten, frischem Obst und Magerjoghurt als Energiestoß für den Tag zubereiten.
- Für das Abendessen leicht verdauliche, kohlenhydratreiche Speisen wie z. B. Kartoffel- und Getreidegerichte zubereiten und nicht zu kurz vor dem Schlafengehen essen.
- Mit Kräutern würzen, wenig Salz verwenden.

Gesunde Ernährung für Autofahrer

Daß es nicht gesund sein kann, selbst kleinste Strecken – statt zu Fuß oder vielleicht per Rad – mit dem Auto zurückzulegen, darüber ist sich wohl jeder im klaren. Daß Probleme mit dem Rücken, Kopfschmerzen und Kreislaufstörungen darauf zurückzuführen sind, daß man sich nahtlos von der sitzenden Tätigkeit am Arbeitsplatz ins Auto plaziert und Staustreß als „Draufgabe" bewältigen muß, ist erwiesen. Vor allem bei weiten Strecken sollte man nicht nur die nötigen Pausen einschalten und sich die Füße vertreten, ehe man ins Rasthaus zum Essen geht, sondern man sollte mit einer ausgewogenen Ernährung Magen und Darm entlasten sowie Verdauungsmüdigkeit und Konzentrationsschwächen verhindern.
Hier unser Menü für den Autofahrer:

Optimales Frühstück
Flockenmüsli mit frischen Früchten (1 Portion = 115 kcal). Es liefert Vitamine, Mineral- und Nährstoffe, die der Körper braucht, belastet aber nicht. Dazu trinkt man am besten Kräutertee, der anregend wirkt, aber nicht aufputscht wie Kaffee.

Zwischendurch
1 Apfel (durchschnittlich 100 g = 60 kcal), Kiwi (1 Stück ca. 70 g = 28 kcal), rohe Karotten (100 g = 41 kcal), 1 Schnitte Vollkornbrot mit Kräuterquark (145 kcal).
Es sollte sich dabei nur um eine kleine, leicht verdauliche Mahlzeit handeln, die die Energiereserven wieder auffüllt.

Mittag
Zu fettes und eiweißreiches Essen liegt schwer im Magen und führt zur typischen Verdauungsmüdigkeit und zu Konzentrationsschwächen. Eine leichte Mahlzeit verhindert zudem Magendrücken, das beim Fahren durch die Sitzhaltung leicht hervorgerufen wird.
Salat oder Rohkost als Vorspeise nimmt den Heißhunger und verhindert ein „Überessen".
Als Hauptspeise empfiehlt sich eine Gemüseplatte mit Kartoffeln (280 kcal), Schollenfilet mit Gemüse (260 kcal) oder Forellenfilet in der Folie (420 kcal).
Als kaltes Mittagessen eignen sich Aufstrichbrote mit Kräuterquark, denen man Tomatenscheiben, Radieschen oder ein Salatblatt beigibt – das hält das Brot saftig und frisch. Dazu wieder Kräutertee trinken.

- *Verwendung frisch vermahlener Vollkornprodukte* (daran muß man sich wohl erst gewöhnen).
- *Gemüse verliert am wenigsten an Qualität* (bzw. an Vitaminen und Mineralstoffen), *wenn es schonend gedämpft wird.* Auf Aufwärmen unbedingt verzichten! Es können durch diesen Vorgang sogar Giftstoffe entstehen (vor allem bei Spinat!), die den Organismus unnötig belasten. Zudem verliert zum Beispiel Spinat beim Aufwärmen innerhalb kurzer Zeit 90 Prozent seines an sich hohen Vitamin-C-Gehaltes.
- *Chemisch konservierte und künstlich veränderte (gefärbte) Produkte haben keinen biologischen Wert und belasten den Körper nur.* Ein Beispiel: Frisch zubereitete Sardinen sind leicht verdaulich und liefern pro 100 Gramm nur 120 mg Harnsäure (zuviel Harnsäure kann Gicht bzw. rheumatische Beschwerden zur Folge haben!). Ölsardinen hingegen gehören zu den am schwersten verdaulichen Nahrungsmitteln – der Harnsäureanfall beträgt hier nicht weniger als 560 mg. Natürlich verliert auch eingemachtes Gemüse durch Waschen, Zerkleinern und Blanchieren sehr stark an Güte (selbst wenn die Werbung Gegenteiliges behauptet).
- Vor jeder Hauptmahlzeit sollte eine *Rohkostbeilage* gereicht werden (führt anfangs zu Blähungen – diese Symptome verschwinden aber bald). Vor allem träger Verdauung wird damit erfolgreich der Kampf angesagt.
- *Abends so zeitig wie möglich essen und leicht verdauliche Speisen wählen.*

All das sind sogenannte „Binsenweisheiten", werden Sie vielleicht meinen. Nun, wenn all diese Maßnahmen für Sie zur Selbstverständlichkeit gehören, dann können wir nur gratulieren. Die Erfahrung zeigt leider, daß für die meisten Menschen so einfache Dinge noch immer zu beschwerlich sind.

Ein gutes Beispiel dafür ist das Verhalten im und ums Auto, das vielen ja angeblich „ihr liebstes Kind" ist.

SPORTLERERNÄHRUNG

Wir haben im vorherigen Kapitel das Thema Ernährung behandelt. Dennoch fehlt gerade hinsichtlich Fitneß ein wesentlicher Aspekt: Wie sollen sich *sportlich tätige Menschen* sinnvoll ernähren? Gelten für Athleten (oder solche, die es gerne werden wollen) andere Grundsätze?

An sich stimmt alles, was wir allgemein über Wahl und Zubereitung der Nahrungsmittel geschrieben haben, auch für Sportler. Darüber hinaus sind allerdings noch einige Dinge zu beachten. Vor allem die Tatsache, daß ein Sportler bedeutend mehr Energie verbraucht als ein „Normalsterblicher" und daher auch im selben Maße mehr Energie zuführen muß.

Das kann auf verschiedene Art und Weise geschehen – und geschieht leider in vielen Fällen nicht ideal. Dem Körpermotor muß nämlich der richtige „Treibstoff" verabreicht werden, um ihm entsprechend Leistung abverlangen zu können. Nicht nur zur Leistungssteigerung, sondern auch zur Leistungserhaltung bzw. zur Vermeidung raschen Leistungsabfalles dient die Ernährung. Schließlich trägt richtige Ernährung nicht unwesentlich zur Sicherheit bei: Falsch ernährte Sportler ermüden schneller – vorzeitige Ermüdung erhöht wiederum die Verletzungsanfälligkeit.

Der Organismus trainierender Menschen ist in Training und Wettkampf großen Belastungen ausgesetzt. Wie bereits erwähnt, ist sportliche Betätigung mit gesteigertem Grundumsatz verbunden. Die Stoffwechselvorgänge werden über verschiedene Mechanismen gesteuert – der Vergleich mit einem Computer ist da gar nicht so weit hergeholt. Jedenfalls benötigen Sportler besonders sorgfältig abgestimmte Verhältnisse zwischen den Ernährungsbausteinen Kohlenhydrate, Fett, Eiweiß, Vitamine, Elektrolyte (Mineralstoffe und Spurenelemente wie Eisen, Zink usw.) und auf jeden Fall Flüssigkeit!

Spezielle Ernährungsbedürfnisse

Der bekannte Sportarzt Dr. Franz Berghold hat sich mit dem Thema „Sportlerernährung" auseinandergesetzt und einige wertvolle Hinweise zusammengestellt. Die besonderen Ernährungsbedürfnisse eines Sportlers nicht zu berücksichtigen, meint Dr. Berghold, ist gleichbedeutend damit, einen Formel-1-Rennwagen mit Normalbenzin ins Rennen zu schicken. Der Bolide wird sich wahrscheinlich nicht einmal starten lassen, geschweige denn Leistung bringen.

Drei Ziele verfolgt man bei Sportlern mit richtiger Nahrungsaufnahme:
● Deckung des momentanen Energiebedarfs – den Kraftstoff zur Gewinnung von Leistung holt sich der Körper aus der Nahrung.

- Ersatz jener Substanzen, die tagtäglich verbraucht werden. Schließlich regeneriert sich der Körper ständig, wozu natürlich Bausteine aus der Nahrung benötigt werden.
- Lieferung von Wirkstoffen, ohne die der komplizierte Stoffwechsel des menschlichen Körpers gar nicht möglich wäre. Trotz vorhandener Energiequellen könnte andernfalls gar keine Energie erzeugt werden.

Um diese Ziele zu erreichen, muß der Stoffwechsel reibungslos funktionieren. Dieser besteht aus zwei Anteilen: dem *Grundumsatz* und dem *Leistungsumsatz*. Unter Grundumsatz versteht man jenen Teil, der sozusagen für das „nackte Überleben" verantwortlich ist. Jene Energiemenge also, die benötigt wird, um die Körperfunktionen im Ruhestand aufrechtzuerhalten. Dafür benötigt der Mensch täglich rund 1600 Kalorien.

Leistung entsteht erst durch den Leistungsumsatz. Für die gesamte Energiebilanz addiert man Grundumsatz und Leistungsumsatz (der sich nach Sportart und Belastungsintensität richtet und für einzelne Sportarten ganz verschieden ist – Marathonläufer etwa verbrauchen wesentlich mehr Energie als Minigolfer und haben daher auch den weit größeren Leistungsumsatz). Soll diese Bilanz ausgeglichen sein (sie soll!), muß die Zahl der aufgenommenen Kalorien gleich der Zahl der verbrauchten Kalorien sein (eben Grundumsatz plus Leistungsumsatz).

Die Angelegenheit ist gar nicht so kompliziert, wie sie im ersten Augenblick zu sein scheint. Wer sich ernsthaft mit diesem Thema beschäftigt, legt über längere Zeit ein *Tätigkeitsprotokoll* an. Er registriert genau die aufgenommene Energiemenge (mit Hilfe einer Kalorientabelle, siehe Seite 51), aber auch die verbrauchten Kalorien (auch diese aus nachstehender Tabelle).

Wichtige Energielieferanten

Wir haben die einzelnen Bausteine unserer Ernährung bereits aufgezählt und erklärt: Kohlenhydrate, Fett, Eiweiß, Mineralstoffe, Spurenelemente und Vitamine. Für Sportler herrschen in dieser Hinsicht leicht geänderte Verhältnisse. Die mit Abstand wichtigste Position unter den Energielieferanten nehmen die Kohlenhydrate ein. Das gilt vor allem für Ausdauersportarten wie Jogging, Radfahren oder Schwimmen bzw. im Winter Skilanglauf. Aber auch Schwerathleten wie Stemmer oder Boxer sollten ihren Energiebedarf mit reichlich Kohlenhydraten decken.

Kohlenhydrate
Diese sind Zucker und bestehen aus Bausteinen. Je weniger Bausteine eine Zuckerart besitzt, desto problemloser kann sie über den Verdauungstrakt in den Körper aufgenommen werden. Das ist nicht unbedingt ein Vorteil für

Normverbrauch bei verschiedenen Tätigkeiten

in kcal pro kg Körpergewicht und pro Stunde

Tätigkeit	kcal/kg/ Stunde	Tätigkeit	kcal/kg/ Stunde
Schlaf	0,93	Gymnastik nach J. P. Müller	6,70
Grundumsatz (liegend, nüchtern)	1,00	Lauf 186 m/Minute	6,70
		Reiten (Galopp)	6,70
Grundumsatz plus Verdauung	1,10	Kanufahren	7,00
Sitzen (Grundumsatz und Sitzaufwand)	1,04	Rudern (Rollsitz) 6 km/Stunde	7,38
		Eislauf 203 m/Minute	7,80
Stehen schlaff	1,06	Reck- und Barrenturnen etwa	8,00
Stehen straff	1,23	Paddeln 7,5 km/Stunde	8,10
Liegen im Wasser (18° Celsius)	1,25	Fechten (Florett)	8,25
Theoretischer Unterricht	1,50	Radfahren 21 km/Stunde	8,72
An- und Ausziehen	1,69	Skilaufen 9 km/Stunde	9,00
Paddeln 4,5 km/Stunde	2,35	Degenfechten	9,30
Gehen 3 km/Stunde	2,50	Rudern (fester Sitz)	
Rudern (Rollsitz) 3 km/Stunde	2,75	6 km/Stunde	9,30
Gehen 4,5 km/Stunde	2,80	Säbelfechten durchschnittlich	9,35
Billardspielen	2,90	Laufen 9 km/Stunde	9,50
Morgengymnastik (leichte Gymnastik)	3,00	Eislaufen 21 km/Stunde	9,92
Schwimmen 16 m/Minute	3,00	Laufen 12 km/Stunde durchschnittlich	10,13
Radfahren 9 km/Stunde	3,54	Schwimmen 47,2 m/Minute	10,30
Rudern (fester Sitz)		Schwimmen 50 m/Minute	10,72
3 km/Stunde	3,62	Rudern 93,4 m/Minute	10,90
Gehen 6 km/Stunde	3,70	Werfen	11,00
Stabübungen	4,10	Skitraining	11,00
Reiten (Trab)	4,20	Radfahren 30 km/Stunde	12,00
Schwimmen (Brust)		Laufen 15 km/Stunde	12,10
1,2 km/Stunde	4,40	Eislauf 324 m/Minute	12,70
Tanzen (Foxtrott) 44 m/Minute	4,44	Ringen durchschnittlich	14,16
Tischtennis	4,50	Laufen 300 m/Minute	15,00
Eislaufen 12 km/Stunde	5,02	Lauf auf Skiern 228 m/Minute	15,20
Tanzen (Walzer) 28 m/Minute	5,10	Lauf 325 m/Minute	35,20
Radfahren 15 km/Stunde	5,38	Lauf 400 m/Minute	85,00

zusammengestellt nach Gräfe, Herbst, Jakowlew und Thörner

Sportler! Traubenzucker etwa besteht nur aus einem Baustein und gelangt ganz rasch ins Blut. Das bewirkt einen schnellen Anstieg des Blutzuckerspiegels und damit auch eine entsprechend rasche Ausschüttung von Insulin aus der Bauchspeicheldrüse. Der Zucker wird sofort wieder aus der Blutbahn in die Zellen von vorwiegend Muskeln, Leber und Gehirn eingeschleust. Der Organismus reagiert mit Hunger, weil er verhindern will, daß der Blutzuckerspiegel unter einen bestimmten Mindestwert absinkt. In diesem Fall droht nämlich – durch Energiemangel – ein sogar lebensbedrohender Schockzustand!

Welche Kohlenhydrate steigern die Ausdauer? Traubenzucker ist also für Ausdauersportler sicherlich nicht die Kohlenhydratquelle erster Wahl. Viel besser eignen sich als Energiespender zusammengesetzte Zucker, die im Zuge des Verdauungsvorganges erst nach und nach in einfache Zucker zerlegt und in die Blutbahn aufgenommen werden. Müsli, Reis, Kartoffeln, Vollkornbrot usw. sorgen auf dieser Basis für einen ausgeglichenen Blutzuckerspiegel. Zusätzlicher Vorteil: Es gibt kein quälendes Hungergefühl schon kurze Zeit nach der Nahrungsaufnahme. Damit sinkt das Übergewichtsrisiko übrigens auch beim Normalverbraucher.

Sportler profitieren vom länger andauernden Sättigungsgefühl ohne unangenehmes Völlegefühl natürlich besonders stark. In einer Untersuchung konnte nachgewiesen werden, daß hauptsächlich Vollkornprodukte mit hohem Ballaststoffanteil einen relativ konstanten Blutzuckerspiegel bewirken. Je mehr und öfter daher zusammengesetzte Kohlenhydrate aufgenommen werden, desto besser ist die Ausdauerenergie.

Wiederum aus einer wissenschaftlichen Studie: Personen mit vorwiegend kohlenhydratreicher Ernährung können rund dreimal länger körperlich arbeiten als nach fettreicher Ernährung. Fett soll deshalb nicht verdammt werden – es nimmt in der Ernährung durchaus eine wichtige Stellung ein.

Zur *Senkung erhöhter Blutfettwerte* – also eines erhöhten Cholesterinspiegels – sollten die Kohlenhydrate, die in Form von Zucker ins Blut kommen und dort gleich in Fett (Triglyceride) umgewandelt werden, hingegen reduziert werden. Das betrifft vor allem Zucker, Honig, Marmelade, Mehlspeisen, Schokolade, Weißmehl, süße Obstsorten wie Weintrauben, Bananen, kandierte Früchte und süße Getränke (Obstsäfte, Liköre).

Fette

Diese sind – neben den Kohlenhydraten – unmittelbare Energielieferanten für den Muskel. Die Energiegewinnung aus Kohlenhydraten ist zweifellos günstiger als jene aus Fett, weil Fette nicht so wirtschaftlich verarbeitet werden können. Sie besitzen zwar rund doppelt soviel Energie, der Energiegewinn bleibt jedoch wesentlich geringer. Grund: Für die Verbrennung von Fett (im „Körperofen“) wird viel mehr Sauerstoff benötigt als bei der Kohlenhydratverbrennung.

Gerade Sportler müssen aber mit dem Sauerstoff sorgfältig haushalten. Daher erweist sich die Fettverbrennung als nachteilig.

Doch nun zu den *Vorteilen der Fette:* Sie können auf jeden Fall in wesentlich größeren Mengen gespeichert werden (15mal soviel) und stellen daher eine schier unerschöpfliche Energiequelle dar. Extreme Ausdauersportler wie Triathleten oder Marathonläufer wissen das zu schätzen. Denn für Belastungen, die länger als eine Stunde dauern, reichen die Zuckerspeicher (in Form von Glykogen im Muskel und in der Leber) nicht zur Deckung des gesamten Energiebedarfes aus. Die Folge ist unweigerlich verminderte Leistungsfähigkeit.
Beachtet sollte allerdings werden, daß Fette schwerer verdaulich sind und oft stundenlang im Magen liegenbleiben. Das bedingt einen vorsichtigen Umgang mit Fett in den einzelnen Phasen der sportlichen Betätigung: Trainingsaufbau, Wettkampf und Erholungsphase. Sichtbares tierisches Fett sollte im Sinne der Naturküche (die natürlich auch für Sportler gilt) vermieden werden. *Gesunde Fettquellen* sind auch hier wiederum kaltgepreßte Pflanzenöle oder aus dem tierischen Bereich Milchprodukte mit nicht zu hohem Fettanteil (Quark [Topfen], Joghurt, Sauermilch, aber eher keine Käse mit Fettanteilen von oft bis zu 60 Prozent!).

Eiweiß
Als Energielieferanten spielen Proteine bei Sportlern eine untergeordnete Rolle (sie sind nur zu höchstens fünf Prozent am Energiestoffwechsel beteiligt). Die wichtigste Funktion besteht in Aufbau und Wiederherstellung von Zellen und damit Gewebe. Eiweiß kann etwa als Baustoff der Muskelfaser gerade für Kraftsportler entscheidende Bedeutung erlangen. Bei Kraftsportarten sind für den Erfolg ja möglichst große Muskelmassen notwendig (Gewichtheben, Kugelstoßen, Ringen, Boxen usw.). Schon im Training ist für Sportler dieser Kategorie wichtig, einen Eiweißüberschuß zu besitzen, der dann den vermehrten Muskelaufbau ermöglicht.
Tierisches Eiweiß ist – wie bereits besprochen – in seiner Zusammensetzung dem menschlichen Eiweiß ähnlicher und daher hochwertiger als pflanzliche Proteine. Aber tierisches Eiweiß im Überschuß übersäuert den Organismus (Gichtgefahr!). Daher sollte das Verhältnis zwischen tierischem und pflanzlichem Eiweiß in der Sportlerernährung etwa zwei zu eins betragen. Also keinesfalls zu deutlich tierisches Eiweiß bevorzugen!

Vitamine
Für Sportler spielen natürlich auch die *Vitamine* wesentliche Rollen. Vor allem die Vitamine des *B-Komplexes* sind bedeutend: Schließlich wissen wir, daß sportlich Aktive noch mehr Kohlenhydrate zu sich nehmen sollen. Und die B-Vitamine helfen beim Kohlenhydrat-Abbau bzw. Energieumsatz ganz stark mit. Bei Mangel tritt rasch Ermüdung ein. B-Vitamine findet man hauptsäch-

lich in Getreide, Milch, Fleisch und Hefe. Daher wäre es günstig, Hefeflocken grundsätzlich für Suppen, Aufstriche usw. zu verwenden.

Vitamin B6 verbessert zusätzlich die Eiweißverwertung in der Zelle. Eine typische Mangelerscheinung ist nachlassende Koordinationsfähigkeit (besonders schlecht bei Sportarten, wo eben diese Koordinationsfähigkeit über Sieg oder Niederlage entscheidet – etwa bei Ballspielarten!).

Vitamin C (Ascorbinsäure) verhindert nicht nur Skorbut (der gefürchtete Zahnausfall bei Seefahrern vergangener Jahrhunderte – die Matrosen befanden sich oft monatelang auf hoher See und ernährten sich dort vitaminarm), es verbessert auch die Ausdauerleistung. Mangel an Vitamin C (das sich in Obst, Hagebutten, Kartoffeln, Salat und Spinat findet, um hier nur einige Beispiele zu nennen) schlägt sich dann auch mit mangelnder Ausdauer zu Buche. Das ist besonders unangenehm für Langstreckenläufer, Radfahrer oder auch Schwimmer.

Gerade für Sportler wäre die zusätzliche Zufuhr eines Vitamins gut, das derzeit in den USA und auch schon in Deutschland in aller Munde ist: Gemeint ist *Tocopherol,* auch *Vitamin E* genannt. Stimmen die Angaben jener, die am Vertrieb dieses Vitamins verdienen, kann Tocopherol fast alles. Wissenschaftlich erwiesen ist zumindest die deutliche Verbesserung der Sauerstoffverwertung. Vitamin E kommt vor allem in Weizenkeimen bzw. im Weizenkeimöl, aber auch in Erbsen, Petersilie und Sellerie vor.

Elektrolyte
Im Zusammenhang mit Sportausübung taucht auch immer wieder der Begriff *„Elektrolyte"* auf. Elektrolyte heißen die als geladene Teilchen in unseren Körperflüssigkeiten gelösten Mineralsalze.
Diese Substanzen ermöglichen überhaupt erst den Transport von Stoffwechselprodukten. Für den ungestörten Ablauf der Muskelanspannung und -erschlaffung sind zum Beispiel Kalium, Kalzium, Magnesium und Phosphat dringend erforderlich. Bei Mangel an Elektrolyten (nach zwei Stunden Sport, womöglich bei großer Hitze, tritt dieser Mangel garantiert auf und kann durch reines Wasser nicht ausgeglichen werden!) machen sich Erschöpfung, besonders aber Muskelkrämpfe bemerkbar. Gerade Ausdauersportler sind da anfällig.
Als Ersatz eignen sich gängige Elektrolytgetränke, die Sie heute in jedem Supermarkt erhalten. Grundsätzlich sind zur Mineralstoffdeckung Obst (sehr mineralstoffreich sind Trockenfrüchte wie Rosinen, Pflaumen, Feigen usw.), Gemüse, Milch- und Milchprodukte sowie Vollkornmüsli empfehlenswert.
Nicht zu unterschätzen ist die Bedeutung von *Wasser* für den Sportler. Wasser hat im menschlichen Körper eine Reihe wichtiger Aufgaben zu erfüllen. Schließlich besteht der erwachsene Mensch ja zu fast 80 Prozent aus Wasser.

Im Muskel regelt es den ungestörten Ablauf der elektrischen Reaktion für die Muskelkontraktion. Wasser besitzt weiters die Fähigkeit, Wärme zu speichern. Die hohe Verdunstungskälte durch Schwitzen ermöglicht wirksame Wärmeregulation durch Verdampfen und schützt so den Organismus vor Überhitzung.

In Extremfällen geben Hochleistungssportler innerhalb relativ kurzer Zeit bis zu drei Liter Schweiß ab. Der Verlust muß unbedingt ersetzt werden! Normales Wasser genügt da aber – wie erwähnt – nicht, weil ja auch die verlorengegangenen Elektrolyte berücksichtigt werden müssen. Nie warten, bis Durstgefühl auftritt! Zu diesem Zeitpunkt hat der Leistungsabfall (den es ja zu verhindern gilt) bereits eingesetzt. Man trinkt im Sport nicht, um Durst zu stillen, sondern um die Leistungsfähigkeit zu erhalten. Je nach Schweißverlust daher immer wieder kleine Portionen Flüssigkeit aufnehmen! Flüssigkeitsverlust führt zur Bluteindickung. Lebenswichtige Organe wie Hirn, Herz und Nieren werden dadurch nicht mehr ausreichend mit Sauerstoff und Nährsubstanzen versorgt – es droht ein lebensgefährlicher Schockzustand!

Welche Ernährung eignet sich am besten für welche Sportart?

Kraft- und Schnellsportarten (Stemmen, Ringen, Sprint)
Der Kohlenhydratanteil soll 52 Prozent betragen, der Eiweißanteil 18 Prozent, der Fettanteil 30 Prozent. Unter diesen wissenschaftlich ausgerechneten Anteilen kann sich natürlich der Laie nichts vorstellen. Daher einige nähere Erläuterungen: Bei allen Sportarten mit hohen Anforderungen an muskuläre Kraft, Schnelligkeit und Koordination ist der Eiweißbedarf erhöht. Daher ist besonders eiweißreiche Kost sinnvoll. Zu beachten ist jedoch, daß mit der erhöhten Eiweißzufuhr nicht gleichzeitig auch zuviel Fett aufgenommen wird. Der Fettanteil sollte nämlich bewußt niedrig sein.

Folgender Menüvorschlag:

Zum *Frühstück* Müsli mit Haferflocken, Nüssen, Trockenfrüchten (am Vorabend eingeweicht), einem geriebenen Apfel, dazu Joghurt oder etwas Quark (Topfen), eventuell drei Eßlöffel Eiweißkonzentrat.

Das *Mittagessen* könnte aus Gemüsesuppe, fettarmem Fleisch- oder Fischgericht, Kartoffeln, Reis oder Nudeln bestehen.

Am *Abend* Brot mit magerem Quark(Topfen-)aufstrich (etwas kaltgepreßtes Pflanzenöl beifügen!) oder warmes Essen wie zu Mittag.

Als *Zwischenmahlzeit* eignen sich Milchgetränke, Joghurt und Müsli gut.

Als *Getränk* Milch, natürliche Frucht- oder Gemüsesäfte, Mineraldrinks (mit Zitrone, etwas Honig).

Ausdauersportarten (Laufen, Schwimmen, Radfahren, Skilanglauf, Bergsteigen)
Hier ist besonders kohlenhydratreiche Kost ratsam, da die Glykogenspeicher immer wieder aufgefüllt werden müssen. Das Essen sollte außerdem möglichst fettarm sein. Wir raten zu einem Verhältnis von 60 Prozent Kohlenhydraten, 15 Prozent Eiweiß und nur 25 Prozent Fett.
Wiederum ein Menüvorschlag zum besseren Verständnis der Verteilung:
Zum *Frühstück* Müsli mit Vollkornbrei, Vollkornbrot, dazu Frucht- oder Gemüsesaft.
Mittags fettarme Suppen, frische Salate, Gemüse, Kartoffeln, Reis, Nudeln (fettarm zubereitet), Fisch, Fleisch oder Eierspeisen, als Nachspeise Obst.
Abends Getreidegerichte, Müsli, Kompott.
Als *Zwischenmahlzeiten* Vollkornbrot, Müsli, Joghurt (mager!), Früchtebrot (möglichst auch aus Vollkornmehl), Obst, Karotten, Sauerkraut.
Als *Getränke* Gemüse- oder Fruchtsäfte, Milch, Mineraldrinks.

Spielsportarten (Fußball, Tennis usw.)
Bedingt durch das meist große Laufpensum bei diesen Sportarten ist auch hier besonderes Augenmerk auf ausreichende Kohlenhydratzufuhr zu richten. Der Eiweißanteil sollte etwas höher sein als bei Ausdauersportarten. Der Ernährungsplan ergibt sich aus einer Kombination der Ernährungsvorschläge für die beiden vorher genannten Sportgruppen.
Noch kurz zur Wissenschaft: Da hat man einen Kohlenhydratbedarf von 55 Prozent, einen Eiweißbedarf von 18 Prozent und schließlich einen Fettanteil von 27 Prozent ausgerechnet. Niemand wird das wirklich genau nachvollziehen. Aber wenigstens der Trend muß stimmen, um optimale Leistungen erzielen zu können.

Der Sportler muß seine Ernährung auch der jeweiligen Phase anpassen. *Man unterscheidet zwischen Aufbauphase, Erhaltungsphase, Wettkampfphase und Erholungsphase.*

Die Aufbauphase
Hier wird in erster Linie auf Muskelvergrößerung Wert gelegt. Das bedeutet: eiweißreiche Kost (Achtung vor verstecktem Fett in eiweißreichen Nahrungsmitteln wie Fleisch, Käse usw.!). Um in einer Woche ein Kilogramm Muskelmasse zuzunehmen, müssen täglich um 800 Kalorien mehr an Nahrungsenergie aufgenommen werden. Die Nährstoffzufuhr soll in dieser Phase größer sein als der Nährstoffverbrauch (äußert sich in Gewichtszunahme).

Die Erhaltungsphase
Nun ist kein grundsätzlicher Muskelzuwachs mehr nötig, sondern vorwiegend die Erhaltung des Erreichten. Energiezufuhr und Energieverbrauch sollen einander die Waage halten.

Die Wettkampfphase

In dieser für den Sportler bedeutungsvollsten Phase ist leicht verwertbare Kost von größter Wichtigkeit. Da eignen sich hervorragend Müslis (siehe Rezeptteil ab Seite 79). Unbedingt notwendig ist es auch, die Mahlzeiten auf möglichst viele, kleinere Portionen über den ganzen Tag zu verteilen, um den Verdauungstrakt nicht zu stark zu belasten. Die letzte Mahlzeit muß ein bis höchstens zwei Stunden vor dem Start erfolgen. Die letzten Tage vor dem Wettkampf vorwiegend kohlenhydratreich gestalten!

Die Erholungsphase

In dieser – sehr wichtigen – Zeit weist der Sportler eine wesentlich geringere körperliche Aktivität auf. Daher ist die Nahrungszufuhr entsprechend gering zu halten. Diese Phase eignet sich sehr gut für eine kurze Entschlackungskur.

KUREN UND FASTEN

Die Entschlackungskur

Sie sind abgeschlafft, leistungsschwach, vielleicht auch übergewichtig? Dann sollten Sie daran denken, einmal die im Körper im Laufe von Jahren und Jahrzehnten angesammelten Giftstoffe loszuwerden. Es gibt zahllose Möglichkeiten dafür, aber nur selten nützt eine Maßnahme allein. Wiederum müssen alle vier Säulen der Gesundheit – Ernährung, Bewegung, Entspannung und Vermeidung von Risikofaktoren – berücksichtigt werden.

In diesem Kapitel wollen wir uns ganz gezielt mit der *Darmreinigung* und mit Methoden beschäftigen, die dazu dienen, *Stoffwechselabfälle im Körper loszulösen* bzw. deren Abtransport zu beschleunigen.

Was versteht man unter „Entschlackung"? Handelt es sich dabei um einen ernsthaften medizinischen Begriff? Nun, zur besseren Erklärung bietet sich der Vergleich des menschlichen Körpers mit einem Ofen an. Auch im Organismus laufen schließlich Verbrennungsvorgänge ab – allerdings nicht nur im Winter, sondern ununterbrochen. Wer mit festen Brennstoffen geheizt hat, kennt das Problem der Verschlackung: Kein Material, ob Holz oder Kohle, wird vollständig verbrannt. Es entstehen Rückstände, die wir eben als „Schlacken" bezeichnen.

● **Entschlackungstee**
Vorerst 2 Teile Kümmel, 1 Teil Fenchel und 2 Teile Anis mischen.
Dann 4 Teile Brennessel, 3 Teile Kamille, 3 Teile Ackerstiefmütterchen, 3 Teile Schlehenblüten, 1 Teil Salbeiblätter und 1 Teil Ysop mischen.
Einen Eßlöffel der ersten Mischung mit einem Liter Wasser kurz aufkochen und über 3 Eßlöffel der zweiten Mischung gießen.
10 Minuten lang ziehen lassen, mit Honig schwach süßen. Lauwarm und schluckweise über den ganzen Tag verteilt trinken.

Um einen Ofen funktionsfähig zu erhalten, müssen Asche und andere unverbrannte Stoffe unbedingt beseitigt werden. Ähnliches gilt auch für unseren Körper. Wenn er Schlacken seines Stoffwechsels nicht ausschleusen kann, droht ihm schleichende Vergiftung. Erste Anzeichen: vor allem morgens bleierne Müdigkeit, Ringe bzw. Schwellungen unter den Augen, Neigung zu Schwindelgefühl und Kopfschmerzen, Leistungsschwäche, verstärkte Anfälligkeit für Infektionen, auch psychische Verstimmtheit (Depressionen).

Später entwickeln sich daraus nicht selten ernste Erkrankungen.

Grundsätzlich verfügt der Körperofen über automatische Entgiftungsmechanismen: Über Stuhl, Harn, Schweiß und Atemluft werden schädliche Substanzen ausgeschieden. Aber bei der in unseren Breiten üblichen Lebensweise – zu viel und falsch essen, zu wenig Bewegung, zu viel Alkohol, Zigaretten usw. – läuft die „Maschine" nicht auf vollen Touren bzw. der Anfall von Schlacken ist einfach zu groß, um bewältigt zu werden. Es fehlt häufig an Energie, um die Verbrennungs- und Reinigungsvorgänge ordentlich anzukurbeln.

Also liegt es nahe, hier den Hebel anzusetzen. Vernünftiger Ernährung und sinnvollem Trainingsaufbau ist in diesem Buch breiter Raum gewidmet. Hier geht es nun darum, die genannten Ausscheidungsmechanismen wieder zu aktivieren, um von den angesammelten Giftstoffen loszukommen.

Probleme mit der Verdauung

Kurvorschläge gibt es genügend. Seit alters her und bis in unsere Tage haben sich Heilkundige mit dem Thema **„Entschlackung"** beschäftigt. Dabei fehlt kaum jemals der Hinweis auf eine sogenannte *Darmreinigung*. Während Giftstoffe mittels geeigneter Kräutertees (siehe die Rezepte in den Kästchen) relativ einfach abtransportiert werden können (falls die Nieren klaglos funktionieren!), macht der Darm sehr vielen Menschen größere Probleme.

Stuhlverstopfung zählt zu den häufigsten Zivilisationsbeschwerden – wiederum bewirkt durch falsche Ernährung, Bewegungsmangel oder auch Fehlsteuerung des unbewußten Nervensystems im Zuge von Streß (siehe Kapitel „Streß" und „Entspannungstraining", Seite 217). Der Darm, der ja vorwiegend aus Muskeln besteht, arbeitet nicht mehr zufriedenstellend – entweder sind die Muskeln (die vom unbewußten Nervensystem gesteuert werden) zu verkrampft oder zu schlaff, um den Nahrungsabfall aus dem Körper zu befördern. Als Folge zu langer Verweildauer des Stuhls im Darm entstehen Entzündungen der Schleimhaut, und letztlich müssen die Betroffenen auch ein erhöhtes Krebsrisiko in Kauf nehmen.

Darüber denken leider nur wenige Menschen nach. Aber träge Verdauung beeinträchtigt unser Wohlbefinden! Weil nun sinnvolle Selbsthilfemaßnahmen entweder nicht bekannt sind oder als zu kompliziert betrachtet werden, blüht das Geschäft mit Abführmitteln. Der Darm wird dadurch aber nur noch mehr zur Faulheit erzogen – die Arbeit wird ihm sozusagen abgenommen. Um so weniger die Darmtätigkeit klappt, desto höher muß in weiterer Folge die Menge der zugeführten Abführmittel sein, um überhaupt noch eine Wirkung zu erzielen. Es entsteht eine sehr unangenehme und auf Dauer gefährliche Abhängigkeit. Ohne Abführpillen usw. „läuft nichts mehr". Aus diesem Teufelskreis auszubrechen, ist zwar mühsam, aber sicherlich nicht unmöglich. Dazu gehört eine Portion guten Willens. Wir wollen Sie dazu anregen (falls Sie davon betroffen sind), diesen Willen aufzubringen!

Wir raten vom Gebrauch von Abführmitteln grundsätzlich ab. Es sei denn, der Arzt hat die Einnahme ausdrücklich und kurzfristig verordnet, um den Heilungsverlauf bestimmter Krankheiten zu unterstützen. Zu Beginn der Entschlackungskur sollte außerdem der Darm einmal wirklich gründlich entleert werden. Dabei bedient man sich am besten sogenannter salinischer Wässer, deren Zusammensetzung dem entsprechenden Typ angepaßt sein soll.

Wie Sie im Kapitel über „Streß" noch werden lesen können, besteht das unbewußte Nervensystem aus zwei Anteilen: Sympathicus und Parasympathicus, die manchmal miteinander wirken, die einander aber auch durch gegensätzliche Wirkungen ergänzen.

● **Verdauungstee**

Faulbaumrinde, Sennesblätter, Schafgarbe und Anis zu gleichen Teilen mischen.

2 Teelöffel der Mischung mit einem Viertelliter kaltem Wasser ansetzen, zum Sieden bringen und 10 Minuten lang ziehen lassen.

Am Abend vor dem Schlafengehen trinken.

Bedenken Sie aber bitte, daß es sich bei diesem Tee doch um ein mildes Abführmittel handelt. Daher ist Dauergebrauch nicht sinnvoll – der Tee ist als vorübergehende Unterstützung der Darmtätigkeit geeignet, bis andere, gleichzeitig getroffene Maßnahmen (wie Ernährungsumstellung, Bauchmassage und körperliches Training) zu wirken beginnen!

Wenn Sie stärker vom Sympathicus beeinflußt sind (es gibt ja nur Mischtypen mit mehr oder weniger starkem Überhang zu einer der beiden Richtungen), dann fördert die Einnahme von Bittersalz durch den Gehalt an Magnesium die Motorik des Darmes. Der vom Sympathicus stärker beeinflußte A-Typ neigt nämlich eher zu schlaffer Verstopfung.

Kommt das Ergebnis unseres Streßtestes (siehe Seite 206) hingegen dem B-Typ (Parasympathicus) näher, hilft besser das Glaubersalz – es wirkt entspannend auf die meist verkrampfte und dadurch auch nicht leistungsfähige Darmmuskulatur des B-Typs.

Durchführung der Darmreinigung

Morgens einen gehäuften Teelöffel Bitter- oder Glaubersalz in einem Viertelliter lauwarmem Wasser auflösen und eine halbe Stunde vor dem – nur aus gut gekautem, trockenem Vollkornbrot bestehenden – kargen Frühstück einnehmen. Dann noch etwas Wasser nachtrinken. Zusätzlich ist ein Einlauf sehr günstig. Anschließend soll gleich mit der Entschlackungskur begonnen werden. Für viele drängt sich jetzt eine gute Ausrede auf: „Was, eine Kur? Ich habe doch keine Zeit dafür ..." Wir lassen Ihnen da keine Chance – zumindest ein bißchen Ballast können Sie mit unserer Hilfe abwerfen, ohne in Ihrem gewohnten Tagesablauf wesentlich gestört zu werden.

Wie schon ausführlich besprochen, ist für gesunde Menschen einseitige Ernährung abzulehnen. Jede Form der einseitigen Ernährung führt zwar in unterschiedlich langer Zeit zur Gewichtsabnahme, wäre aber auf Dauer durch den entstehenden Mangel an wichtigen Aufbaustoffen ungesund. Im Zusammenhang mit Darmreinigung und Entschlackung gelten aber kurzzeitig andere Gesetze. Einige Tage hindurch kann besagte einseitige Ernährung eine Entlastung des Organismus bewirken.

Trinktag

Die einfachste Form der *Kurzentschlackung* ist der **Trinktag.** Entschließen Sie sich dazu, mehrere Wochen hindurch je einen Tag lang nur Flüssigkeit zu sich zu nehmen. Sie benötigen dafür lediglich Obstessig, etwas Honig, Gemüsesuppe und Wasser beziehungsweise einige Heilkräuter, die Sie in Apotheken oder Drogerien erhalten: etwa Brennessel, Birkenblätter, Rosmarin, Weißdorn, Brombeerblätter, Zinnkraut.

Für die Gemüsesuppe genügt es, verschiedene Gemüsesorten nach Wahl (Kartoffeln, Karotten, Lauch, Zwiebel, Sellerie, Petersilie usw.) zu kochen, mit Kräutern und sehr wenig (!) Salz zu würzen. Abseihen und die Suppe über den Tag verteilt trinken. Genügend zubereiten, da Sie mindestens einen Liter Suppe zuführen sollen.

Dazwischen wird Kräutertee, Wasser, kohlensäurearmes Mineralwasser und *Essigtrunk* bevorzugt. Diesen bereiten Sie wie folgt zu: Einen Eßlöffel Obstessig (guter Apfelessig) mit einem Teelöffel Honig und einem Viertelliter lauwarmem Wasser vermischen. Schluckweise trinken.

Täglich sollten von Personen, deren Nieren klaglos funktionieren – was ja im Zuge des medizinischen Check-ups, das wir beschrieben haben, festgestellt sein sollte –, bis zu drei Liter, eventuell auch mehr getrunken werden. Das schwemmt die durch das Fasten im Körper mobilisierten Abfallstoffe richtiggehend aus. Manchmal kommt es zur Verfärbung des Urins und kurzzeitig zu stärkerem Körpergeruch – Anzeichen dafür, daß der Entschlackungsprozeß eingesetzt hat.

Der Trinktag kann nun abwechselnd durch einen **Quark(Topfen-)tag,** einen **Kartoffeltag** oder einen **Gemüse-Obst-Tag** ersetzt werden.

Quark(Topfen-)tag

Am Quark(Topfen-)tag wird nur zweimal – morgens und am Nachmittag – eine Quarkspeise gegessen: etwas Quark mit kaltgepreßtem Öl (einen Eßlöffel), geriebenen Karotten, zerkleinerten Walnüssen, wenig Honig und zerkleinerten Bananen vermischen. Dazu auf jeden Fall reichlich trinken!

Sie können die Quarkspeise durchaus auch „sauer" zubereiten: Den Quark mit kaltgepreßtem Öl, aber nun mit feingehackten Zwiebeln und diversen Kräutern (Petersilie, Dille, Liebstöckel usw.) vermischen. Auch gemahlener Kümmel und mäßig Salz gehören dazu.

Kartoffeltag

Für den **Kartoffeltag** benötigen Sie ein Kilogramm Kartoffeln, die gründlich gereinigt und dann in der Schale weich gekocht werden. Das Kochwasser nicht wegschütten, sondern mit dem Saft einer Apfelsine (Orange) vermischen und trinken – ein Vitamintrunk, der vor allem das wichtige Vitamin C reichlich enthält. Der Kartoffeltag wirkt wie ein „Basenstoß" und hilft daher gegen die im Zuge unserer Ernährung fast zwangsläufig vorhandene Übersäuerung.

Diese Erwähnung verlangt nach einer etwas näheren Erklärung des **Säure-Basen-Haushaltes** im menschlichen Körper: Für den geordneten Ablauf der Lebensvorgänge ist die Aufrechterhaltung der Konzentration an Wasserstoffionen (das heißt des Säuregrades) in den Körperflüssigkeiten unbedingte Voraussetzung.

Diese Konstanz wird durch bestimmte Sicherungsmechanismen garantiert. Vor Übersäuerung oder auch Basenüberschuß (bei bestimmten Krankheiten oder auch bei Vegetariern auftretend) schützt ein sogenanntes Puffersystem im Blut, das wir hier nicht näher erläutern wollen. Aber auch die Lungen und die Nieren spielen bei der Regulation des Säure-Basen-Haushaltes ganz wesentliche Rollen durch Änderung der Kohlendioxidabgabe bzw. durch Ausscheidung überschüssiger Säuren.

Die meisten Lebensmittel sind entweder *säureüberschüssig* (Fleisch, Fisch vor allem, aber auch Mehlspeisen, Süßigkeiten, Alkohol) oder *basenüberschüssig* (Gemüse, Kartoffeln, Obst). Dabei kommt es gar nicht darauf an, ob ein Nahrungsmittel nun sauer schmeckt oder nicht. Sauer schmeckende Früchte reagieren im Körper oft basisch, während Süßspeisen den Organismus bei übermäßiger Einnahme (Kinder!) übersäuern!

Entschlacken mit Lauch
Doch zurück zur Entschlackung. Wir wollen aus der Vielzahl an Beispielen die **Lauchkur** herausgreifen. Die *gezielte Zufuhr von Lauchgemüsen* – wie Knoblauch oder Bärlauch – bietet sich als ideales Entschlackungsmittel an.

● **Bärlauchtinktur**
Kann zur Förderung des Stoffwechsels zum Würzen von Speisen wie Knoblauch verwendet werden.
1000 Gramm zerkleinerte Bärlauchblätter mit anderthalb Liter hochprozentigem Obstbrand in der Sonne ansetzen.
Nach zwei Wochen den Alkohol abseihen und in dunkle Flaschen füllen.
Verwendung als stoffwechselfördernde Tropfen: dreimal täglich 10 Tropfen mit etwas Wasser einnehmen.

Vor Knoblauch besteht wohl eine gewisse Abwehrreaktion (der Geruch!). Aber wenn wir schon von Abwehr sprechen: gerade Knoblauch gilt als wirkungsvolles Abwehrmittel – einigen Wirkstoffen wird desinfizierende und abwehrsteigernde Wirkung nachgesagt. In der Zeit vermehrt auftretender Infektionskrankheiten – Frühjahr und Herbst – bewährt sich dieses

62

Heilkraut. Es beugt zudem Arterienverkalkung vor, indem es nachweislich mithilft, einen zu hohen Cholesterinspiegel zu senken. Verwenden Sie also Knoblauch eifrig für Salate, Aufstriche, aber auch für Gemüse und magere Fleischspeisen. Den Geruch bekämpfen Sie zum Beispiel, indem Sie einen Apfel „nachessen".

Sehr anzuraten ist auch eine *Bärlauchkur.* Diese Lauchart wächst in lichten, feuchten Laubwäldern und ist im Frühjahr durch den intensiven Geruch nicht zu „überriechen". Hauptwirkungen: entblähend, den Darm desinfizierend.

Für eine Kur bietet sich *Bärlauch-Frühlingskäse* zum Frühstück oder Nachtmahl an: Quark mit etwas kaltgepreßtem Öl (Sonnenblumenöl, Weizenkeimöl, Distelöl usw. – im Prinzip gleichgültig) vermengen, kleingehackte Zwiebel und feingeschnittenen Bärlauch beifügen. Mit Kräutern würzen. Das Rezept stammt aus dem Buch „Willi Dungls Gewürz- und Kräuterküche" (Orac-Verlag).

Den Leber-Stoffwechsel ankurbeln

Zentrale Bedeutung im Zusammenhang mit allen Stoffwechselaktivitäten hat die Leber. Nicht zu Unrecht wird sie als „chemische Fabrik" des menschlichen Körpers bezeichnet. In der Leber spielen sich die meisten chemischen Vorgänge ab; jedenfalls ist diese größte Drüse stets irgendwie daran beteiligt.

Also darf hinsichtlich der Entschlackung auf die Leber und deren Funktion nicht vergessen werden. „Der Schmerz der Leber ist die Müdigkeit", heißt es. Das drückt sehr treffend aus, welche Folgen ein nicht ordentlich funktionierender Leberstoffwechsel hat: Abgeschlagenheit, Müdigkeit, Kreislaufstörungen als Zeichen einer chronischen Vergiftung.

Dieses Organ ist daher besonders zu schützen bzw. in seiner Arbeitsweise zu unterstützen. Das sollte uns ein wichtiges Anliegen sein. Was schadet der Leber? Auf jeden Fall zuviel Alkohol! Die kleinsten Bausteine der Leber (Zellen) reagieren darauf mit zunehmender Fetteinlagerung und schließlich sogar mit Umbau zu minderwertigem Bindegewebe. Die Ärzte sprechen in diesem Zusammenhang von der gefürchteten Leberzirrhose. Dann kann nämlich die Leber ihren vielfältigen Aufgaben nicht mehr nachkommen – der betroffene Mensch stirbt keinen angenehmen Tod!

Auch falsche (vor allem zu fettreiche) Ernährung führt zur unnötigen Belastung der Leber. Natürlich schädigen auch Infektionen und andere Erkrankungen dieses lebenswichtige Organ. Darauf können wir hier allerdings nicht näher Bezug nehmen, da sich verschiedene Einflüsse leider ohnedies nicht ausschalten lassen und gleichsam als Schicksal hinzunehmen sind.

Aber zumindest mutwillig sollte die Leber nicht ruiniert werden. Steht nach ärztlicher Untersuchung fest, daß Mattigkeit, morgendliche Schwindelanfälle und Antriebsschwäche („mich freut seit einiger Zeit gar nichts mehr . . .") eher auf einen gestörten Stoffwechsel zurückzuführen sind, können alle sonstigen Maßnahmen ideal durch den sogenannten **Leberwickel** unterstützt werden:

- Legen Sie bitte drei Tücher auf das Bett – ein großes Frotteetuch, darüber ein etwas kleineres Handtuch und schließlich ein noch kleineres Leinentuch. Dieses muß vorher in abgestandenes Wasser getaucht und kurz ausgewunden werden.
- Sie legen sich anschließend so auf die Tücher, daß diese nacheinander fest um den Oberkörper gewickelt werden können. Das kleinste, feuchte Tuch reicht am oberen Rand bis zu den Brustwarzen, am unteren Rand bis zum Becken. Das zweite Tuch soll jeweils etwa fünf Zentimeter überstehen, das dritte ebensoviel über das zweite Tuch reichen (so genau muß das aber nicht ausgemessen werden).
- Für den Leberwickel benötigt man einen Partner oder eine Partnerin, die das abschließende Zudecken mit einer Decke besorgt.

Alle Tücher müssen gut abdichten, dann tritt nach rund 15 Minuten ein angenehmes Wärmegefühl ein. Bei Frösteln ist die Behandlung sofort abzubrechen; denn dann wurde beim Anlegen des Wickels ein Fehler begangen.

Anderthalb Stunden lang liegenbleiben. Dann lauwarm abduschen und am besten gleich wieder niederlegen. Der Wickel wird entweder sehr zeitig morgens (zwei Stunden vor dem üblichen Aufstehtermin) oder günstigenfalls abends durchgeführt (dann kann gleich weitergeschlafen werden).

Wer die Mühe scheut, greift zu einer Notlösung: Legen Sie sich abends vor dem Fernsehschirm oder im Bett mit einem Buch hin, geben Sie einen feuchten Waschlappen auf die Lebergegend (rechter Oberbauch). Ein heißer Thermophor drauf, zudecken und ebenfalls ein bis zwei Stunden lang einwirken lassen.

Saunabesuche

Stoffwechselvorgänge im Sinne der Entschlackung lassen sich auch gut durch *Saunabesuche* ankurbeln. Allzu hohe Temperaturen sind dafür allerdings nicht nötig – 85 bis 90 Grad Celsius reichen vollauf. Auch auf das eiskalte Duschen nach der Saunakammer soll eher verzichtet werden. Lauwarmes Wasser erfüllt denselben Zweck und belastet nicht so enorm den Kreislauf (bei eiskalter Dusche kann der Blutdruck auf Werte um 300 ansteigen – für Vorgeschädigte ein nicht zu unterschätzender Risikofaktor für Herzinfarkt und Schlaganfall!).

Noch ein paar Worte zu *richtigem Saunieren*.
Folgende Regeln sollten unbedingt eingehalten werden:
- Vor dem Saunagang nicht zuviel essen, Blase und Darm, wenn möglich, entleeren. Ein voller Magen kann die positive Saunawirkung ins Gegenteil verkehren!
- Vorher lauwarm duschen, gut reinigen und abtrocknen. Wer unter kalten Füßen leidet, soll vorher ein warmes Fußbad nehmen.
- In der Heißluftkammer die Stufenhöhe nach Verträglichkeit und Trainingszustand wählen. „Heroisches" Aushalten zu hoher Temperaturen bringt keinen Nutzeffekt. Auf niedriger Stufe beginnen, am besten flach hinlegen.

Sieben Minuten lang verharren, dann den Aufguß (ohne Alkohol!) durchführen. Drei Minuten lang nachschwitzen.

- Personen mit zu niedrigem Blutdruck sollten in der Saunakammer grundsätzlich liegen, um Kreislaufproblemen vorzubeugen.
- In der Sauna soll Ruhe herrschen, da angeregte Unterhaltung zu einem Defizit an Sauerstoff führt und außerdem den erwünschten Entspannungseffekt mindert.
- Schwenken von Handtüchern ist bei gut konstruierter Sauna nicht notwendig und für ältere Menschen nicht unbedenklich.
- Unerhört wichtig ist das Nachwärmen im Ruheraum – unter gar keinen Umständen im Schwimmbecken sportliche Hochleistungen erbringen. Das gefährdet selbst gesunde Menschen enorm!

Fasten als Weg
der Reinigung und Revitalisierung

Fasten bedeutet nicht „Hunger", „Entbehrung und Mangel", „nur weniger Essen" oder „Verzicht auf Fleisch".
Fasten ist vielmehr „Leben aus körpereigenen Nahrungsdepots", „Abbau von Schlackenstoffen und Stoffwechselgiften", „Entlasten von Herz und Kreislauf". Dadurch treten folgende *erwünschte Wirkungen* auf:
- Gute und schnelle Gewichtsreduktion – in 2 Wochen ca. 6,5% vom Körpergewicht.
- Nach den ersten 3 Tagen besteht nur mehr ein geringes oder gar kein Hungergefühl.
- Verringerung der Risikofaktoren, wie Bluthochdruck und Stoffwechselstörungen.
- Besserung der Beschwerden im Bereich der Bewegungsorgane.
- Steigerung des persönlichen Wohlbefindens, das sich bei manchen Menschen bis zur leichten Euphorie entwickeln kann.

Nebenwirkungen des Fastens können sein, daß der Harnsäurespiegel durch Auflösen von Ablagerungen in den Gelenken ansteigt. Schmerzreaktionen können durch viel Trinken, besonders von Gemüsesäften, beseitigt werden. Nach erfolgreicher Gewichtsabnahme sinkt der Harnsäurewert sofort wieder ab.
Starker Eiweißverlust, Abfall des Kaliumspiegels oder Beinödeme treten nur beim Tee-Fasten und nicht beim Fasten mit Gemüsesuppen und Obstsäften auf. Blutdruckabfall, der bei Bluthochdruck-Kranken sehr erwünscht ist, kann bei Personen mit ursprünglich niedrigem Blutdruck zu Schwindel und Abgeschlagenheit führen, deshalb ist die tägliche Kontrolle des Blutdrucks und eine eventuelle Unterstützung mit Laser-Akupunktur oder Kneippschen Maßnahmen nötig.

Heilfasten hat bei folgenden Krankheiten *positive Auswirkungen:* Angina pectoris, Blutdrucksteigerung, Gefäßerkrankungen, Bronchial-Asthma, Fettsucht, Gelenksrheumatismus, Hautleiden, chronische Magen-Darm-Krankheiten (besonders Verstopfung), Migräne, Parodontose, schlecht heilende Wunden und Geschwüre – bei all diesen Erkrankungen ist jedoch vorher eine Absprache mit dem behandelnden Arzt erforderlich.

Nicht geeignet ist eine Fastenkur im allgemeinen bei allen schweren organischen Erkrankungen, wie bösartigen Geschwüren, Tuberkulose, Zuckerkrankheit, schweren Nieren- und Leberschäden, schweren organischen Herzleiden oder allen psychisch-depressiven Erkrankungen.

Entscheidend über den Erfolg einer Heilfastenkur ist in jedem Fall der richtige Aufbau und das Verhalten in den Monaten danach.

Generell sollte eine längere Fastenkur unter ärztlicher Aufsicht und in einer Kuranstalt durchgeführt werden. Einzelne Fasttage – in regelmäßigen Abständen – kann man aber ohne Bedenken nach Beratung mit seinem Hausarzt daheim halten.

Die einfachste Art, einen Fasttag einzulegen, bietet der **Tee-Suppen-Tag.**

Morgens

Eine **Kräutermischung** aus Johanniskraut, Ringelblume, Melisse und Weißdorn zu gleichen Teilen.

4 EL dieser Mischung mit 1 Liter kochendem Wasser überbrühen und ca. 10 Minuten lang ziehen lassen.

Über den Vormittag verteilt langsam trinken.

Eine sehr gute Alternative zum Entschlacken, besonders bei häufigen Muskelschmerzen, ist der **Basentee.**

Man nimmt eine halbe Kartoffel, eine Petersilienwurzel, eine halbe Karotte, ein kleines Stück Sellerie und kocht alles mit einem halben Liter Wasser ca. 15 Minuten lang. Abschließend mit Liebstöckel und etwas Bohnenkraut würzen, abkühlen lassen, abseihen. Das Gemüse wegwerfen und den Basentee schluckweise über den Vormittag verteilt trinken.

Mittags

Eine **klare Gemüsebrühe** mit Gemüsestreifen:

$1^1/2$ Liter Wasser, Karotte, Sellerie, Zwiebel, Lauch, Petersilienwurzel und Fenchel. Am besten fein raffeln und in wenig Wasser andünsten.

Dazu eine Handvoll Gartenkräuter – Petersilie, Liebstöckel, Basilikum – fein hacken, zu dem gedünsteten Gemüse geben und mit dem Rest der $1^1/2$ Liter Wasser aufgießen.

Nun bei leichter Hitze 15 Minuten lang köcheln lassen. Abschließend mit etwas Oregano und Knoblauch nachwürzen und langsam, am besten mit einem Teelöffel, essen. Die Suppe reicht für 3 bis 4 Personen.

66

Nachmittags
1 bis 2 Tassen Kamillentee.

Abends
Eine **Grünkernsuppe**
70 g Grünkern geschrotet, eine Karotte, eine Zwiebel, eine Sellerieknolle.
Das Gemüse fein schneiden oder raffeln, in wenig Wasser andünsten, den Grünkernschrot beifügen und mit einem Liter Wasser aufgießen. Kurz aufkochen lassen und danach 20 Minuten lang ziehen lassen.
Mit Liebstöckel und etwas Bohnenkraut würzen.
Wer einen etwas kräftigeren Geschmack vorzieht, könnte auch mit einem Teelöffel Vitam-Gemüsebrühe die Suppe nachwürzen.

Zum Schlafengehen
1 bis 2 Tassen **Abendtee** aus Melisse, Hopfenblüten und Baldrian, selbstverständlich ungesüßt.

Wer glaubt, den Saft-Suppen-Tag nicht durchzuhalten, kann eventuell auch **Reduktionstage** einhalten, wobei das Mittagessen durch einen Salat ergänzt werden sollte. Hier zwei gute Rezepte zur Auswahl:

Sauerkrautsalat
300 g Sauerkraut, 1 Apfel, 1 Essiggurke, Saft einer halben Zitrone, 1 TL Honig, 1 kleine Zwiebel, 1 EL Distelöl.
Den Apfel würfelig schneiden und unter das geschnittene Sauerkraut mengen. 2 Stunden oder über Nacht ziehen lassen, der Apfel nimmt dem Sauerkraut die Schärfe. Danach Gurke und Zwiebel würfelig schneiden und unter Apfel und Sauerkraut mengen.
Aus Zitronensaft, Honig und Distelöl eine Marinade zubereiten und über den Salat gießen.
Im Kühlschrank kann man den Sauerkrautsalat durchaus 3 bis 4 Tage lang aufheben, so daß man jeden Tag eine kleine Portion essen kann.
Das Rezept gilt für 4 Personen à 50 Kalorien.

Karottensalat
400 g Karotten, 2 EL Weizenkeimöl, Saft einer halben Zitrone.
Die Karotten grob raffeln, mit dem Weizenkeimöl übergießen und gut durchmischen, danach den Zitronensaft darübergießen. Etwas ziehen lassen.
Im Gegensatz zum Sauerkrautsalat sollte die Karottenrohkost jedoch noch am gleichen Tag gegessen werden.
Das Rezept reicht für 4 Personen à 50 Kalorien.
Am Abend als Ergänzung **Bircher-Benner-Kartoffeln;** das Rezept dazu finden Sie auf Seite 77. 140 g Kartoffeln entsprechen 100 Kalorien.

Schlank ohne Diät

Übergewicht verhindert nicht nur körperliche (und oft geistige) Fitneß, es stellt auch einen wesentlichen Risikofaktor für lebensgefährliche Leiden dar: Denken wir nur an Herzinfarkt, Hirnschlag, Nierenversagen, Stoffwechselerkrankungen wie Diabetes, Gicht usw. Zusätzlich schädigt Übergewicht rein mechanisch den Bewegungs- und Stützapparat. Kreuzschmerzen, Gelenkabnützungen in Knöcheln, Knien oder Hüften sind allzu häufige Folgeerscheinungen.

Was liegt also näher, als Übergewicht zu beseitigen? Wenn das nur nicht so mühsam wäre! Wir haben in den Kapiteln über *Ernährung* und auch *Bewegung* immer wieder Hinweise eingebaut, wie man mittels Ernährungsumstellung und gezieltem körperlichen Training sein Körpergewicht reduzieren kann.

Aber vielen Menschen fehlt dennoch die Kraft, konsequent zu sein. Es fehlt also noch etwas in der Reihe unserer Ratschläge: das Überlisten mangelnder Willenskraft mit einfachen psychologischen Tricks. Der Sozialmediziner Prof. Dr. Michael Kunze und sein Mitarbeiter, der Psychologe Dr. Rudolf Schoberberger, haben diese „Marktlücke" mit ihrem System „Schlank ohne Diät" geschlossen. In spielerischer Form wird dadurch das Abnehmen erleichtert (siehe auch das gleichnamige Buch, erschienen im Verlag Orac).

Die Autoren lassen bei ihren Erläuterungen bewußt alle Verbote beiseite. Prinzip: Ein gesunder Mensch soll sich vielseitig ernähren, jede einseitige Kost schadet. Sogar Mehlspeisen und ab und zu ein Gläschen Wein sind erlaubt.

Zunächst aber zur Gewichtsproblematik im allgemeinen: Alle Österreicher haben gemeinsam rund 20 Millionen Kilogramm Übergewicht. Bis zu zehn Kilogramm „Überschuß" sind aber für den gesunden Menschen (wir gehen jetzt davon aus, daß nur an sich gesunde Menschen angesprochen werden, die sich mit ihrem Übergewicht allerdings nicht wohl fühlen – eben nicht fit sind) nicht bedrohlich. Kritisch wird die Lage bei höherem Übergewicht – da drohen die genannten gesundheitlichen Störungen.

Das System „Schlank ohne Diät" bietet nun eine Dauerlösung an. Von raschem Abspecken halten die Fachleute nichts. Innerhalb von drei Wochen zwölf Kilogramm abzunehmen hat sich als sinnlos erwiesen, weil ja nach wahrscheinlich noch kürzerer Zeit die meisten wieder enorm zunehmen. Schließlich stürzt man sich nach einer Hungerkur logischerweise auf alles Eßbare.

Unser Ziel lautet daher: Pro Woche nur 400 bis 500 Gramm abnehmen, dafür das nach längerer Zeit erreichte Wunschgewicht problemlos halten. Stark Übergewichtige laden wir demnach ein, mitzuspielen. Denn unser Schlankheitsprogramm ist eigentlich kein Programm, sondern vielmehr ein Spiel.

Das Geheimnis des Erfolges heißt Selbstkontrolle: Wer nämlich genau registriert, was er Tag für Tag in sich hineinschaufelt, ißt ganz automatisch weniger und nimmt alleine dadurch ab. Wenn Sie so wollen, verbirgt sich hinter „Schlank ohne Diät" nichts anderes als eine Anleitung für das ohnedies bekannte FdH („Friß die Hälfte").

Sie werden staunen, wie erfolgreich Sie abnehmen, wenn die Nahrungsaufnahme bewußt erfolgt; wenn Sie alle Mahlzeiten streichen, die nur aus Langeweile oder anderen, weitab von echtem Hunger liegenden Gründen eingenommen werden. Diese Gründe können sein: Kummer, Streß, Gedankenlosigkeit, Gewohnheit, Einsamkeit, der Drang, „nichts übrigzulassen", usw.

Spielregeln zum Schlankheitsprogramm

Dazu gehören Kalorien, eine *Bewegungs-* bzw. *Essens-* und eine *Wochenkarte*. Klingt kompliziert, ist es aber bei näherer Betrachtung nicht.

Absolut notwendig ist die Beschaffung einer *Kalorientabelle*. Im Buch „Schlank ohne Diät" ist eine Kalorien-Speisekarte zu finden, die alle gängigen Speisen und Getränke berücksichtigt, und die Sie auf den Seiten 72 und 73 finden. Wie die **Essens-/Bewegungskarte** beschaffen sein sollte, entnehmen Sie bitte auch nachstehender Tabelle. Eingetragen wird links die Zeit der Nahrungsaufnahme. Dann welche Speisen in welchen Mengen gegessen wurden, dazu die entsprechende Kalorienzahl und ganz rechts wie viele Kalorien Sie für geleistete „Bewegungsarbeit", sprich sportliche Betätigung, abziehen dürfen.

Die Essens-/Bewegungskarte

Name: M. Eder			Datum: 27. 3.		
Zeit	Essen – Speisen und Getränke	Kalorien	Bewegung		
			Minuten	mal	Kalorien
6.30	1 Schale Kaffee + 1 EL Milch	10	10	Gruppe 1 × 10 : 4	25
	2 Stück Vollkornbrot	192			
	Quark (20 %), ca. 100 g	124			
10.15	1 Apfel (ca. 150 g)	90		Gruppe 2 × 15 : 4	
12.50	1 Frittatensuppe	100	60	Gruppe 3 × 20 : 4	300
	1 Portion Rindsschnitzel (345)				
	+ Nudeln (234) + Chinakohlsalat (155)	734			
16.00	1 Becher Joghurt, mager (150 g)	60		Gruppe 4 × 30 : 4	
18.30	Eierspeise (2 Eier)	260		Gruppe 5 × 40 : 4	
20.15	1 Becher Buttermilch	90			
Essenskalorien		1660	Bewegungskalorien		325
Tageskalorienwert (= Essenskalorien minus Bewegungskalorien)					1335

Der Tageskalorienwert ergibt sich aus der Differenz zwischen Essenskalorien und Bewegungskalorien (in unserer Tabelle sehen Sie ein konkretes Beispiel, das wahrscheinlich mehr Klarheit schafft als weitere Erklärungen). Wie die einzelnen Sportarten bewertet werden, entnehmen Sie der Rubrik „Bewegungsgruppen". Jede Minute sportlicher Betätigung dürfen Sie mit einer bestimmten Zahl multiplizieren und erhalten dadurch die verbrauchte Energiemenge in Kalorien. Natürlich arbeiten wir nur mit groben Richtwerten. Nach einiger Zeit wird niemand mehr kompliziert rechnen oder in Tabellen nachsehen müssen – die aus der Routine heraus geschätzten Werte genügen vollauf.

Bewegungsgruppen

Gruppe 1: Gymnastik (leicht), Radfahren 10 km/h, Spazierengehen 3 km/h
mal 10 : 4

Gruppe 2: Wandern, Bowling (Kegeln), Holzhacken
mal 15 : 4

Gruppe 3: Gymnastik (normal), Tischtennis, Tanzen, Gartenarbeit
mal 20 : 4

Gruppe 4: Fuß-, Hand-, Volleyball, Tennis, Reiten, Radfahren 20 km/h, Treppen steigen (50 Stiegen/Min.)
mal 30 : 4

Gruppe 5: Dauerlauf 9 km/h, Schwimmen 40 m/Min., Schilanglauf, Alpinschilauf
mal 40 : 4

Der Tageswert hat noch keine wesentliche Bedeutung. Erst die Eintragung in die **Wochenkarte** ist interessant. Sie müssen nämlich einmal pro Woche zur Gewichtskontrolle antreten. Ist es Ihnen gelungen, mit dem aus sieben Tageswerten errechneten Wochenkalorienwert abzunehmen (wie gesagt, höchstens 500 Gramm), dann befinden Sie sich auf dem richtigen Kurs. Wessen Gewicht gleichgeblieben ist oder wer gar zugenommen hat, muß mit der Tageskalorienzahl so lange jonglieren (die Kalorienzahl mit Hilfe noch zu erwähnender Tricks senken), bis der Wochenwert zur erwünschten Gewichtsreduktion führt.

Sehr günstig wäre das Anlegen einer **Sammelmappe.** In dieser Mappe werden die einzelnen „Spielkarten" aufbewahrt. Sie ist für eine Kontrolle über längere Zeit hindurch notwendig. Durch die empfohlene „Dokumentation" erhalten Sie einen Überblick über Ihr Ernährungsverhalten und die daraus resultierenden Folgen.

Das „Schlank ohne Diät"-Programm soll mindestens 20 Wochen lang laufen. Der Anfang wird etwas schwerfallen. Da könnte die Teilnahme von Bekannten mithelfen – in der Gruppe können die Abnehmer einander viel besser motivieren und vor Rückfällen bewahren. Treffen Sie gleich Vorkehrungen, damit Ihre guten Vorsätze nicht schon am ersten Tag ins Wanken geraten. Informieren Sie möglichst viele Personen in Ihrem Bekanntenkreis von dem Vorhaben. Da Sie sich später nicht blamieren wollen, wenn das Gespräch auf den Erfolg der Aktivitäten kommt, sind Sie viel eher bereit, durchzuhalten.

Wobei dieses Durchhalten ja durch den Verzicht auf kategorische Verbote nicht allzu mühsam sein sollte. Bedenken Sie: außer Gewicht haben Sie nichts zu verlieren! Es gibt keinen sklavischen Zwang, und keine kategorischen Verbote sollen die Freude am Essen trüben.

Übergewichtige lassen sich meist in verschiedene Kategorien einteilen: etwa in Kummeresser, Zwischendurchesser, Resteverwerter, Abendesser, Streßesser, Nascher, Fernsehesser, Gewohnheitsesser, und schließlich gibt es auch noch die lieben Kleinen, die ununterbrochen zum Essen angespornt werden, „damit das Kind nicht vom Fleisch fällt" oder „etwas zum Zusetzen hat", wie es gern heißt.

Wie kann man sich selbst überlisten?
Jeder dieser Typen findet in der folgenden Übersicht über die von Dr. Schoberberger entwickelten Tricks einiges, was auf ihn passen wird. Dann fehlt nur noch der Wille zur Durchführung.

● Etwa zur Hälfte jeder Mahlzeit eine *Pause von zwei Minuten einlegen* und dabei das Besteck weglegen.

● Vor jeder Veranstaltung, bei der erfahrungsgemäß viel Alkohol fließt (Gasthausbesuch, Einladung, Fest usw.), sich dazu zwingen, vor dem ersten Tropfen Bier oder Wein *zwei Gläser Mineralwasser* zu trinken.

● Bei Verlangen nach Süßigkeiten *zuckerfreien Kaugummi* kauen – diesen gibt es in verschiedenen Geschmacksrichtungen.

● *Beim Einkaufen* nur so viele Lebensmittel erstehen, wie für die geplante Mahlzeit benötigt werden. Schon beim Einkauf auf den Erwerb von Süßigkeiten verzichten – wer daheim keine Schokolade findet, wird sich vielleicht mit kalorienärmerer Nahrung zufriedengeben.

● Einen besonders schönen Rock kaufen – nur um zwei Nummern zu klein. Sie fiebern dann dem Augenblick entgegen, in dem Sie zum erstenmal in diesen Rock hineinpassen.

● Die Wurstbrote am Vormittag durch *Knäckebrot mit Käse* oder magerem Schinken ersetzen. Dabei ersparen manche bis zu 300 Kalorien.

● *Vor dem Fernsehschirm* nicht Süßigkeiten oder andere „Dickmacher" bereithalten, die dann ohnedies völlig gedankenlos hineingegessen werden, sondern in Streifen geschnittene Karotten.

● Die *Fernsehesser* sollten folgenden Tip berücksichtigen: Bei Heißhunger muß man sich dazu zwingen, jeden einzelnen Bissen aus der Küche zu holen. Vielleicht essen die meisten dann trotzdem, sie machen aber wenigstens etwas Bewegung und bauen einen Teil der Energie wieder ab.

● Und noch etwas für *Fernsehesser:* Nach jedem Bissen vom Braten, von der Torte oder der Schokolade ein Glas Wasser trinken. Da paßt bald nichts mehr in den Magen, das Hungergefühl verschwindet – Wasser hat keine Kalorien.

Kalorien-Speisekarte

Die Kalorien-Speisekarte ersetzt nicht eine ausführliche Kalorientabelle, die für das „Schlank ohne Diät"-Spiel unentbehrlich ist. Jedoch finden Sie darin die durchschnittlichen Kalorienwerte einer ganzen Reihe von Speisen und Getränken, bereits nach üblichen Portionsgrößen bzw. Mengen berechnet.

Suppen

Bouillon mit Ei	120
Nudelsuppe	115
Gemüsesuppe	105
Frittatensuppe	100
Buchstabensuppe	80
Grießnockerlsuppe	157
Gulaschsuppe	157

Kleine Gerichte – Vorspeisen

Käse-Schinken-Toast	300
Butterbrot	180
Bircher-Benner-Müsli	272
Hotdog	480
1 Paar Debreziner (stark gewürzte Würstchen)	648
Wurstsalat	400
Roastbeef mit Sauce	440
Fleischlaibchen (Frikadellen, 1 Stück)	275
Eierspeise (2 Eier)	260
Eier (2 Stück) auf Speck	390
Spaghetti Bolognese	650

Vom Kalb

Kalbsbraten	260
Kalbsbrust, gefüllt	595

Vom Rind

Zwiebelrostbraten	375
Rindsschnitzel (Beiried), gedünstet	345
Rindsgulasch	455
Rindsroulade	545
Rumpsteak (mit Fettrand)	560
Beefsteak, gegrillt	200
Nieren, geröstet	400

Vom Schwein

Schweinekotelett, gegrillt	425
Schweinekotelett, natur gebraten	440
Schweinekotelett, paniert	570
Schweinebraten	525
Cordon bleu	500
Selchfleisch (Rauchfleisch)	408
Schweinestelze, hintere (Eisbein)	726

Geflügel

Backhuhn	570
Brathuhn, 1/2 Stück	350
Huhn, gegrillt, 1/2 Stück	300
Truthahnschnitzel	221
Gänsebraten	600
Ente	500

Wild

Rehbraten	353
Wildgulasch	387
Hasenrücken	209

Fisch

Forelle blau	230
Kabeljaufilet, gebr. + paniert	300
Fischstäbchen (5 Stück)	317

Brathering (1 Stück)	320	Topfengolatsche	
Karpfen blau, mit Butter	550	(Plunderteigtäschchen)	400
		(Blätterteigtäschchen)	480

Spezialitäten
aus österreichischer Küche

		Gugelhupf	215
Wiener Schnitzel	420	Marmorgugelhupf	224
Szegediner Gulasch	480	Biskuitroulade mit Marmelade	200
Steirisches Wurzelfleisch	663	Cremeroulade	380
Gefüllte Paprika (2 Stück)	514	Linzer Torte	520
Beuschel (Gericht aus		Sachertorte mit Schlag	700
Lunge und Herz)	400	Schwarzwälder Kirschtorte	460
Salzburger Nockerln	400	Topfenschnitte (Quarkkuchen)	316
		Mohnschnitte	480
		Birne Helene	400

Beilagen

		Schlagsahne (1 Portion)	135
Semmelknödel (1 Stück)	255		
Pommes frites	400	**Gebäck**	
Bratkartoffeln	300	Semmel (1 Stück)	140
Salzkartoffeln	125	Mischbrot (1 Scheibe)	122
Kartoffelpüree	110	Vollkornbrot (1 Scheibe)	96
Teigwaren	234	Weißbrot (1 Scheibe)	78
Reis	270	Knäckebrot (1 Scheibe)	38

Salate

		Alkoholfreie Getränke	
Kartoffelsalat	280	Bitter Lemon, 0,2 l	120
Kartoffelsalat mit Mayonnaise	490	Apfelsaft, $\frac{1}{4}$ l	125
Selleriesalat	120	Limonade, 0,2 l	100
Gurkensalat	112	Orangensaft, 0,2 l	95
Chinakohlsalat (Jägersalat)	155	Tomatensaft, 0,2 l	50
Bohnensalat	112	Buttermilch, 0,2 l	80

Süße Sachen

		Alkoholische Getränke	
Palatschinken (Pfannkuchen)		Märzenbier, 0,5 l	255
gefüllt mit Marmelade, 1 Stück	300	Weißwein,	
Kaiserschmarren	850	Grüner Veltliner, $\frac{1}{4}$ l	154
Dampfnudeln mit Vanillesauce	700	Weißwein,	
Germknödel		Gumpoldskirchner, $\frac{1}{4}$ l	220
(Hefeknödel, 1 Stück)	670	Rotwein, $\frac{1}{4}$ l	180
Marillenknödel (200 g)	319	Sekt, 0,1 l	75
Apfelstrudel, Blätterteig		Whisky, 2 cl	75
(1 Stück)	410	Obstler (Obstschnaps), 2 cl	50
Apfelmus	125	Likör, 4 cl	100

● Auf die Kühlschranktür ein *Foto aus der „dicken Zeit"* kleben – das hält wahrscheinlich doch davor ab, diesem Nahrungsbehälter allzuviel zu entnehmen!

● Wichtig für die *„Resteverwerter"*, für Hausfrauen und Hausmänner also, die ganz einfach nicht sehen können, wenn etwas übrigbleibt, und sich dann eben dazu entschließen, alles heroisch selbst aufzuessen: Beim Einkaufen und Kochen genau kalkulieren! Nur soviel kaufen und kochen, wie für die nächste Mahlzeit benötigt wird. Dann bleibt nichts übrig, und das Problem ist gelöst.

● Für jedes abgenommene Kilogramm von vornherein eine *„Belohnung"* festsetzen. Das funktioniert natürlich am besten in der Gruppe oder zumindest mit einem Partner.

● Wer Lust zum Naschen bekommt: Sofort ein *Ablenkungsmanöver* starten! Die Freundin anrufen, einmal um den Häuserblock marschieren, nach der Post sehen usw.

● Möglichst *auf das Lesen während der Mahlzeit verzichten* – erst dadurch wissen viele, was sie eigentlich zu sich nehmen.

● *Wein grundsätzlich mit Mineralwasser „strecken".* Alkohol ist nämlich eine „Kalorienbombe". Jeder Tropfen, der eingespart werden kann, bringt etwas!

● *Vornehmen:* „Ich fülle meinen Teller pro Mahlzeit nur ein einziges Mal und fasse niemals etwas nach."

● *Nie nervös zu Tisch setzen.* Zwingen Sie sich zu irgendeiner der im Kapitel „Kampf dem Streß" beschriebenen Entspannungsmaßnahmen, und essen Sie erst dann.

● In der Anfangsphase des „Schlank ohne Diät"-Spiels *jeden Bissen dreimal kauen.* Das Essen dauert dann zwar länger, man ißt aber unter Garantie weniger.

● Lernen Sie an Hand der Kalorientabelle, *Nahrungsmittel gegeneinander auszutauschen:* Wenn eine Zwischenmahlzeit zu viele Kalorien beinhaltet, durch eine Speise mit weniger Energiegehalt ersetzen. Möglichkeiten gibt es genug, ohne daß einem der Appetit verdorben wird.

● Anstelle gesüßter Limonaden *Mineralwasser mit Zitronensaft* trinken – das löscht den Durst hervorragend.

● Nach Beendigung des Essens sofort *alle Nahrungsreste und das Geschirr wegräumen.*

● Daheim *keine Lebensmittel* oder Getränke sichtbar *herumstehen lassen.*

● *Nie nach 20 Uhr abendessen.* Wird es dennoch später, viel Tee oder Mineralwasser trinken, bis nur noch eine Kleinigkeit (ein Stück Vollkornbrot usw.) in den Magen paßt.

Es gibt zahlreiche Ernährungsberatungsstellen, die nach dem System „Schlank ohne Diät" vorgehen. Auch zahlreiche praktische Ärzte betreuen ihre Patienten mit Hilfe dieser wirkungsvollen Anleitung zum Abnehmen. Versuchen auch Sie es!

Abnehmen, ohne zu hungern

Wissen Sie überhaupt, was Ihr persönliches Idealgewicht wäre? Grundsätzlich ist die alte Faustregel „Körpergröße minus 100" nicht ganz falsch. Bei Frauen jedoch sollte man dann noch zehn Prozent abziehen: z. B. 170 cm Körpergröße minus 100 = 70 kg für Männer, minus zehn Prozent = 63 kg für Frauen. Strengere Rechnungen ergeben bei Männern minus zehn Prozent und bei Frauen minus 15 Prozent; also 63 kg für Männer bzw. 59,5 kg für Frauen.

Wer es ganz genau wissen möchte, kann dies auf einem von der Grazer Universität entwickelten Gerät – dem Typometer – nach seinem Körperbau individuell bestimmen lassen. Allerdings wissen die meisten ohnehin, daß sie zuviel Gewicht haben, und behaupten, daß sie nur ein Glas Wasser anzusehen brauchen, um zuzunehmen.

Tatsächlich gibt es Menschen, die sich ihr Leben lang mit dem Gewicht quälen und trotzdem zu keinem Resultat kommen. Der Grazer Universitätsprofessor Dr. Paletta hat nachgewiesen, daß durch falsche Lebensweise und falsche Eßgewohnheiten sich sehr wohl die Schilddrüse umstimmen läßt und man dadurch leichter zunimmt. Am schlimmsten ist dies bei Personen, die zwei oder drei Tage hungern und dann wieder einen Tag durch einen Freßanfall umfallen. Laut Prof. Paletta fahren jene Personen am besten, die knapp unter der Grundumsatzmenge (Körpergewicht mal 24 ergibt die empfohlene Tageskalorienmenge) mit genügend Bewegung leben.

Die meisten Übergewichtigen findet man jedoch unter „Abendessern". Sie essen am Morgen nur wenig und dies hastig, meist ein Brötchen mit Butter oder Schinken, mittags wenig, was sich halt so rasch ergibt, und am Abend tritt dann jener Zustand ein, den wir als Kalorientarock bezeichnen. Man hat jetzt endlich Zeit, in Ruhe eine Kleinigkeit zu essen, wo es den ganzen Tag doch nur Streß gegeben hat. Es gibt ein nicht sehr üppiges Abendessen, nur zum Schluß noch ein kleines Stück Käse mit Brot – man hat ja den ganzen Tag nichts gegessen; über bleibt ein kleines Stück vom Brot, man holt sich demnach zu dem Übriggebliebenen wieder Käse oder Wurst, irgendwas bleibt wieder über – und so schaukeln sich die Kalorien hoch. Nach dem Essen setzt man sich vor den Fernseher und nimmt so nebenbei noch ein paar kleine Bissen.

- Ein Blättchen Kartoffelchips hat zehn Kalorien.
- 100 g Erdnüsse, Mandeln oder Pistazien haben 600 bis 650 Kalorien.
- Ein kleines Bier hat 130 bis 150 Kalorien.

Mit solchen Ernährungsgewohnheiten wird der Erfolg der besten Diät in Kürze zunichte gemacht. Da hilft nur eines: Machen Sie täglich Ihre Ernährungsbilanz. Stecken Sie sich einen Block ein, und schreiben Sie jeden Bissen, den Sie essen, und jeden Schluck, den Sie trinken, auf. In jeder Buchhandlung bekommen Sie kleine übersichtliche Kalorientabellen, aus denen Sie dann am Abend Ihre Kalorien zusammenrechnen können. Nehmen Sie dann Ihren Grundumsatz als Richtlinie – bei Übergewicht minus zehn Prozent, bei schwerer Arbeit plus zehn Prozent. Achten Sie darauf, daß der Anteil an Ballast- und Faserstoffen (wichtig gegen Darmträgheit bzw. zur Entgiftung) mindestens 30 Gramm täglich beträgt. Außerdem sollte der Frischkostanteil an Gemüse, Salat und Obst wenigstens 50 Prozent Ihrer Tagesmenge ausmachen.

Über den Tag verteilt, sollten Ihre Mahlzeiten so aussehen:

Frühstück
Essen Sie ein vollwertiges Frühstück mit Müsli, Tee und Obst = zirka 300 bis 350 Kalorien. (1 Butterbrötchen = zirka 200 Kalorien, dazu 50 Gramm Extrawurst = 170 Kalorien.)

Mein persönlicher Muster-Tagesplan

Damit Sie sehen, daß man auch mit 1000 Tageskalorien ein durchaus sättigendes Tagesmenü ohne großen Aufwand fertigen kann, haben wir Ihnen hier ein Musterbeispiel zusammengestellt.

Leinsamenmüsli
(4 Portionen à 149 kcal)
4 EL Leinsamen, 2 Äpfel, 1 Banane, 1 Becher Magerjoghurt, Obst der Saison.
Den Leinsamen über Nacht mit Wasser anweichen, am Morgen das Joghurt, den geriebenen Apfel und die Banane untermengen. Eventuell mit etwas Honig süßen.

Karottenrohkost
(4 Portionen à 103 kcal)
400 g Karotten, 4 EL Weizenkeimöl, Saft von zwei Zitronen.
Karotten grob raffeln und mit Zitronensaft und Weizenkeimöl marinieren.

Frühlingssuppe
(4 Portionen à 49 kcal)
1 Zwiebel, 1 Karotte, 1 kleines Stück Sellerie, Handvoll Brennesseln,
1 TL Vitam-Gemüsebrühe, 1 TL Vollmehl, 1 l Wasser, Kresse, Petersilie,
1 EL saure Sahne.
Das Gemüse gut putzen und waschen. Karotte und Sellerie feinstiftelig schneiden, die Zwiebel klein würfeln und die Kräuter fein hacken. Danach Zwiebel, Karotte, Sellerie und Brennesseln in wenig Wasser anschwitzen, mit Mehl stauben, aufgießen und mit Vitam würzen. Die Kräuter beigeben. Die Suppe mixen, mit saurer Sahne legieren.

Zweifelsohne sind die Sättigung und der Vitalstoffwert eines Müslis um ein Vielfaches höher als die eines Wurstbrötchens, daher ist auch der Hunger untertags geringer.

Zwischendurch
Einen Apfel (90 kcal).

Mittags
Fast überall gibt es zu Mittag ein Salatbuffet (1 Portion zirka 90 bis 120 kcal) oder eine klare Gemüsesuppe (90 bis 120 kcal) oder gedünsteten oder gegrillten Fisch (1 Portion zirka 150 Gramm: Scholle 120 kcal, Zander 130 kcal,

---

Champignon-Hirsenudeln
(4 Portionen à 329 kcal)
250 g Hirsenudeln, 1 EL Öl, 1 Zwiebel, 500 g Champignons,
80 g geriebener Käse, Petersilie und Bohnenkraut.
Feingeschnittene Zwiebel in Öl andünsten, blättrig geschnittene Champignons dazugeben, fertigdünsten, mit Bohnenkraut und Muskat würzen, die gehackte Petersilie beigeben, die gekochten Hirsenudeln abseihen und untermengen, mit Käse bestreut servieren.

Bircher-Benner-Kartoffeln
(4 Portionen à 150 kcal)
Zwei *Kartoffeln* mit der Schale gut bürsten, der Länge nach halbieren, mit *Majoran*, *Kümmel* und *Kräutersalz* bestreuen, mit der Schnittfläche nach unten auf ein befettetes Backblech legen und bei 220 Grad Celsius ca. 20 Minuten lang backen. Kurz vor dem Fertigwerden können die Kartoffeln noch mit Eiweiß bestrichen werden, damit sie knusprig werden. Dazu paßt:

Kräuterquark (-topfen)
(4 Portionen à 84 kcal)
250 g Quark (Topfen), $^1/_8$ l saure Sahne, Kräutersalz, 2 EL gehackte Kräuter.
Quark und saure Sahne glattrühren, abschmecken und die gehackten Kräuter darunterrühren. Der Tupfen auf dem i sind:

Broccoli
Die *Broccoli* gut waschen, den Strunk kreuzweise einschneiden, in ganz wenig Wasser dünsten. Zum Schluß eventuell kurz in *Butter* schwenken. Verwendet man tiefgefrorene Broccoli, kann man sie sehr rasch in einem Mikrowellenherd zubereiten: die tiefgefrorenen Broccoli mit 3 EL Wasser übergießen, zudecken und ca. sieben Minuten lang in der Mikrowelle garen.

Forelle 150 kcal, Lachs 300 kcal), dazu Gemüsegarnitur wie Blumenkohl, Karotten, Broccoli (30 kcal); dagegen enthalten Semmelknödel 150 kcal und Pommes frites 220 kcal.

Nachmittags
Haben Sie sich zu Mittag mit Rohkost begnügt, wäre noch ein Vollkornbrot mit Frühlingskäse möglich (ca. 100 kcal).

Abends
Für die Verdauung eventuell gekochten Rote-Bete-Salat und Selleriesalat mit einer leicht verdaulichen Hauptmahlzeit, deren Kaloriengehalt sich nach der Tagesbilanz richtet. Auf jeden Fall sollten Sie am Abend nicht gleich nach dem Essen schlafengehen, sondern noch etwas Bewegung machen, so daß der Kreislauf kurz angeregt wird und die Verdauung bis zum Schlafengehen abgeschlossen ist.

DREI WOCHEN
WILLI-DUNGL-NATURKÜCHE

Im Biotrainingshotel in Gars am Kamp wird nach den Regeln der Österreichischen Naturküche gekocht. Ich darf Ihnen nun ein Ernährungsprogramm für drei Wochen vorstellen, das vom Garser Küchenteam zusammengestellt wurde. Sie werden feststellen, daß man durchaus gesund und gleichzeitig überaus wohlschmeckend kochen kann. Besonderen Wert wurde auf das Würzen der Speisen mit Kräutern gelegt, die meistens auch anerkannte Heilpflanzen sind.

1. WOCHE

MONTAG

1. Frühstück
> 8 g (= 1 TL) Honig für Kräutertee: 26 kcal
> **Weizenschrotmüsli**
> *160 g (= 8 EL) Weizen, 150 g Trockenfrüchte, 200 g Äpfel, 150 g Magerjoghurt*
> 4 Portionen: 1095 kcal, 1 Portion: 275 kcal

Weizen grob schroten, einige Zeit mit Mineralwasser stehen lassen, eingeweichte Trockenfrüchte dazugeben, Äpfel hineinreiben, Joghurt untermischen.

2. Frühstück
> **1 Scheibe Vollkornbrot mit Camembert**
> 200 kcal

Mittagessen
> **Rettichsalat**
> *400 g Rettich, 200 g Äpfel, 150 g saure Sahne (Sauerrahm),*
> *40 g Zitronensaft, 2 EL gehackte Kräuter (Kerbel, Basilikum)*
> 4 Portionen: 381 kcal, 1 Portion: 95 kcal

Rettich fein reiben, Äpfel grob raspeln und mit allen Zutaten vermengen. Man kann auch die zarten, frischen Blätter dazu verwenden.
> **Hirsesuppe**
> *20 g Öl, 50 g (= 1 kleine) geschnittene Zwiebel, 40 g (= 4 EL) Hirseflocken,*
> *Kräuter (Basilikum, Liebstöckel, Majoran)*
> 4 Portionen: 344 kcal, 1 Portion: 86 kcal

Zutaten andünsten, mit einem Liter Wasser aufgießen, 15 Minuten lang kochen lassen.

Ratatouille

250 g Auberginen, 250 g Zucchini, 350 g Tomaten, 150 g Paprikaschote,
220 g (= 2 Stück) Zwiebeln, 20 g (= 2 Zehen) Knoblauch,
70 g (= 1 kleine) Kartoffel, 20 g Zitronensaft, 30 g (= 3 EL) Sonnen-
blumenöl, 30 g (= 2 EL) saure Sahne (Sauerrahm), 125 g (= ¹/₈ l) Wasser,
Kräutersalz und Kräuter der Provence (zum Würzen)
4 Portionen: 749 kcal, 1 Portion: 187 kcal

Öl erhitzen, gehackte Zwiebel glasig anlaufen lassen, kleinwürfeliges Gemüse beigeben, mit Wasser aufgießen und bei kleiner Flamme zugedeckt dünsten. Knoblauch und Kräuter werden zu halber Garzeit beigegeben.

Kräuterkartoffeln

250 g (= 4 Stück) Kartoffeln, 10 g (= 1 EL) Sonnenblumenöl
4 Portionen: 280 kcal, 1 Portion: 70 kcal,
bei 500 g Kartoffeln: 4 Portionen: 460 kcal, 1 Portion: 115 kcal

Kartoffeln kochen, schälen, in nicht zu heißem Öl schwenken, Kräuter darübergeben (Basilikum, Oregano, Majoran oder Petersilie, Dille).

Quark(Topfen-)creme mit Aprikosen (Marillen)

500 g Aprikosen, 30 g Honig, 250 g Magerquark
5 Portionen: 565 kcal, 1 Portion: 113 kcal

Aprikosen mit Honig im Mixer pürieren und unter den Quark heben. Mit einer halben Aprikose verzieren.

Zwischenmahlzeit
100 g (= 1 Stück) Birne: 60 kcal

Abendessen

Karottenrohkost

600 g Karotten, grob geraffelt, 50 g (= 4 EL) Weizenkeimöl,
80 g Zitronensaft
4 Portionen: 724 kcal, 1 Portion: 180 kcal

Reisauflauf

1000 g (= 1 l) Milch, 250 g Vollreis, 90 g (= 6 EL) Butter, 4 Eier,
60 g (= 4 EL) Honig, 300 g (= 3 Stück) Äpfel, 50 g Rosinen, Zimt, Butter
und Paniermehl für die Form
4 Portionen: 3071 kcal, 1 Portion: 770 kcal

Reis waschen und mit Milch und zwei Eßlöffel Butter kochen, bis die Milch aufgesaugt ist. Abkühlen lassen. Butter, Eigelb und Honig schaumig schlagen, gewaschene Rosinen dazugeben, den steif geschlagenen Schnee unterziehen. Die halbe Masse in eine gefettete, mit Paniermehl ausgestreute Auflaufform geben, blättrig geschnittene Äpfel darauflegen und mit Zimt bestreuen. Die zweite Hälfte der Reismasse darübergeben und bei mittlerer Hitze eine Stunde lang backen.

Der Reisauflauf sollte so frisch wie möglich gegessen werden. Werden nur 30 g Butter verwendet, und wird der Reisauflauf in 5 Portionen geteilt, entspricht eine Portion 524 kcal.

Pfirsichkompott
400 g Pfirsiche, 30 g (= 2 EL) Honig
4 Portionen: 269 kcal, 1 Portion: 67 kcal
Pfirsiche mit Honig und Wasser kurz überdünsten.

DIENSTAG

1. Frühstück
8 g (= 1 TL) Honig für Kräutertee: 26 kcal
Quark(Topfen-)müsli
350 g Magerquark, 30 g (= 2 EL) Weizenkeimöl, 40 g Honig,
60 g (= 6 EL) geschroteter Leinsamen, 250 g (= 1 Becher) Magerjoghurt,
300 g Brombeeren, Himbeeren, 100 g (= 1 Stück) Apfel
4 Portionen: 1254 kcal, 1 Portion: 314 kcal
Quark, Joghurt, Honig und Öl gut verrühren, geriebenen Apfel und Beeren untermengen.

2. Frühstück
Joghurt mit Früchten
500 g (= 2 Becher) Magerjoghurt, 150 g (= 1 Stück) Apfelsine (Orange),
180 g (= eine große) Banane
4 Portionen: 485 kcal, 1 Portion: 121 kcal
Joghurt mit würfelig geschnittenem Obst gut vermischen. Wird kein Magerjoghurt verwendet = 1 Portion: 146 kcal. Werden zu 350 g Joghurt 200 g Sahne untergehoben = 1 Portion: 267 kcal.

Mittagessen
Sellerie-Apfel-Rohkost
500 g Sellerie, 300 g Äpfel, 40 g Zitronensaft, etwas Apfelessig, Leinöl
4 Portionen: 394 kcal, 1 Portion: 99 kcal
Geraffelte Sellerie und Äpfel mit Zitronensaft vermengen, mit Essig abschmekken, eventuell 50 g gehackte Nüsse darüberstreuen.
Bei Verwendung von 40 g Leinöl = 1 Portion: 188 kcal.
Grünkernsuppe
100 g Grünkernschrot, 50 g Karotten, 50 g Sellerie, 70 g Zwiebeln,
80 g Tomaten, 40 g Sonnenblumenöl, 1 Eigelb
4 Portionen: 854 kcal, 1 Portion: 213 kcal
Schrot mit Tomaten und Suppengrün in Öl kurz andünsten. Eineinhalb Liter heißes Wasser dazugeben und garkochen. Mit Vitam-Suppenextrakt, Kräuter-

salz und Kräutern abschmecken, Eigelb einrühren. Zum Schluß gehackte Petersilie darüberstreuen.

Bei 5 Portionen: 170 kcal. Wird ohne Öl gekocht = 1 Portion: 99 kcal.

Krautfleisch à la Bio

1000 g Weiß- oder Sauerkraut, 150 g Zwiebeln, 150 g Sojawürfel,
10 g (= 1 EL) Vitam-Gemüsebrühe, 40 g (= 2 EL) Sonnenblumenöl,
125 g (= 1/8 l) saure Sahne (Sauerrahm), Paprika, Kümmel
5 Portionen: 1351 kcal, 1 Portion: 275 kcal,
bei 4 Portionen = 1 Portion: 338 kcal

Geschnittene Zwiebel in Öl andünsten, etwas Paprika und Kümmel dazugeben, geschnittenes Kraut und (2 Stunden vorher eingeweichte) Sojawürfel dazugeben – dünsten, mit wenig Essig abschmecken. Zum Schluß mit Sahne verfeinern.

Karottentorte

200 g Karotten, 200 g Haselnüsse, 4 Eier, 200 g Honig, 100 g Weizen-
vollkornmehl, Backpulver
12 Portionen: 2714 kcal, 1 Portion: 226 kcal,
bei 10 Portionen = 1 Portion: 271 kcal

Die gereinigten Karotten raffeln. 4 Eigelb mit 4 EL Wasser schaumig rühren, den Honig dazugeben, Mehl und etwas Backpulver beifügen. Geriebene Nüsse und Karotten untermengen, schließlich das steif geschlagene Eiweiß unterheben. Springform bebuttern, Teig einfüllen. Torte bei 180 Grad Celsius ca. 50 Minuten lang backen.

Zwischenmahlzeit

Vollkornbrot

mit Butter und Honig: 180 kcal ohne Butter, mit Honig: 137 kcal (dazu eventuell Kräutertee)

Abendessen

Klare Gemüsesuppe

150 g Zwiebeln, 50 g Karotten, 30 g Petersilienwurzeln, Liebstöckel,
Bohnenkraut, 10 g (= 1 Zehe) Knoblauch, 10 g (= 1 EL) Vitam-Gemüse-
brühe
4 Portionen: 128 kcal, 1 Portion: 32 kcal

Das kleingeschnittene Gemüse wird mit einem Liter Wasser 15 Minuten lang gekocht, Vitam und zerdrückten Knoblauch dazugeben, kurz aufkochen, mit Liebstöckel und Bohnenkraut abschmecken.

Kräuternockerln mit Ei

250 g Vollweizenmehl, 250 g (= 1/4 l) Milch, 1 Ei, 25 g (= 2 EL) Sojamehl,
50 g gehackte Kräuter (Basilikum, Kerbel, Majoran, Dille, Petersilie),
3 Eier
4 Portionen: 1443 kcal, 1 Portion: 360 kcal

Alle Zutaten zu einem Teig rühren, diesen kurz stehen lassen, Nockerln ausstechen, in kochendes Wasser einlegen, 10 Minuten lang kochen – durch ein Sieb gießen.

In der Pfanne 3 Eier über die Nockerln schlagen und stocken lassen.

Grüner Salat mit Radicchio

1 grüner Salat, 1 kleiner Kopf Radicchio

4 Portionen: 40 kcal, 1 Portion: 10 kcal

Als Dressing:

Zitrone-Öl-Dressing

20 g (= 1 EL) Distelöl, 40 g Zitronensaft, 50 g (= 3 EL) Wasser

4 Portionen: 194 kcal, 1 Portion: 49 kcal

Oder:

Kräuterdressing

20 g (= 1 EL) Sonnenblumenöl, 40 g (= 2 EL) Apfelessig, 10 g (= 1 TL) Petersilie, Schnittlauch, 1 Prise Kräutersalz, 50 g (= 3 EL) Wasser

4 Portionen: 180 kcal, 1 Portion: 45 kcal

Obstsalat

100 g Äpfel, 70 g Kiwi, 150 g Banane, 130 g Apfelsine (Orange), 20 g Ahornsirup, 50 g Sahne (Schlagobers) zum Verzieren

4 Portionen: 514 kcal, 1 Portion: 130 kcal, 1 Portion (ohne Sahne): 90 kcal

MITTWOCH

1. Frühstück

8 g (= 1 TL) Honig für Kräutertee: 26 kcal

Weizenkeimmüsli

160 g gekeimter Weizen, 500 g geraffelte Äpfel, 200 g Erdbeeren, 40 g Honig

4 Portionen: 1018 kcal, 1 Portion: 255 kcal

Alle Zutaten vermischen, eventuell mit 20 g Schlagsahne garnieren.

2. Frühstück

Gervaisbrot

1 Vollkornbrot mit 30 g Gervais

1 Portion: 200 kcal, oder:

40 g Brot mit 40 g Landfrischkäse

1 Portion: 200 kcal

Mittagessen

Zucchinirohkost

800 g Zucchini, 60 g Zitronensaft, 30 g (= 3 EL) Leinöl

4 Portionen: 539 kcal, 1 Portion: 135 kcal

Zucchini grob raffeln und mit den restlichen Zutaten marinieren.

Lauchsuppe

300 g Lauch, 100 g Kartoffeln, 30 g Butter, 40 g Weizenvollkornmehl

4 Portionen: 517 kcal, 1 Portion: 129 kcal

Lauch gut waschen, fein schneiden, Kartoffeln klein würfeln, mit eineinhalb Liter Wasser und 1 TL Vitam-Gemüsebrühe kochen. Vollkornmehl mit etwas Wasser verrühren, dazugeben und kurz aufkochen lassen. Suppe mit einem Stückchen Butter servieren.

Vollkornpizza

300 g Weizenvollkornmehl, 100 g Butter, 150 g Quark (Topfen),
3 EL Milch, 1 Päckchen Backpulver, 1 Ei

5 Portionen: 1990 kcal, 1 Portion: 398 kcal

Butter schaumig rühren. Quark, Milch, Ei, Kräutersalz und Kümmel einrühren. Mehl mit Backpulver versieben und untermengen. Kneten, bis ein geschmeidiger Teig entsteht. (Für 1 Stunde im Kühlschrank rasten lassen.)

Belag

20 g (= 2 EL) Sonnenblumenöl, 60 g Zwiebeln, 200 g Pilze,
150 g Emmentaler, 250 g grüne Paprika, 400 g Tomaten

5 Portionen: 2989 kcal, 1 Portion: 598 kcal

Ausgerollten Teig mit Öl bestreichen, bei 200 Grad Celsius ca. 30 Minuten lang backen. Bei 6 Portionen = 1 Portion: 498 kcal.

Bananeneis

300 g Bananen, reif, 80 g Honig, 250 g Sahne (Schlagobers),
40 g Zitronensaft

6 Portionen: 1334 kcal, 1 Portion: 222 kcal

Bananen zerdrücken, Zitronensaft und Honig dazugeben, Sahne steif schlagen – Bananenmasse unterheben – in den Gefrierschrank stellen.

Bananencreme

300 g Bananen; 100 g Magerquark, 150 g Magerjoghurt, 40 g Zitronensaft

4 Portionen: 516 kcal, 1 Portion: 129 kcal

Zwischenmahlzeit

100 g (= 1 Stück) Apfel: 60 kcal

Abendessen

Rote-Bete-Cocktail

450 g (= 3 Stück) rote Bete, 270 g (= 3 kleine) Äpfel, 125 g (= $^1/_8$ l) Sahne (Obers), 20 g Zitronensaft, 5 g (= 1 EL) Meerrettich (Kren)

4 Portionen: 516 kcal, 1 Portion: 129 kcal

Die rohe, geschälte rote Bete fein, die Äpfel grob raffeln, mit Sahne, Zitrone und Meerrettich abschmecken.

Buchweizenauflauf

200 g Buchweizen, 2 Eier, 30 g (= 2 EL) Butter, 20 g (= 1 EL) Magerquark, Basilikum, Liebstöckel, Estragon, Kräutersalz

4 Portionen: 1093 kcal, 1 Portion: 273 kcal

Buchweizen in Wasser kochen, Abtrieb aus Eigelb und Butter machen, Quark untermengen, das Ganze in die überkühlte Buchweizenmasse rühren. Kräuter dazugeben und Schnee unterheben. In eine befettete Auflaufform füllen und ca. ³/₄ Stunde lang backen.

Kräutersauce

50 g Zwiebeln, 40 g Butter, 100 g Champignons, 10 g (= 1 TL) Vitam-Gemüsebrühe, 50 g Roggenvollkornmehl, 125 g (= ¹/₈ l) saure Sahne (Sauerrahm)

4 Portionen: 688 kcal, 1 Portion: 172 kcal

Zwiebeln in Butter glasig werden lassen. Mit Mehl eine helle Mehlschwitze (Einmach) bereiten, mit Wasser aufgießen, Vitam, Knoblauch und blättrig geschnittene Champignons dazugeben. Kochen lassen und Küchenkräuter dazumischen, vom Feuer nehmen, mit Kräutersalz und Bohnenkraut abschmekken; Sahne einrühren.

Wenn die Sauce ohne Butter zubereitet wird = 1 Portion: 96 kcal.

DONNERSTAG

1. Frühstück

8 g (= 1 TL) Honig für Kräutertee: 26 kcal

Kruska

12 g Weizenschrot, 12 g Gerstenschrot, 6 g Haferflocken, 8 g Hirseflocken, 30 g Trockenfrüchte, 62,5 g (= ¹/₁₆ l) Milch, 80 g (= 1 kleiner) Apfel, 50 g Brombeeren

1 Portion: 334 kcal

Trockenfrüchte mit einem Viertelliter Wasser kurz aufkochen, Schrot und Flocken einrühren, bis das Ganze ein dicker Brei ist. Frische Milch dazugeben, vom Feuer nehmen, Apfel hineinreiben, Beeren untermengen.

2. Frühstück

Buttermilch mit Himbeeren

250 g Buttermilch, 100 g Himbeeren

1 Portion: 149 kcal

Bei Verwendung von Sauermilch mit 10 g Honig = 1 Portion: 236 kcal.

Mittagessen

Sauerkrautsalat

150 g Sauerkraut, 60 g (= ¹/₂) Apfel, 40 g Essiggurke, 10 g (= 1 EL) Sonnenblumenöl, 10 g (= 1 TL) Zitronensaft, 10 g (= 1 TL) Honig, 50 g (= 1 kleine) Zwiebel

1 Portion: 225 kcal

Alle Zutaten vermengen und etwas ziehen lassen.

Dazu eventuell:

50 g (= 1 Stück) Grahamweckerl: 107 kcal

Tomatensuppe

300 g Tomaten, 20 g Olivenöl, 2 Zehen Knoblauch, 1 TL Vitam-Gemüsebrühe

4 Portionen: 292 kcal, 1 Portion: 73 kcal

Tomaten würfelig schneiden. Kräutersalz, etwas Honig und Rosmarin dazugeben. Wenn die Suppe fertiggekocht ist, durch ein Sieb gießen. Mit Petersilie garnieren.

Es können auch 80 g Vollreis in die fertige Suppe eingekocht werden.

1 Portion: 148 kcal

Brennesselspinat

400 g Brennesselblätter, 600 g Spinat, 20 g Butter, 40 g Vollkornmehl, 1 Zehe Knoblauch

4 Portionen: 597 kcal, 1 Portion: 149 kcal

Spinat und Brennesselblätter gut waschen und in wenig Wasser kochen. Abseihen und passieren. Aus Butter und Mehl eine lichte Mehlschwitze (Einmach) zubereiten, etwas Petersilie dazugeben, mit dem Spinatwasser aufgießen, gut verkochen lassen. Knoblauch dazugeben, eventuell leicht salzen.

Kartoffeln

500 g Kartoffeln, gekocht

4 Portionen: 360 kcal, 1 Portion: 90 kcal

Spiegelei

4 Eier, 20 g Sonnenblumenöl

4 Portionen: 508 kcal, 1 Portion: 127 kcal

Zwischenmahlzeit

Vollkornbrot mit Butter: 145 kcal

Oder:

Vollkornbrot mit Magerquark(Topfen-)aufstrich: 108 kcal

Abendessen

Gurkenrohkost

500 g Gurke, 200 g Magerjoghurt, 1 Bund Dille, Borretsch, 20 g (= 2 EL) kaltgeschlagenes Öl

4 Portionen: 341 kcal, 1 Portion: 85 kcal

Joghurt mit Öl verrühren, mit Kräutersalz und Pfeffer abschmecken, gehobelte Gurke und feingehackte Dille sowie Borretsch unter die Sauce rühren.

Topfenpalatschinken (Quarkpfannkuchen) mit Trockenfruchtfülle

250 g Weizenvollkornmehl, 20 g (= 2 EL) Buchweizenmehl, 4 Eier,
500 g (= 1/2 l) Milch

5 Portionen: 1578 kcal, 1 Portion: 316 kcal

Alle Zutaten mit dem Schneebesen gut vermengen, 30 Minuten quellen lassen.

Fülle

150 g Trockenfrüchte, 30 g (= 2 EL) Honig, 40 g Zitronensaft,
60 g Orangensaft, 125 g (= 1/8 l) Wasser, 100 g Magerquark(-topfen),
30 g (= 2 EL) saure Sahne (Sauerrahm)

5 Portionen: 2246 kcal, 1 Portion: 449 kcal

Trockenfrüchte am Vortag einweichen, durch den Fleischwolf drehen, mit übrigen Zutaten vermengen und in Palatschinken (Pfannkuchen) füllen.

FREITAG

1. Frühstück

8 g (= 1 TL) Honig für Kräutertee: 26 kcal

Leinsamenmüsli

20 g (= 3 EL) geschroteter Leinsamen, 8 g (= 1 EL) Haferflocken,
8 g (= 1 EL) Weizenflocken, 15 g (= 1 EL) Rosinen, 125 g (= 1/2 Becher)
Magerjoghurt, 50 g (= 1/2 Stück) Apfelsine (Orange), 10 g (= 1 EL)
Ahornsirup

1 Portion: 293 kcal

2. Frühstück

250 g (= 1 Becher) Joghurt

1 Portion: 170 kcal, wird Magerjoghurt verwendet: 1 Portion: 120 kcal

Mittagessen

Radieschensalat

400 g (= 1 Kopf) Endiviensalat, 150 g (= 2 Bund) Radieschen, 30 g (= 2 EL)
Distelöl, 40 g Zitronensaft, etwas Wasser

4 Portionen: 390 kcal, 1 Portion: 97 kcal

Endiviensalat schneiden, Radieschen schneiden, marinieren.

Kartoffelcremesuppe

200 g Kartoffeln, 40 g Weizenvollkornmehl, 30 g (= 2 EL) saure Sahne
(Sauerrahm)

4 Portionen: 316 kcal, 1 Portion: 79 kcal

Würfelig geschnittene Kartoffeln in eineinhalb Liter Wasser mit einem Lorbeerblatt kochen, mit Majoran abschmecken. Lorbeerblatt herausnehmen, Mehl mit etwas Wasser verrühren, einkochen, kurz weiterkochen lassen, vor dem Servieren saure Sahne dazugeben.

Spaghetti Bolognese

150 g Sojagranulat, 200 g Suppengrün (Karotten, Petersilie, Sellerie, Lauch), 150 g Zwiebeln, 2 Zehen Knoblauch, 300 g geschälte Tomaten, 40 g (= 3 EL) Olivenöl

4 Portionen: 920 kcal, 1 Portion: 230 kcal

Sojagranulat in einem Viertelliter Wasser mit Vitam-Gemüsebrühe einweichen. Suppengrün fein raffeln, Sojagranulat, Suppengrün, Knoblauch und Zwiebeln andünsten, gewürfelte Tomaten dazugeben und dünsten. Würzen mit Oregano, Basilikum, Pfeffer und Kräutersalz.

200 g Hirsespaghetti: 720 kcal

4 Minuten lang kochen lassen, abseihen.

10 g Parmesan zum Bestreuen: 39 kcal, 1 Portion: 180 kcal

Zwischenmahlzeit

Weizenkeimsalat

90 g (= 6 EL) gekeimter Weizen, 150 g Magerquark(-topfen), 150 g (= 1 Stück) Apfel, 150 g Feldsalat (Vogerlsalat), 40 g Zitronensaft, 30 g (= 2 EL) Distelöl, 30 g Nüsse

4 Portionen: 1032 kcal, 1 Portion: 258 kcal

Zutaten vermengen, mit gehackten Melissenblättern und Kräutersalz abschmecken. Mit Distelöl und Zitronensaft marinierten Feldsalat auf Teller legen, darauf die Weizenmasse anrichten.

Dazu eventuell:

50 g (= 1 Schnitte) Vollkornbrot: 106 kcal, *20 g Butter:* 150 kcal

Abendessen

Fenchelsalat

300 g Knollenfenchel, 300 g Tomaten, 70 g (= 1 kleine) Zwiebel

4 Portionen: 238 kcal, 1 Portion: 60 kcal

Dressing

15 g (= 1 EL) Honig, 15 g (= 1 EL) Distelöl, 45 g (= 3 EL) Apfelessig, 60 g (= 4 EL) Wasser, 10 g (= 1 TL) gemahlener Kümmel

4 Portionen: 184 kcal, 1 Portion: 46 kcal

In Scheiben geschnittene Tomaten zu einem Kreis am Tellerrand auflegen, darauf gehackte Zwiebel verteilen, in der Mitte den in Streifen geschnittenen Fenchel anrichten.

Gemüsereis

300 g Vollreis, 10 g (= 1 TL) Vitam-Gemüsebrühe, 150 g Karotten, 150 g Erbsen, 150 g Sellerie, 100 g (= 1 große) Zwiebel, 2 Zehen Knoblauch, 15 g (= 1 EL) Sonnenblumenöl, 2 EL Schnittlauch

4 Portionen: 1578 kcal, 1 Portion: 395 kcal

Kleingeschnittenes Gemüse unter den Reis mengen. In einem Liter Wasser aufkochen, im Rohr weiterdampfen lassen, mit etwas Schnittlauch belegt servieren.
Bei 5 Portionen = 1 Portion: 315 kcal.

400 g Marillen(Aprikosen-)kompott, 20 g (= 1 EL) Honig
4 Portionen: 285 kcal, 1 Portion: 71 kcal

SAMSTAG

1. Frühstück

8 g (= 1 TL) Honig für Kräutertee: 26 kcal
Müsli mit Brombeeren
*12 g (= 2 EL) Haferflocken, 8 g (= 1 EL) Hirseflocken, 10 g (= 1 EL)
Sonnenblumenkerne, 80 g (= 1 kleiner) Apfel, 100 g Brombeeren*
1 Portion: 222 kcal

Die Haferflocken eine halbe Stunde lang in 5 EL Wasser einweichen, Apfel hineinreiben, mit restlichen Zutaten vermengen.

2. Frühstück

Bananenjoghurt
150 g Magerjoghurt, 100 g Banane
1 Portion: 168 kcal

Wird kein Magerjoghurt verwendet, hat 1 Portion: 198 kcal.

Mittagessen

Geriebene Kohlrabi mit Rahm- oder Joghurtdressing
*800 g (= 4 mittelgroße) Kohlrabi, 125 g (= 1/8 l) Magerjoghurt oder saure
Sahne (Sauerrahm), 1 EL Obstessig, 30 g (= 2 EL) Sonnenblumenöl,
50 g (= 1 kleine) Zwiebel, 1 Bund Dille, 70 g (= 1 Stück) Salzgurke*
4 Portionen: 607 kcal, 1 Portion: 152 kcal

Kohlrabi raspeln, Salatsauce unterheben.

1 Portion Salat mit Joghurtdressing ohne Öl: 85 kcal, 1 Portion Salat mit
Sahnedressing: 173 kcal
Spinatsuppe
250 g Spinat, 70 g (= 1 kleine) Zwiebel, 20 g (= 2 EL) Weizenvollkornmehl
4 Portionen: 172 kcal, 1 Portion: 43 kcal

Spinat gut waschen und mit wenig Wasser und der gehackten Zwiebel kurz kochen, im Mixer pürieren, in einen Topf geben und mit Wasser verrührtes Mehl beigeben, kurz aufkochen lassen. Mit etwas Kräutersalz, einer Spur Pfeffer und Knoblauch abschmecken.
Wer auf Kalorien nicht achten muß, kann mit etwas Sahne legieren.

Pikanter Roggen

300 g Roggen, Sellerieblätter (oder Petersilie), 100 g (= 1 Stück) Zwiebel, 30 g (= 2 EL) Sonnenblumenöl

4 Portionen: 1245 kcal, 1 Portion: 311 kcal

Roggen in einem halben Liter Wasser über Nacht einweichen, 20 Minuten lang im Einweichwasser kochen, abschalten und auf der heißen Herdplatte noch für 40 Minuten ausquellen lassen. Zwiebel schneiden und anrösten, mit den gehackten Sellerieblättern und etwas Kräutersalz unter den Roggen mischen.

Grüne Bohnen (Fisolen)

800 g grüne Bohnen, 20 g Butter, Dille, Kräutersalz

4 Portionen: 431 kcal, 1 Portion: 108 kcal

Die grünen Bohnen in wenig Wasser kurz dünsten, mit Dille und Kräutersalz würzen, Butterflocken darüber verteilen, servieren.

Biskuit

4 Eier, 125 g Honig, 125 g Weizenvollkornmehl

8 Portionen: 1163 kcal, 1 Portion: 145 kcal

Eiweiß und 4 EL kaltes Wasser steif schlagen, Eigelb und Honig unterziehen, ebenso das Mehl. Auf ein befettetes Blech streichen und bei 225 Grad Celsius 10 bis 15 Minuten lang backen. Eventuell mit 200 g Schlagsahne (Schlagobers) füllen.

8 Portionen: 618 kcal, 1 Portion: 77 kcal;

eventuell mit *500 g Erdbeeren:*

8 Portionen: 185 kcal, 1 Portion: 23 kcal

Zwischenmahlzeit

Vollkornbrot mit Emmentaler

278 kcal; eventuell mit Butter (15 g): 391 kcal

Abendessen

Tomaten-Paprika-Salat

300 g grüner Paprika, 60 g (= 4 EL) gehackte Weizenkörner, 300 g Tomaten, 60 g Zwiebeln, 30 g (= 3 EL) Distelöl, 3 EL Obstessig

4 Portionen: 578 kcal, 1 Portion: 145 kcal

Paprika in Streifen schneiden, Tomaten würfeln, Zwiebel in Ringe schneiden, Weizen und Gemüse unter Salatsauce heben und eine Stunde lang kühl stellen.

Bircher-Benner-Kartoffeln

Rezept siehe Seite 77

4 Portionen: 585 kcal, 1 Portion: 147 kcal

Kräuterquark (-topfen)

250 g Magerquark (-topfen), 100 g Joghurt, Schnittlauch, Dille, Kräutersalz, Zitronenmelisse, Petersilie

4 Portionen: 241 kcal, 1 Portion: 60 kcal

Apfelmus

500 g Äpfel, 40 g Honig

4 Portionen: 430 kcal, 1 Portion: 107 kcal

Äpfel mit wenig Wasser, Zimtrinde und Gewürznelken dünsten, passieren, süßen.

SONNTAG

1. Frühstück

8 g (= 1 TL) Honig für Kräutertee: 26 kcal

Müsli mit Kräutern

160 g (= 8 EL) Weizen, 100 g (= 1 Stück) Zwiebel, 2 EL gehackte Kräuter, 150 g saure Sahne (Sauerrahm), 50 g (= 2 EL) Sahne (Obers)

4 Portionen: 880 kcal, 1 Portion: 220 kcal

Wird anstelle von Sahne Joghurt verwendet, hat 1 Portion: 187 kcal.

Weizen schroten, mit Wasser über Nacht stehen lassen, am Morgen restliche Zutaten dazugeben.

Dazu:

50 g (= 1 Schnitte) Vollkornbrot: 106 kcal

2. Frühstück

1 Schnitte Vollkornbrot: 106 kcal

Mittagessen

Rotkohlsalat mit Äpfeln

300 g Rotkohl (Rotkraut), 300 g Äpfel, 40 g (= 3 EL) Sonnenblumenöl, 2 EL Obstessig, 10 g (1 TL) Honig, 10 g (1 EL) frisch geriebener Meerrettich (Kren)

4 Portionen: 669 kcal, 1 Portion: 167 kcal

Kohl fein hobeln und mit etwas Kräutersalz bestreuen, gut mischen. Eine Stunde lang ziehen lassen, Äpfel reiben und alles in den Salat mischen.

Knoblauchsuppe

70 g Zwiebeln, 3 Zehen Knoblauch, 30 g Butter, 40 g Weizenvollkornmehl, 10 g (= 1 EL) Vitam-Gemüsebrühe

4 Portionen: 452 kcal, 1 Portion: 56 kcal

Zerkleinerte Zwiebel und Knoblauch in Butter goldgelb anrösten, mit einem Liter Wasser und Vitam-Gemüsebrühe aufgießen.

Dazu eventuell *60 g geröstete Grahambrötchenwürfel:* 32 kcal

Nudelauflauf

250 g Hirsenudeln, 50 g Sojagranulat, 150 g (= 1 große) Zwiebel, 30 g (= 2 EL) Sonnenblumenöl, 25 g (= 3 Zehen) Knoblauch, 30 g (= 2 EL) Tomatenmark, 200 g Champignons, 200 g saure Sahne (Sauerrahm), 1 Ei, 100 g geriebener Emmentaler

5 Portionen: 2120 kcal, 1 Portion: 530 kcal

Hirsenudeln kochen und abseihen. Zwiebel und blättrig geschnittene Champignons in Öl leicht dünsten, das vorher eingeweichte Sojagranulat und Tomatenmark zu den Champignons geben und 5 Minuten lang dünsten. Alles unter die Hirsenudeln mengen, in bebutterte, feuerfeste Form geben, Ei und saure Sahne versprudeln, darübergießen, mit Käse bestreuen und bei mittlerer Hitze 20 Minuten lang überbacken.

Heidelbeeren mit Schlagsahne
500 g Heidelbeeren, 50 g Schlagsahne (Schlagobers)
4 Portionen: 470 kcal, 1 Portion: 118 kcal, 1 Portion Heidelbeeren mit saurer Sahne (Sauerrahm): 93 kcal, 1 Portion Heidelbeeren mit Joghurt: 85 kcal

Zwischenmahlzeit
Topfen(Quark-)creme mit Kokosflocken
250 g Magerquark (-topfen), 100 g Joghurt, 30 g Ahornsirup, 30 g Kokosflocken
4 Portionen: 470 kcal, 1 Portion: 118 kcal

Abendessen
Karotten-Sellerie-Rohkost
500 g Karotten, 300 g Sellerie, 150 g Äpfel, 40 g Weizenkeimöl,
40 g Zitronensaft
4 Portionen: 789 kcal, 1 Portion: 197 kcal
Gemüse und Äpfel raffeln, marinieren.
Haferfrikadellen
200 g Haferflocken, 1/4 l Milch, 3 Eier, 150 g (= 1 große) Zwiebel,
40 g Butter, 40 g Vollmehl, Oregano, Backpulver, 30 g Öl zum Herausbacken
4 Portionen: 1905 kcal, 1 Portion: 476 kcal
Haferflocken werden mit heißer Milch übergossen. Drei Stunden lang quellen lassen. Zwiebel anrösten, Petersilie dazugeben, mit Haferflocken vermengen, ebenso Eier, Mehl, Backpulver und Oregano. Laibchen formen und in heißem Fett herausbacken.
Gedünstete Broccoli
800 g Broccoli, 20 g Butter zum Schwenken
4 Portionen: 264 kcal, 1 Portion: 66 kcal

2. WOCHE

MONTAG

1. Frühstück
    8 g (= 1 EL) Honig für Kräutertee: 26 kcal

Müsli mit Trockenfrüchten

6 g (= 1 EL) Haferflocken, 8 g (= 1 EL) Gerstenflocken, 8 g (= 1 EL)
Hirseflocken, 30 g Trockenfrüchte, 80 g Äpfel, 80 g Magerjoghurt
1 Portion: 249 kcal

Eingeweichte Trockenfrüchte und übrige Zutaten vermischen.

2. Frühstück

Vollkornbrot mit Hüttenkäse
214 kcal

Oder:

3 Stück (= 100 g) Aprikosen (Marillen): 55 kcal

Mittagessen

Gemischte Rohkost

120 g Chicorée, 100 g Endivien, 200 g Radieschen, 160 g Gurken,
100 g grüner Paprika
1 Portion: 123 kcal

Knoblauchdressing

250 g (= 1 Becher) Magerjoghurt, 10 g (= 1 EL) Weizenkeimöl,
20 g (= 2 Zehen) Knoblauch, 20 g Zitronensaft, Estragon, Kümmel
4 Portionen: 362 kcal, 1 Portion: 91 kcal

Am besten ist es, das Dressing schon am Vortag zuzubereiten und über Nacht
im Kühlschrank ziehen zu lassen.

Grüne Suppe

2 Schalen gehackte Kräuter (Petersilie, Dille, Kresse), 30 g Butter, 3 Eigelb,
150 g saure Sahne (Sauerrahm), 10 g (= 1 EL) Vitam-Gemüsebrühe
5 Portionen: 577 kcal, 1 Portion: 155 kcal

Kräuter kurz in Butter dünsten, mit 1½ Liter kochendem Wasser aufgießen, mit
Eigelb und saurer Sahne legieren. Vitam-Gemüsebrühe dazugeben.

Gefüllte Zucchini

400 g (= 4 Stück) Zucchini, 100 g Vollreis, 100 g Zwiebeln, 10 g (= 1 Zehe)
Knoblauch, 20 g (= 1 EL) Butter, 50 g (= 5 EL) geriebener Emmentaler,
10 g (= 1 EL) Vitam-Gemüsebrühe
4 Portionen: 923 kcal, 1 Portion: 231 kcal

Reis mit gehackten Zwiebeln, Vitam, Oregano und einem Viertelliter Wasser
aufkochen. Butter darübergeben und im Rohr 15 Minuten lang nachdünsten
lassen. Zucchini halbieren, mit einem Löffel das Mark herausschaben, mit
zerdrückter Knoblauchzehe und Basilikum unter den Reis mengen. Zucchini
mit der Masse füllen, mit Käse bestreuen und bei mittlerer Hitze 20 Minuten
lang gratinieren.

Gratinierte Tomaten

500 g (= 8 Stück) Tomaten, Kräutersalz, Petersilie
4 Portionen: 131 kcal, 1 Portion: 33 kcal

Tomaten kreuzweise einschneiden, mit Kräutersalz und Petersilie bestreuen und kurz im heißen Rohr überbraten.

Sauermilch mit Erdbeeren

200 g Sauermilch, 80 g Erdbeeren, 20 g Honig
1 Portion: 177 kcal

Abendessen

Radicchiosalat

300 g Radicchio, 300 g Kopfsalat, 3 EL Obstessig, 2 EL Sonnenblumenöl, 10 g (= 1 TL) Honig
4 Portionen: 310 kcal, 1 Portion: 78 kcal

Hirseauflauf

250 g Hirse, 250 g Milch, 100 g Trockenfrüchte (Datteln, Pfirsiche usw.), 30 g (= 2 EL) geriebene Mandeln, 150 g Äpfel, 1 Ei, 200 g Schlagsahne (Schlagobers), 30 g Honig
4 Portionen: 2424 kcal, 1 Portion: 606 kcal

Wird anstelle von Schlagsahne saure Sahne verwendet, enthält eine Portion 508 kcal.

Hirse und geschnittene Trockenfrüchte in 300 g Wasser und Milch 10 Minuten lang kochen, dann ziehen lassen. Honig und Ei schaumig rühren, unter die Hirse mengen. In befettete, feuerfeste Form eine Lage Hirse – Apfelblätter und Mandeln – Hirse. Zum Abschluß geriebene Mandeln und Schlagsahne daraufgeben. Bei 220 Grad Celsius 30 Minuten lang backen.

Heidelbeermilch

200 g Heidelbeeren, 750 g Milch, 30 g Honig
4 Portionen: 403 kcal, 1 Portion: 100 kcal

Heidelbeeren mit Milch und Honig im Mixer kurz pürieren.

DIENSTAG

1. Frühstück

8 g (= 1 TL) Honig für Kräutertee: 26 kcal

Frischkornmüsli mit Trauben

80 g (= 4 EL) Weizen, 80 g (= 4 EL) Gerste, 300 g Äpfel, 300 g Trauben, 40 g (= 2 EL) Haselnüsse, 150 g Magerjoghurt
4 Portionen: 1262 kcal, 1 Portion: 316 kcal

Weizen und Gerste schroten, über Nacht in Wasser quellen lassen, am Morgen restliche Zutaten hinzugeben.

2. Frühstück

150 g (= 1 Stück) Apfelsine (Orange): 72 kcal

Mittagessen

Spinatsalat in Rahm

250 g Spinat, 1 Stück rote Paprikaschote, 200 g Karotten, 80 g (= 1 kleine) Zwiebel

1 Portion: 218 kcal

Dressing

250 g (= 1 Becher) saure Sahne (Sauerrahm) oder Magerjoghurt,
3 EL Obstessig, 1 TL Sojasauce

4 Portionen: 503 kcal, 1 Portion: 126 kcal. Mit Joghurt = 1 Portion: 85 kcal

Spinat in 1 cm breite Streifen schneiden, Karotten raspeln, Paprika würfeln, Zwiebel fein schneiden, mit Marinade vermengen.

Gemüsesuppe mit Nudeln

150 g Karotten und Petersilienwurzeln, 150 g Erbsen, 150 g Kartoffeln,
50 g Vollkorn- oder Hirsenudeln, 100 g Zwiebeln, 10 g (= 1 EL) Vitam-Gemüsebrühe

4 Portionen: 530 kcal, 1 Portion: 133 kcal

Alle Zutaten am besten im Druckkochtopf mit einem Liter Wasser kochen.

Reisfleisch à la Bio

250 g Vollreis, 500 g Zwiebeln, 30 g Maiskeimöl, 10 g (= 1 Zehe) Knoblauch,
10 g (= 1 EL) Vitam-Gemüsebrühe, 200 g Sojawürfel

4 Portionen: 2120 kcal, 1 Portion: 530 kcal

Sojawürfel mit Vitam einweichen, Reis waschen und mit dreiviertel Liter Wasser und Vitam kochen. Zwiebeln rösten, Knoblauch, Majoran, Kümmel und Paprika dazugeben, mit Apfelessig löschen, die Sojawürfel hinzugeben. Alles unter den Reis mischen und weich dünsten. Wird diese Menge auf 5 Portionen aufgeteilt, hat eine Portion 424 kcal.

Grüner Salat

300 g Kopfsalat, 3 EL Apfelessig, 20 g (= 2 EL) Sonnenblumenöl,
10 g (= 1 TL) Honig

4 Portionen: 263 kcal, 1 Portion: 66 kcal

Zwischenmahlzeit

Karottenrohkost

600 g Karotten, 40 g Weizenkeimöl, 40 g Zitronensaft

4 Portionen: 620 kcal, 1 Portion: 155 kcal

Abendessen

Selleriesuppe

300 g Sellerie, 30 g Weizenvollkornmehl, 10 g (= 1 EL) Vitam-Gemüse-brühe, 1 Eigelb, 2 EL gehackte Petersilie, 20 g Butter

4 Portionen: 461 kcal, 1 Portion: 115 kcal

Kleingeschnittenen Sellerie mit einem Liter Wasser ca. 30 Minuten lang kochen. Mit Wasser verrührtes Mehl in kochende Suppe rühren, pürieren, mit Vitam und Kräutersalz würzen, Eigelb, Butter unterrühren, mit gehackter Petersilie anrichten.

Kartoffelpuffer
500 g Kartoffeln, 2 Eier, 50 g Weizenvollkornmehl, 30 g Sonnenblumenöl
4 Portionen: 986 kcal, 1 Portion: 241 kcal
Gut gebürstete Kartoffeln fein reiben, Eier, Mehl und Kräutersalz dazugeben, in heißem Fett herausbacken.

Schnittlauchsauce
60 g Butter, 60 g Weizenvollkornmehl, 250 g saure Sahne (Sauerrahm),
2 EL Schnittlauch
4 Portionen: 943 kcal, 1 Portion: 236 kcal
Mehlschwitze (Einmach) bereiten. Schnittlauch dazugeben, mit etwas Gemüse-suppe aufgießen, gut verkochen, Sahne und Kräutersalz dazugeben.

MITTWOCH

1. Frühstück
   8 g (= 1 TL) Honig für Kräutertee: 26 kcal

Leinsamenmüsli mit Brombeeren
20 g (= 3 EL) Leinsamen, geschrotet, 16 g (= 2 EL) Haferflocken,
15 g (= 1 EL) Rosinen, 125 g (= ¹/₂ Becher) Magerjoghurt, 10 g (= 1 EL)
Himbeersaft, 50 g Brombeeren
1 Portion: 294 kcal

2. Frühstück

Joghurt mit Früchten
125 g (= ¹/₂ Becher) Joghurt, 80 g (= ¹/₂) Banane, 40 g (= ¹/₂) Mandarine
1 Portion: 155 kcal

Mittagessen

Feldsalat (Vogerlsalat) mit Nüssen
250 g Feldsalat, 10 g (= 1 Zehe) Knoblauch, 30 g (= 2 EL) gehackte
Walnüsse, 20 g (= 1 EL) Zitronensaft, 20 g (= 2 EL) Sonnenblumenöl,
Kräutersalz
4 Portionen: 455 kcal, 1 Portion: 114 kcal

Gerstencremesuppe
100 g Gerste, fein gemahlen, 125 g (= ¹/₈ l) Milch, 1 l Gemüsebrühe,
Kümmel, Fenchel, Kräutersalz
4 Portionen: 420 kcal, 1 Portion: 105 kcal
Gerste in einen Liter Gemüsebrühe einrühren, aufkochen, 10 Minuten lang leicht kochen und dann nachquellen lassen. Würzen mit gemahlenem Küm-mel, Fenchel und Kräutersalz, dann Milch beifügen.

Fenchel pikant

600 g (= 4 Stück) Fenchelknollen, 40 g (= 4 EL) Sonnenblumenöl,
80 g Tomatenmark, 80 g geriebener Emmentaler, 10 g (= 1 TL) Honig,
250 g (= ¹/₄ l) Gemüsebrühe, Basilikum, Fenchel, Salz
4 Portionen: 1079 kcal, 1 Portion: 270 kcal

Fenchel in Streifen schneiden, in Öl andünsten, mit Gemüsebrühe aufgießen. Tomatenmark beigeben und 15 Minuten lang leicht kochen lassen. Mit Honig, Basilikum und Kräutersalz abschmecken. Anrichten, mit Käse und Bohnenkraut bestreuen. Bei Verwendung von 10 g Öl = 1 Portion: 202 kcal.

200 g Hirseteigwaren
1 Portion: 180 kcal

4 Minuten lang kochen lassen, dann abseihen.

Obstsalat

300 g (= 2 Stück) Apfelsinen (Orangen), 250 g (= 2 Stück) Äpfel,
300 g Erdbeeren, 15 g (= 1 EL) Honig, 40 g Zitronensaft, 60 g Sahne
(Obers) geschlagen, 4 Stück Haselnüsse
4 Portionen: 653 kcal, 1 Portion: 163 kcal

Apfelsinen schälen und zum Garnieren 4 Scheiben quer schneiden. Rest klein schneiden, wie übriges Obst auch. Alles gut vermengen, in kleinen Schüsseln anrichten, obenauf Apfelsinenscheibe, ein Tupfer Schlagsahne, 1 Haselnuß. Statt Sahne Joghurt: 1 Portion: 124 kcal

Zwischenmahlzeit
Vollkornbrot mit 35 g Edamer: 198 kcal

Abendessen

Kümmelsuppe

100 g Karotten, 100 g Sellerie, 30 g Butter, 60 g Vollweizenmehl,
10 g (= 1 EL) Gemüsebrühe
4 Portionen: 540 kcal, 1 Portion: 135 kcal

Fein geraffeltes Gemüse in Butter andünsten, Mehl dazugeben, mit eineinhalb Liter Wasser aufgießen. Gehackten Kümmel dazu, 5 Minuten lang kochen lassen. Mit Kräutersalz abschmecken und mit Schnittlauch servieren.

Champignonsoufflé

200 g blättrig geschnittene Champignons, 40 g Butter, 80 g Vollkornmehl,
250 g (= ¹/₄ l) Milch, 4 Eier, 150 g geriebener Emmentaler, Kräutersalz,
Muskat, Petersilie
4 Portionen: 1716 kcal, 1 Portion: 429 kcal

Mehl in Butter leicht anrösten, mit Milch aufgießen, aufkochen, dann überkühlen lassen. Eigelb, Käse, Kräutersalz, Muskat, Petersilie einrühren. Zum Schluß Champignons und Schnee unterziehen, in befettete, feuerfeste Form füllen und bei 175 Grad Celsius 30 Minuten lang backen.

Chinakohlsalat

600 g (= 1 Staude) Chinakohl, 20 g (= 1 EL) Sonnenblumenöl, 40 g (= 2 EL) Apfelessig, Petersilie, Kräutersalz, Bohnenkraut, 2 EL Wasser

4 Portionen: 276 kcal, 1 Portion: 69 kcal

DONNERSTAG

1. Frühstück

8 g (= 1 TL) Honig für Kräutertee: 26 kcal

Bircher-Benner-Müsli

160 g (= 8 EL) Haferflocken, 30 g (= 4 EL) geriebene Mandeln, 750 g Äpfel, gerieben, 20 g Honig

4 Portionen: 1291 kcal, 1 Portion: 323 kcal

Haferflocken eine halbe Stunde lang in Wasser einweichen, restliche Zutaten untermengen.

2. Frühstück

Brot mit Käseaufstrich

4 Scheiben Vollkornbrot, 100 g Magerquark (-topfen), 100 g geriebener Edamer, 50 g Magerjoghurt, Kräutersalz, Pfeffer, Schnittlauch

4 Portionen: 894 kcal, 1 Portion: 223 kcal

Oder:

150 g (= 1 Stück) Birne: 90 kcal

Mittagessen

Gurken-Tomaten-Salat

300 g (= 1 Stück) Gurke, 400 g Tomaten, 150 g saure Sahne (Sauerrahm), 80 g (= 1 kleine) Zwiebel, Dille, Kräutersalz, Pfeffer

4 Portionen: 326 kcal, 1 Portion: 81 kcal

Sahne mit gehackter Zwiebel, gehackter Dille, Kräutersalz und Pfeffer vermengen, über gehobelte Gurken und in Achtel geschnittene Tomaten gießen.

Brennesselsuppe

500 g Brennesselblätter, 50 g Vollkornmehl, 30 g Butter, 70 g (= 1 kleine) Zwiebel, 1 Eigelb, 62,5 g (= 1/16 l) Milch, 10 g (= 1 EL) Vitam-Gemüsebrühe, Bohnenkraut

4 Portionen: 676 kcal, 1 Portion: 169 kcal

Brennesselblätter in wenig Wasser kochen, bis sie zusammenfallen, durch ein Sieb drücken. Eine lichte Mehlschwitze (Einmach) bereiten, darin Zwiebel und Petersilie anlaufen lassen, mit dem Gemüsewasser aufgießen, mit Bohnenkraut würzen und Vitam-Gemüsebrühe hinzufügen. Gut verkochen lassen, Spinat dazugeben und nochmals kurz aufkochen. Mit Eigelb und Milch legieren.

Forelle in Folie

4 Forellen à 250 g, 40 g Zitronensaft, 30 g Butter, Gewürzsträußchen
(Thymian, Rosmarin, Dille)

4 Portionen: 1260 kcal, 1 Portion: 315 kcal

Fische waschen, trocknen, außen und innen mit Zitronensaft beträufeln, mit Petersilie, Bohnenkraut und Kräutersalz einreiben. Gewürzsträußchen (Thymian, Rosmarin und Dille) oder -säckchen und ein wenig Butter einfüllen. Fisch auf bebutterte Alufolie legen, gut abdichten und im Backrohr etwa ¼ Stunde lang grillen.

Kräuterkartoffeln

750 g Kartoffeln, 30 g Butter, 2 EL gehackte Kräuter

4 Portionen: 766 kcal, 1 Portion: 191 kcal

Kartoffeln in der Schale kochen, schälen, in Butter schwenken, mit 2 EL gehackten Kräutern bestreuen.

Melone-Banane-Kaltschale

600 g (= 2 Stück) Honigmelonen, 300 g (= 2 Stück) Bananen,
150 g (= 3 EL) Quark (Topfen), 100 g (= 3 EL) Schlagsahne (Schlagobers),
10 g (= 1 EL) Honig, etwas gemahlener Ingwer

4 Portionen: 871 kcal, 1 Portion: 218 kcal,

bei Verwendung von Joghurt statt Schlagsahne: 65 kcal

Fruchtfleisch von Melonen und Bananen würfeln, Quark, Sahne, Honig und gemahlenen Ingwer vermischen und übers Obst gießen. Kann eventuell auch in Schalen der Melonen serviert werden.

Abendessen

Sauerkrautsalat

150 g Sauerkraut, 60 g (= 1 kleiner) Apfel, 40 g Essiggurke, 10 g (= 1 EL)
Sonnenblumenöl, 10 g (= 1 TL) Zitronensaft, 10 g (= 1 TL) Honig,
50 g (= 1 kleine) Zwiebel

1 Portion: 227 kcal

Alle Zutaten vermengen. Am besten schmeckt der Salat, wenn man ihn einige Stunden lang ziehen läßt.

Topfennocken (Quarknocken)

400 g Magerquark (-topfen), 1 Ei, 30 g (= 1 EL) Weizenvollkornmehl,
30 g (= 1 EL) Grieß

4 Portionen: 596 kcal, 1 Portion: 149 kcal

Quark mit den übrigen Zutaten vermengen, etwas ziehen lassen. Mit einem Eßlöffel Nocken in kochendes Wasser einlegen.

Preiselbeergelee

1 Portion: 59 kcal

FREITAG

1. Frühstück

8 g (= 1 TL) Honig für Kräutertee: 26 kcal

Müsli mit gekeimtem Weizen

160 g gekeimter Weizen, 500 g geriebene Äpfel, 300 g Himbeeren, 30 g Himbeersaft, 150 g Magerjoghurt

4 Portionen: 1106 kcal, 1 Portion: 277 kcal

2. Frühstück

1 Honigbrot: 155 kcal

Mittagessen

Sellerierohkost

300 g Sellerie, 300 g Äpfel, 125 g (= 1/8 l) saure Sahne (Sauerrahm), 10 g (= 1 TL) Honig, 40 g Zitronensaft, Kräutersalz, 40 g Walnüsse, gehackt

4 Portionen: 765 kcal, 1 Portion: 191 kcal

Äpfel und Sellerie raffeln, unter die Salatsauce mischen. Wenn nur eine Walnuß zum Garnieren verwendet wird = 1 Portion: 139 kcal

Karottensuppe

300 g Karotten, 30 g Butter, 40 g Weizenvollkornmehl, 10 g (= 1 TL) Vitam-Gemüsebrühe

4 Portionen: 514 kcal, 1 Portion: 128 kcal

Mehl in Butter anschwitzen lassen, geraffelte Karotten dazugeben, etwas mitrösten, mit eineinhalb Liter Wasser aufgießen. Vitam-Gemüsebrühe dazugeben, aufkochen lassen.

Chili con carne

250 g Bohnen, 200 g Sojawürfel, 40 g Sonnenblumenöl, 20 g (= 2 Zehen) Knoblauch, 250 g Zwiebeln, 500 g Tomaten, 250 g (= 2 Stück) grüner Paprika, Kümmel, Pfeffer, Paprika

4 Portionen: 2156 kcal, 1 Portion: 539 kcal

Bohnen über Nacht einweichen, dann 90 Minuten lang kochen. Sojawürfel in kaltem Wasser einweichen, Zwiebeln und Knoblauch in Fett glasig werden lassen, Paprika und Sojawürfel beigeben, mit 1/4 l Wasser aufgießen – dünsten lassen. Mit Kümmel, Pfeffer und Paprika würzen, leicht salzen, Bohnen mit geschälten, geviertelten Tomaten mischen – kochen, bis alles weich ist.

Creme Hawaii I

250 g Magerquark (-topfen), 40 g Honig, 125 g (= 1/8 l) Schlagsahne (Schlagobers), 300 g frische Ananas

4 Portionen: 880 kcal, 1 Portion: 220 kcal

Quark und Honig gut verrühren, geschlagene Sahne unterheben. Ananas würfeln und unterheben.

Oder:

Creme Hawaii II

150 g Magerquark (-topfen), 20 g Honig, 50 g Magerjoghurt, 500 g Ananas
4 Portionen: 488 kcal, 1 Portion: 122 kcal

Ananas in Scheiben schneiden, mit Quarkcreme verzieren.

Zwischenmahlzeit

150 g (= 1 großer) Apfel: 90 kcal

Abendessen

Knoblauchsuppe

*150 g Zwiebeln, 30 g (= 3 Zehen) Knoblauch, 30 g Butter, 40 g Weizen-
vollkornmehl, 10 g (= 1 EL) Vitam-Gemüsebrühe*
4 Portionen: 484 kcal, 1 Portion: 121 kcal

Zwiebeln und Knoblauch in heißer Butter anrösten, mit Mehl stauben, mit
einem Liter Gemüsebrühe aufgießen und aufkochen. Dazu können geröstete
Grahambrötchenwürfel gereicht werden.

Gemüsereispudding

*300 g Rundkorn-Naturreis, ³/₄ l Wasser, 80 g Butter, 3 Eier, 400 g Gemüse
(Karotten, Lauch, grüne Bohnen), 1 TL Vitam-Gemüsebrühe*
4 Portionen: 2129 kcal, 1 Portion: 532 kcal

Reis und geschnittenes Gemüse in Wasser und Vitam kochen, ausdünsten lassen. Butter und Eigelb schaumig rühren, überkühlte Reismasse und Eischnee
von drei Eiern unterheben, in befettete, bebröselte Auflaufform geben, bei
200 Grad Celsius ca. 45 Minuten lang backen. Vor dem Backen eventuell noch
mit Reibkäse bestreuen.

SAMSTAG

1. Frühstück

8 g (= 1 TL) Honig für Kräutertee: 26 kcal

Pikantes Müsli

*250 g Magerquark (-topfen), 500 g (= 2 Becher) Magerjoghurt,
200 g gekeimter Weizen, 200 g Zwiebeln, 120 g Salzgurken, 1 EL Senf*
4 Portionen: 1171 kcal, 1 Portion: 292 kcal,
Eventuell 1 Schnitte Vollkornbrot: 105 kcal

2. Frühstück

130 g (= 1 Stück) Apfelsine (Orange)

Mittagessen

Zucchinirohkost

600 g Zucchini, 60 g Zitronensaft, 40 g (= 3 EL) Sonnenblumenöl

4 Portionen: 629 kcal, 1 Portion: 157 kcal

Zucchini grob raffeln und marinieren, etwas ziehen lassen.

Buchweizensuppe I

60 g (= 4 EL) Buchweizen, 40 g Butter, 80 g Zwiebeln, 100 g Champignons,
100 g Karotten, 10 g (= 1 Zehe) Knoblauch, 10 g (= 1 TL) Vitam-Gemü-
sebrühe, Basilikum, Koriander, Majoran, Liebstöckel

4 Portionen: 614 kcal, 1 Portion: 154 kcal

Zwiebeln und Buchweizen in Butter leicht anrösten, mit eineinhalb Liter Wasser
und Gemüsebrühe aufgießen, kochen, Champignons und geraffelte Karotten
dazugeben. Abschmecken mit Basilikum, Koriander, Majoran und Liebstöckel.
Oder:

Buchweizensuppe II

Sämtliche Zutaten von Buchweizensuppe I – außer Butter – in Schnellkochtopf
geben und mit einem Liter Wasser garen.

1 Portion: 78 kcal

Rotkohl Herta

500 g Rotkohl (Rotkraut), 150 g Zwiebeln, 150 g Äpfel, 20 g Zitronensaft,
65 g (= 1/16 l) Rotwein, 10 g (= 1 Zehe) Knoblauch, 20 g (= 2 EL)
Sonnenblumenöl,
20 g (= 2 EL) geriebene Nüsse, Muskat, Kräutersalz

4 Portionen: 586 kcal, 1 Portion: 172 kcal

Rotkohl und Zwiebeln im Öl andünsten, mit Gemüsesuppe aufgießen und halb
garen. Mit gewürfelten Äpfeln fertigkochen, Knoblauch und Rotwein dazugeben, abschmecken, mit geriebenen Nüssen bestreuen.

Gemüselaibchen

100 g Sojagranulat, 50 g gekochter Reis, 50 g gekochte Gerste,
100 g Tomaten, 200 g geriebene Karotten, 100 g Weißkohl (Weißkraut),
30 g Weizenvollkornmehl, 15 g (= 1 EL) Sojagranulat, 2 Eier,
30 g (= 3 Zehen) Knoblauch, 70 g (= 1 kleine) Zwiebel, Petersilie, Oregano,
Basilikum, Kräutersalz, Bohnenkraut, 50 g Sonnenblumenöl

4 Portionen: 1367 kcal, 1 Portion: 342 kcal

Eingeweichtes Sojagranulat mit Weißkraut und Tomaten kurz aufkochen, ausdrücken und mit den restlichen Zutaten vermengen. Würzen. Laibchen formen
und in heißem Fett herausbacken.

Erdbeerjoghurt I

250 g Joghurt, 400 g Erdbeeren, 20 g Honig

4 Portionen: 333 kcal, 1 Portion: 83 kcal

Alle Zutaten im Mixer pürieren.

Erdbeerjoghurt II

100 g Joghurt, 100 g Erdbeeren, 20 g Honig
1 Portion: 170 kcal

Zwischenmahlzeit

150 g (= 1 Glas) Karottensaft: 50 kcal, eventuell 1 Grahambrötchen mit
Butter und Schnittlauch: 181 kcal

Abendessen

Kerbelsuppe

*Kerbel, 10 g (= 1 EL) Vitam-Gemüsebrühe, 70 g (= 1 kleine) Zwiebel,
50 g Weizenvollkornmehl, 1 Ei, 185 g (= ¹/₈ l) saure Sahne (Sauerrahm)*
4 Portionen: 425 kcal, 1 Portion: 106 kcal
Feingehackte Zwiebeln und Kerbel mit einem Liter Wasser und Gemüsebrühe
kochen lassen, Mehl mit Wasser verrühren, einrühren, aufkochen. Versprudel-
tes Ei und saure Sahne einlaufen lassen.

Käsekartoffeln

*1000 g Kartoffeln, 30 g Maiskeimöl, 150 g (= 1 große) Zwiebel,
150 g geriebener Gouda*
4 Portionen: 1626 kcal, 1 Portion: 407 kcal
Mit der Schale gekochte Kartoffeln vierteln, Zwiebeln im Öl rösten, Kartoffeln
beigeben und vermengen, geriebenen Käse darüberstreuen und im Rohr bei
250 Grad Celsius kurz schmelzen.

Bunter Champignonsalat

*250 g Champignons, 250 g (= 2 Stück) Paprika (1 grüner, 1 roter),
30 g (= 4 EL) Sonnenblumenöl, 40 g Zitronensaft, 8 g (= 1 TL) Senf, Pfeffer,
Salz*
4 Portionen: 419 kcal, 1 Portion: 105 kcal
Öl mit Zitronensaft cremig rühren, mit Senf, Pfeffer und Kräutersalz würzen.
Frische, geputzte Champignons blättrig schneiden, Paprika würfeln, unter die
Salatsauce heben und etwas ziehen lassen.

SONNTAG

1. Frühstück

8 g (= 1 TL) Honig für Kräutertee: 26 kcal

Kruska

*25 g (= 2 EL) Sechskornschrot, 6 g (= 1 EL) Haferflocken, 8 g (= 1 EL)
Gerstenflocken, 30 g Trockenfrüchte, 62,5 g (= ¹/₁₆ l) Milch, 100 g Äpfel*
1 Portion: 313 kcal
Eingeweichte Trockenfrüchte im Saft kurz aufkochen, Schrot einrühren und
kochen, bis es ein dicker Brei ist. Flocken dazugeben, dann die Milch. Äpfel
hineinreiben.

2. Frühstück

Topfen(Quark-)creme mit Himbeeren

250 g (= 1 Becher) Magerquark (-topfen), 250 g Magerjoghurt,
100 g Himbeeren, 20 g Himbeersaft
4 Portionen: 413 kcal, 1 Portion: 103 kcal

Mittagessen

Karotten mit Feldsalat

500 g Karotten, 100 g Feldsalat, 40 g (= 4 EL) Sonnenblumenöl,
2 EL Apfelessig, 10 g (= 1 EL) frisch geriebener Meerrettich (Kren)
4 Portionen: 594 kcal, 1 Portion: 148 kcal

Karotten raffeln, mit dem abgetropften Feldsalat mischen, marinieren.
Oder mit:

Dressing II

10 g Honig, 15 g Distelöl, 2 EL Apfelessig
4 Portionen: 167 kcal, 1 Portion Salat mit Dressing II: 98 kcal

Graupensuppe

80 g Karotten, 150 g Sellerie- und Petersilienwurzeln, 20 g Butter,
100 g Graupen (Rollgerstl), 20 g (= 1 EL) Gemüsebrühe
4 Portionen: 648 kcal, 1 Portion: 162 kcal

Graupen mit einem Liter Wasser im Druckkochtopf weich kochen, geraffeltes
Gemüse in Butter leicht rösten, mit Gemüsebrühe aufgießen, Graupen dazugeben.

Gefüllte Paprika

4 Stück große grüne Paprika, 200 g Naturreis, 100 g Sojagranulat,
150 g (= 1 große) Zwiebel, 30 g Sonnenblumenöl, Petersilie, 20 g (= 1 EL)
Vitam-Gemüsebrühe
4 Portionen: 1570 kcal, 1 Portion: 393 kcal

Reis mit Suppengrün in knapp einem halben Liter Wasser kochen. Sojagranulat
in warmem Wasser ca. 15 Minuten lang einweichen. Zwiebeln und Knoblauch
in Öl andünsten. Sojagranulat kurz mitdünsten, Reis beigeben, mit Petersilie
würzen. Den Deckel vom Paprika abschneiden, aushöhlen, füllen, in etwas
Gemüsebrühe eine halbe Stunde lang garen.

Tomatensauce

750 g Tomaten, 20 g Zitronensaft, 70 g (= 2 EL) saure Sahne (Sauerrahm)
4 Portionen: 245 kcal, 1 Portion: 61 kcal

Tomaten kurz ins kochende Wasser tauchen. Haut abziehen, im Mixer zerkleinern, Sauce erwärmen, saure Sahne, Zitronensaft, etwas Sojasauce beigeben.
Nicht mehr kochen lassen.

Anisbrot

2 Eier, 4 Eigelb, 140 g Honig, 140 g Vollkornmehl, etwas Anis
8 Portionen: 1340 kcal, 1 Portion: 168 kcal

Eier, Eigelb und Honig schaumig rühren, Mehl mit etwas Anis vermischen, unter die Schaummasse heben, in befetteter, bemehlter Form bei 200 Grad Celsius backen.

Zwischenmahlzeit
   Eine Scheibe Vollkornbrot mit Camembert: 200 kcal

Abendessen
   Apfel-Lauch-Salat
   600 g (= 4 Stück) Äpfel, 300 g Lauch, 150 g Magerjoghurt,
   20 g Zitronensaft, 10 g (= 1 TL) Honig
   4 Portionen: 552 kcal, 1 Portion: 138 kcal
Äpfel raffeln, Lauch in Ringe schneiden, mit übrigen Zutaten vermengen, auf Salatblättern servieren.
   Holunder in Pfannkuchenteig
   100 g Nacktgerste, 50 g Hirse, 50 g Buchweizen, 400 g Milch,
   20 g (= 2 TL) Honig, 4 Eier, 40 g Maiskeimöl
   4 Portionen: 1702 kcal, 1 Portion: 425 kcal
Alle Getreidesorten fein mahlen, mit Milch, Honig und Eigelb zu einem Teig rühren, eine Stunde lang quellen lassen. Eiweiß steif schlagen, unter Pfannkuchenteig heben, Holunderblüten in Teig tauchen und in Öl herausbacken. Man kann den Holunder auch ohne Fett – in einer beschichteten Pfanne – herausbacken. Bei 5 Portionen = 1 Portion: 268 kcal
   Birnenmus
   800 g Birnen, 30 g Honig, geriebener Ingwer
   4 Portionen: 577 kcal, 1 Portion: 144 kcal
Birnen, wenn möglich mit Schale, zerkleinern, mit Honig und Ingwer dünsten und im Mixer pürieren.

3. WOCHE

MONTAG

1. Frühstück
   8 g (= 1 TL) Honig für Kräutertee: 26 kcal
   Topfen(Quark-)müsli
   400 g Magerquark (-topfen), 40 g (= 3 EL) Weizenkeimöl,
   40 g (= 2 EL) Honig, 60 g (= 6 EL) geschroteter Leinsamen,
   250 g (= 1 Becher) Magerjoghurt, 400 g Himbeeren, 30 g (= 3 EL) Nüsse,
   80 g (= 1 kleiner) Apfel
   4 Portionen: 1428 kcal, 1 Portion: 357 kcal

2. Frühstück

Vollkornbrot mit 25 g Emmentaler: 205 kcal, eventuell mit 10 g Butter: 75 kcal

Mittagessen

Krautsalat

400 g Weißkohl, 80 g (= 1 kleiner) Apfel, 100 g (= 1 kleine) Apfelsine (Orange), 150 g Joghurt, 40 g (= 2 EL) saure Sahne (Sauerrahm), 10 g (= 1 TL) Kräutersenf, 10 g (= 1 TL) Honig, Kräutersalz, Kümmel
4 Portionen: 360 kcal, 1 Portion: 90 kcal

Apfelsine und Apfel klein schneiden. Weißkohl fein hobeln – mit Salatsauce mischen und durchziehen lassen.
Oder mit Essig-Öl-Marinade:

40 g (= 4 EL) Distelöl, 10 g (= 1 TL) Honig, 3 EL Apfelessig, Kümmel, Kräutersalz
4 Portionen: 392 kcal, 1 Portion: 98 kcal, 1 Portion Krautsalat mit Essig-Öl-Marinade: 148 kcal

Kräutersuppe

50 g Zwiebeln, 20 g Öl, 40 g Weizenvollkornmehl, 2 Tassen gehackte Kräuter, 20 g (= 1 EL) Vitam-Gemüsebrühe
4 Portionen: 392 kcal, 1 Portion: 98 kcal

Gehackte Zwiebeln in Öl rösten, Mehl dazugeben, mit einem Liter Gemüsebrühe aufgießen, aufkochen lassen, Kräuter dazugeben.

Gemüseplatte

400 g Karotten, 300 g Rosenkohl (Kohlsprossen), 300 g grüne Bohnen (Fisolen), 30 g Butter
4 Portionen: 651 kcal, 1 Portion: 163 kcal

Jedes Gemüse einzeln mit wenig Wasser dünsten. Grüne Bohnen mit gehackter Dille, blättrig geschnittene Karotten mit Petersilie anrichten. Das Gemüsewasser kann als Suppe verwendet werden.

Spiegelei

8 Eier, 20 g Öl
4 Portionen: 836 kcal, 1 Portion: 209 kcal

Eier in heißes Fett einschlagen und stocken lassen. Eventuell mit Kräutersalz würzen.

Petersilkartoffeln

350 g Kartoffeln, 10 g (= 1 EL) Sonnenblumenöl, Petersilie
4 Portionen: 306 kcal, 1 Portion: 77 kcal

Zwischenmahlzeit

Birnensalat mit Himbeeren

600 g Birnen, 100 g Himbeeren, 20 g Zitronensaft, 30 g Honig
4 Portionen: 510 kcal, 1 Portion: 128 kcal

Abendessen

¼ l Rote-Bete-Trunk: 105 kcal

Grünkernauflauf

200 g Grünkern, grob geschrotet, 50 g Butter, 2 Eier, 80 g (= 2 Stück) Tomaten, 100 g saure Sahne (Sauerrahm)

4 Portionen: 1372 kcal, 1 Portion: 343 kcal

Einen Liter Wasser zum Kochen bringen, den Schrot unter ständigem Rühren beigeben, kochen, bis ein dicker Brei entsteht. Dann überkühlen lassen. Aus Butter und Eigelb Abtrieb machen, den Brei dazugeben, zuletzt Eischnee unterheben. In eine befettete Auflaufform eine Lage dieser Masse geben, darauf blättrig geschnittene Tomaten, etwas Oregano und Sahne. Die zweite Lage daraufgeben, mit Butterflocken belegen, ca. 30 Minuten lang bei 200 Grad Celsius backen. Der Auflauf kann mit *150 g Edamer* bestreut werden.

1 Portion: 138 kcal

Grüner Salat mit Radieschen

300 g (= 1 Stück) Kopfsalat, 180 g (= 1 Bund) Radieschen, in feine Scheiben geschnitten, 2 EL Apfelessig, 10 g (= 1 TL) Honig, 1 TL gehackte Dille, 20 g (= 2 EL) Sonnenblumenöl

4 Portionen: 299 kcal, 1 Portion: 75 kcal

DIENSTAG

1. Frühstück

8 g (= 1 TL) Honig für Kräutertee: 26 kcal

Müsli aus Sechskornschrot

160 g (= 8 EL) Sechskornschrot, 150 g getrocknete Datteln und Aprikosen, 250 g (= 1 Becher) Magerjoghurt, 250 g Äpfel

4 Portionen: 1221 kcal, 1 Portion: 305 kcal. Wird das Müsli mit Sahne zubereitet = 1 Portion: 469 kcal.

Schrot mit Wasser einweichen, ebenso die geschnittenen Trockenfrüchte. Äpfel reiben, alles vermischen.

2. Frühstück

¼ l Sauermilch: 158 kcal

Mittagessen

Fenchelsalat

500 g (= 3 Stück) Fenchelknollen, 1 EL Apfelessig, 30 g (= 3 EL) Distelöl, 10 g (= 1 TL) Honig, Suppengrün, Bohnenkraut

4 Portionen: 547 kcal, 1 Portion: 137 kcal

Fenchel und Suppengrün fein schneiden, mit Marinade vermischen. Eine Stunde lang ziehen lassen.

Hafersuppe

80 g (= 6 EL) Hafer, 200 g Champignons, 50 g saure Sahne (Sauerrahm),
1 EL gehackte Petersilie, 1 l Vitam-Gemüsebrühe

4 Portionen: 402 kcal, 1 Portion: 101 kcal

Gut einen Liter Wasser oder Vitam-Gemüsebrühe zum Kochen bringen. Hafer mahlen, hinzufügen, aufkochen und ziehen lassen. Blättrige Champignons in heiße Suppe geben, kurz ziehen lassen. Sahne hinzugeben und mit Petersilie servieren.

Wird anstelle von saurer Sahne Schlagsahne verwendet, dann hat eine Portion + 25 kcal.

Gratinierter Blumenkohl

750 g Blumenkohl, 20 g (= 2 EL) Sonnenblumenöl, 70 g Weizenvollkorn-
mehl, 250 g (= ¹/₄ l) Milch, Muskat, Basilikum, Pfeffer, Kräutersalz,
150 g geriebener Emmentaler

4 Portionen: 1182 kcal, 1 Portion: 296 kcal

Blumenkohl in Wasser kochen, in Röschen teilen und in befettete Auflaufform schlichten. Aus Öl, Mehl und etwas Kohlwasser eine Mehlschwitze (Einmach) bereiten, die Hälfte vom Käse einrühren, mit Milch aufgießen. Mit Muskat, Basilikum, Pfeffer und Kräutersalz würzen. Blumenkohl mit Käsesauce übergießen und mit dem restlichen Käse bestreuen. Im Rohr bei 250 Grad Celsius ca. 30 Minuten lang backen.

Zwischenmahlzeit

Käsesalat mit Oliven

250 g Tilsiter (30% F. i. Tr.), 250 g Tomaten, 80 g Oliven, 40 g Zitronensaft,
20 g Sonnenblumenöl, 1 EL Schnittlauch

4 Portionen: 1056 kcal, 1 Portion: 264 kcal

Tilsiter, 45% = 1 Portion: + 47 kcal

Käse und Tomaten würfeln, marinieren und etwas stehen lassen (eventuell auf Salatblättern anrichten). Dazu eventuell eine Scheibe Vollkornbrot: 105 kcal.

Abendessen

Rettichsalat mit Kresse

750 g Rettich, 100 g Kresse, 20 g (= 2 EL) Leinöl, Kräutersalz

4 Portionen: 344 kcal, 1 Portion: 86 kcal,

wird 50 g Öl verwendet = 1 Portion: 154 kcal

Rettich grob raffeln, feingeschnittene Kresse, Öl und Kräutersalz hinzugeben.

Buchteln (Hefegebäck)

500 g Weizenvollmehl, 125 g (= ¹/₈ l) Milch, 20 g Hefe, 50 g Butter,
80 g Honig, 125 g (= ¹/₈ l) Milch, 1 Ei, 20 g Butter

Fülle:

250 g Magerquark (-topfen), 1 Eigelb, 50 g Honig, 50 g ungeschwefelte Rosinen

8 Portionen: 3357 kcal, 1 Portion: 420 kcal

Lauwarme Milch und Hefe verrühren, in die Schüssel mit Mehl geben, dort 15 Minuten lang gehen lassen. In lauwarmer Milch Butter, Honig, Zitronenschale (nicht gespritzt) und Ei verrühren, zum Teig geben. Diesen gut schlagen und mit Mehl bestauben, 45 Minuten lang gehen lassen. Den Quark mit den angegebenen Zutaten glattrühren. Teig fingerdick auswalken, in Vierecke schneiden, je 1 TL Fülle daraufgeben. Fülle gut einschließen und in der Hand rund rollen. Buchteln in gut befettete Auflaufform setzen, nachdem sie rundum mit zerlassener Butter bestrichen wurden. Nochmals 15 Minuten lang gehen lassen, bei 200 Grad Celsius ca. 45 Minuten lang backen.

Holunderkompott

500 g Holunderbeeren, 100 g Birnen, in Spalten geschnitten, 100 g entkernte Pflaumen, 20 g Honig

4 Portionen: 457 kcal, 1 Portion: 114 kcal

Alle Zutaten gemeinsam kurz dünsten.

MITTWOCH

1. Frühstück

8 g (= 1 TL) Honig für Kräutertee: 26 kcal

Haferflockenmüsli mit Rosinen

160 g (= 8 EL) Haferflocken, 50 g Rosinen, über Nacht eingeweicht, 600 g geriebene Äpfel, 30 g Schlagsahne (Schlagobers) zum Garnieren

4 Portionen: 1160 kcal, 1 Portion: 290 kcal

2. Frühstück

Bananenjoghurt

400 g Magerjoghurt, 300 g Bananen, 30 g Ahornsirup

4 Portionen: 577 kcal, 1 Portion: 144 kcal

Mittagessen

Paprikasalat

300 g grüner Paprika, 300 g Tomaten, 70 g (= 1 kleine) Zwiebel, 80 g (= 4 EL) gekeimter Weizen, 30 g (= 4 EL) Leinöl, 3 EL Obstessig, Kräutersalz, Cayennepfeffer

4 Portionen: 690 kcal, 1 Portion: 173 kcal

Paprika hobeln, Tomaten würfeln, Zwiebel in Ringe schneiden, mit dem Weizen vermischen, marinieren und mit Kräutersalz und etwas Cayennepfeffer würzen.

Wird der Salat ohne Öl mariniert = 1 Portion: 150 kcal

Gemüsesuppe mit Kräuterschöberln (Kräuterbiskuit)

*30 g (= 2 EL) Vitam-Gemüsebrühe, 2 Eier, 50 g Dinkelmehl, 1 EL gehackte
Kräuter*

8 Portionen: 417 kcal, 1 Portion: 52 kcal

Vitam mit einem Liter Wasser aufkochen, Schnee schlagen. Eigelb, Mehl und
Kräutersalz, ebenso Kräuter unterheben. Die Masse auf ein befettetes Blech
2 cm dick aufstreichen, bei 200 Grad Celsius 10 Minuten lang backen. In Rechtecke schneiden und mit heißer Suppe übergießen.

Kopfsalat

*300 g (= 1 Stück) Kopfsalat, 4 EL Obstessig, 10 g (= 1 TL) Honig,
20 g (= 3 EL) Sonnenblumenöl*

4 Portionen: 263 kcal, 1 Portion: 66 kcal

Zwiebelkuchen

*170 g Weizenvollkornmehl, 70 g Butter, 500 g Zwiebeln, 50 g Butter,
125 g (= ⅛ l) saure Sahne (Sauerrahm), 30 g (= 1 EL) Weizenvollkornmehl,
2 Eier*

5 Portionen: 2100 kcal, 1 Portion: 420 kcal. Bei 4 Portionen je: 525 kcal.

Mehl mit Kräutersalz und 5 EL Wasser vermengen. Geschnittene Butter hinzugeben und das Ganze zu einem geschmeidigen Teig kneten.

Auswalken und damit eine Springform belegen. Den Teig an den Rändern 2 cm
hochziehen. Eine halbe Stunde lang rasten lassen. Mit der Gabel einstechen und
bei 200 Grad Celsius 10 Minuten lang vorbacken.

Zwiebeln in Scheiben schneiden, in Butter glasig dünsten, mit Kräutersalz würzen.

In die Sahne übrige Zutaten einrühren, auch die Zwiebeln. Diese Masse auf den
vorgebackenen Teig streichen und noch ca. 30 Minuten lang backen.

Zwischenmahlzeit

1 Honigbrot, dazu Kräutertee: 163 kcal (Honigbrot: 137 kcal, Kräutertee:
26 kcal)

Abendessen

Knoblauchsuppe

*4 Zehen Knoblauch, 40 g Butter, 40 g Vollkornmehl, 80 g (= 1 kleine)
Zwiebel, 1 l Vitam-Gemüsebrühe*

4 Portionen: 516 kcal, 1 Portion: 129 kcal

Mehlschwitze (Einmach) bereiten, Zwiebel und Knoblauch mitdünsten, mit
Gemüsebrühe aufgießen und verkochen lassen.

Lauch-Kartoffel-Auflauf

*300 g Lauch, 600 g Kartoffeln, 100 g Reibkäse, 100 g saure Sahne (Sauer-
rahm), 30 g Butter, 2 Eier, Kräutersalz, Petersilie, Liebstöckel, Oregano,
Muskat*

4 Portionen: 1386 kcal, 1 Portion: 347 kcal, bei 3 Portionen je: 462 kcal.

Lauch in dicke Ringe schneiden, Kartoffeln mit der Schale grob raffeln, drei Viertel des Käses, Salz, Petersilie, Liebstöckel, Oregano mit Lauch und den Kartoffeln gut vermengen und in befettete Form füllen.

Sahne mit Eiern und Muskat verquirlen und darübergießen.

Den restlichen Käse daraufstreuen.

Butterflocken darauf verteilen und bei 200 Grad Celsius ca. 45 Minuten lang backen.

Wird anstelle von saurer Sahne Schlagsahne verwendet = pro Portion: + 65 kcal.

Chicoréesalat
300 g Chicorée, 300 g Äpfel, 30 g (= 4 EL) Sonnenblumenöl, 2 EL Apfel-essig, 10 g (= 1 TL) Honig, 1 EL gehackter Kerbel

4 Portionen: 530 kcal, 1 Portion: 133 kcal

Chicorée halbieren und in ¹/₂ cm breite Streifen schneiden. Äpfel würfeln, mit Salatsauce vermischen und mit Kerbel bestreuen.

DONNERSTAG

1. Frühstück

8 g (= 1 TL) Honig für Kräutertee: 26 kcal

Weizenkeimmüsli mit Mandarinen
160 g gehackte Weizenkeime, 400 g gehackte Äpfel, 400 g Mandarinen, 200 g Magerjoghurt, 40 g Ahornsirup

4 Portionen: 1160 kcal, 1 Portion: 290 kcal

2. Frühstück

1 Birne (150 g): 90 kcal

Mittagessen

Gurkenrohkost
400 g Gurke, 150 g Magerjoghurt (oder saure Sahne [Sauerrahm]), 1 Bund Dille, 20 g (= 2 EL) Sonnenblumenöl, Kräutersalz, Pfeffer

4 Portionen: 304 [403] kcal, 1 Portion: 76 [101] kcal

Gurken hobeln, Marinade darübergießen, mit Kräutersalz und Pfeffer ab-schmecken.

Brennesselsuppe
250 g Brennesseln, 80 g (= 1 kleine) Zwiebel, 2 EL Weizenvollkornmehl

4 Portionen: 176 kcal, 1 Portion: 44 kcal, + 20 g Sahne: 62 kcal

Brennesseln mit wenig Wasser und gehackter Zwiebel kurz kochen, im Mixer pürieren, mit Wasser verrührtes Mehl beimengen und aufkochen lassen.

Weizen mit Champignons
250 g Weizen, 30 g Butter, 250 g Champignons, 50 g saure Sahne (Sauer-rahm), 100 g junge Zwiebeln mit Grün, Petersilie, Kräutersalz

4 Portionen: 1193 kcal, 1 Portion: 298 kcal

Weizen in einem halben Liter Wasser über Nacht einweichen.

Den Weizen am nächsten Tag 40 Minuten lang ausquellen lassen.

Inzwischen Champignons und Zwiebeln in Butter dünsten, mit Kräutersalz würzen und mit Petersilie bestreuen, Weizen daruntermischen, obenauf Sahne geben.

Frühlingssalat

100 g Feldsalat (Vogerlsalat), 100 g Spinatblätter, 50 g Löwenzahnblätter, 50 g Kresse, 350 g (= 2 Bund) Radieschen, 20 g (= 2 EL) Distelöl, 1 Zehe Knoblauch, 150 g Buttermilch, 1 TL Hefeflocken

4 Portionen: 440 kcal, 1 Portion: 110 kcal

Alle Salate gut waschen und zerteilen, Radieschen in Scheiben schneiden und mit der Marinade gut vermischen.

Zwischenmahlzeit

Sauerkrautsalat

600 g Sauerkraut, 200 g Äpfel, 150 g kleine Salzgurken, 30 g Sonnenblumenöl, Saft einer Zitrone, 20 g (= 2 TL) Honig

4 Portionen: 647 kcal, 1 Portion: 162 kcal

Am besten den Salat schon am Morgen machen und ziehen lassen, dazu eventuell 1 Scheibe Vollkornbrot = 105 kcal.

Abendessen

Garser Minestrone

150 g Tomaten, 150 g Karotten und Petersilienwurzeln, 150 g grüne Erbsen, 50 g Hirsenudeln, 100 g Zwiebeln, 20 g (= 1 EL) Vitam-Gemüsebrühe, Kräuter der Provence

4 Portionen: 432 kcal, 1 Portion: 108 kcal

Alle Zutaten in einen Liter Wasser geben und im Druckkochtopf 5 bis 10 Minuten lang garen.

Obstknödel (-klöße)

300 g Weizenvollkornmehl, 250 g Magerquark (-topfen), 100 g Honig, Zimt, 1 TL Backpulver, 100 g Butter, 500 g (= ca. 20 Stück) Aprikosen (Marillen) oder Pflaumen, 1 Eigelb

6 Portionen: 2638 kcal, 1 Portion: 440 kcal, bei 4 Portionen je: 660 kcal.

Mehl mit etwas Zimt, 1 TL Backpulver und der geriebenen Schale einer ungespritzten Zitrone mischen, mit Quark und Honig verrühren und die Butter einkneten. Teig ca. 45 Minuten lang rasten lassen, dann das Obst in den Teig einwickeln, auf ein Backblech setzen, mit einem Eigelb bestreichen und bei 200 Grad Celsius ca. 35 Minuten lang backen.

Apfelkompott

600 g Äpfel, 30 g Honig

4 Portionen: 457 kcal, 1 Portion: 114 kcal

Fortsetzung Seite 130

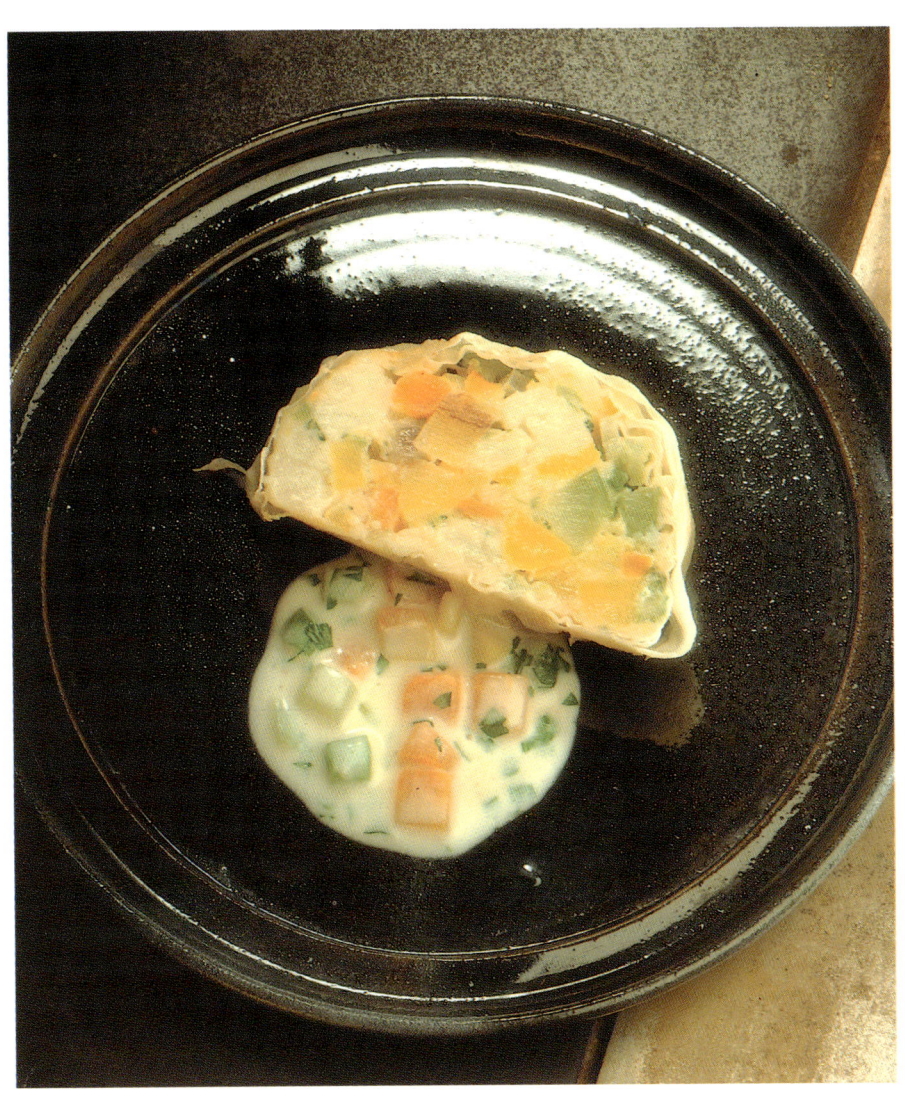

Gemüsestrudel (Rezept siehe Seite 139)

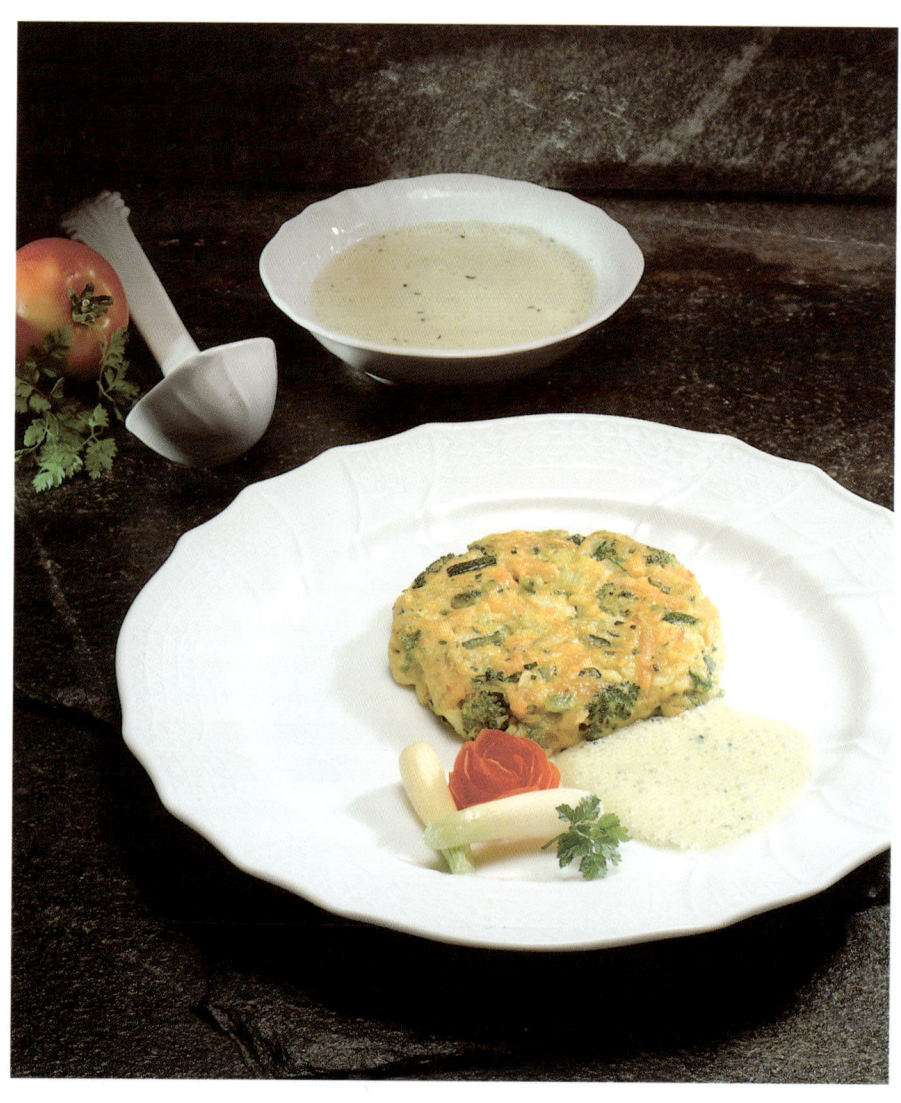

Gemüseschnitzel mit Kräutersauce (Rezept siehe Seite 139)

114

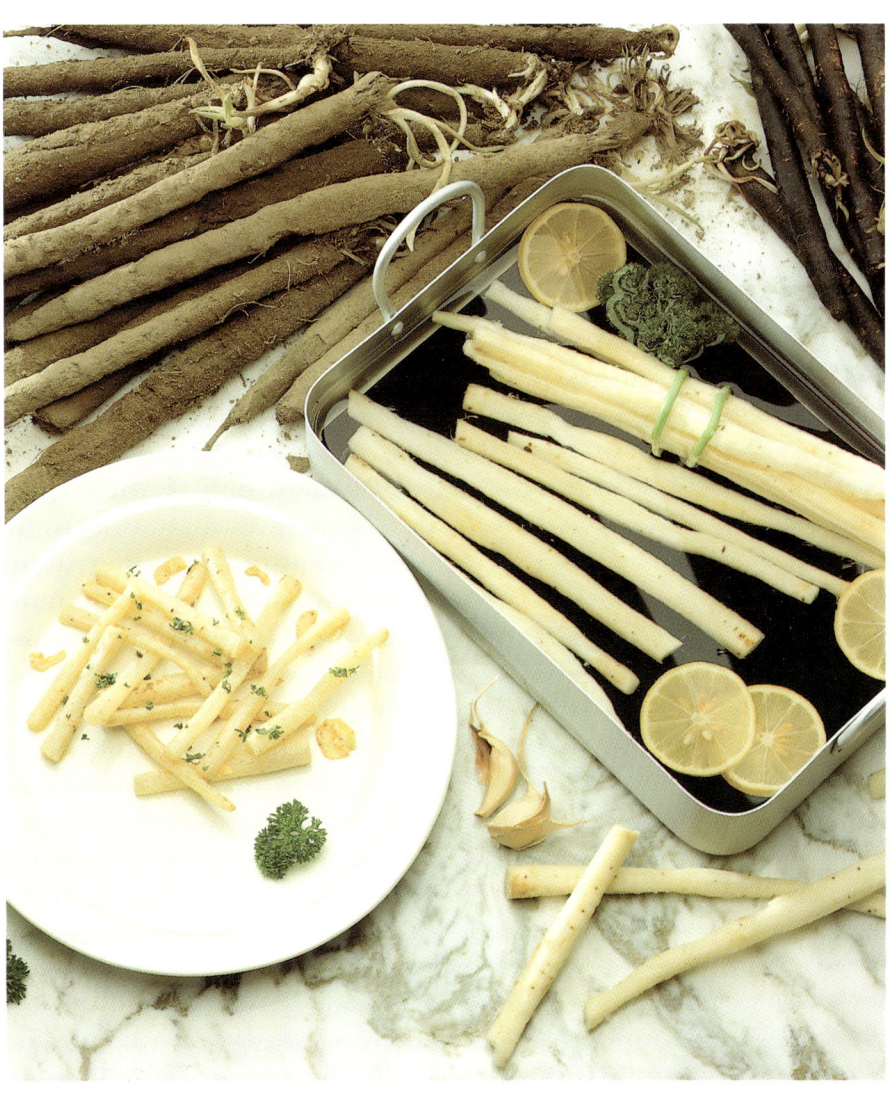

Gebratene Schwarzwurzeln (Rezept siehe Seite 140)

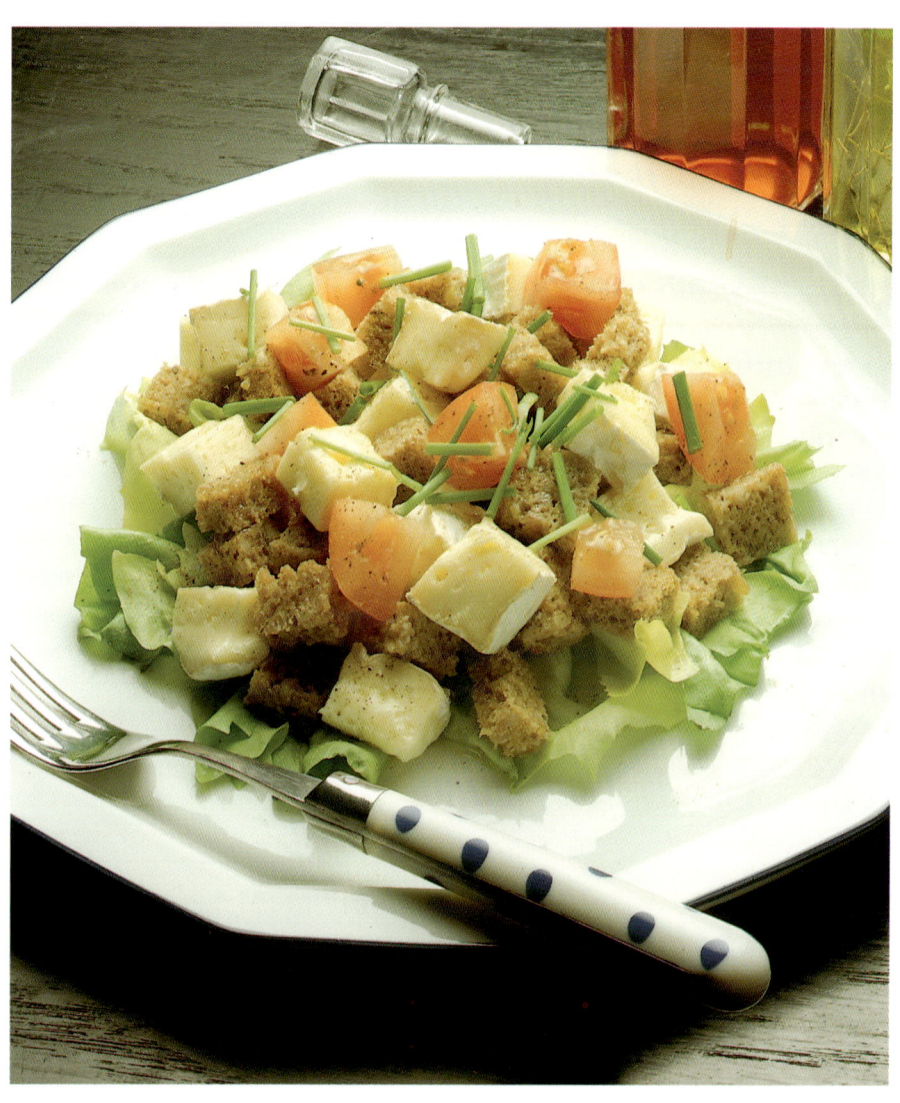

Briesalat mit Vollkornbrot (Rezept siehe Seite 140)

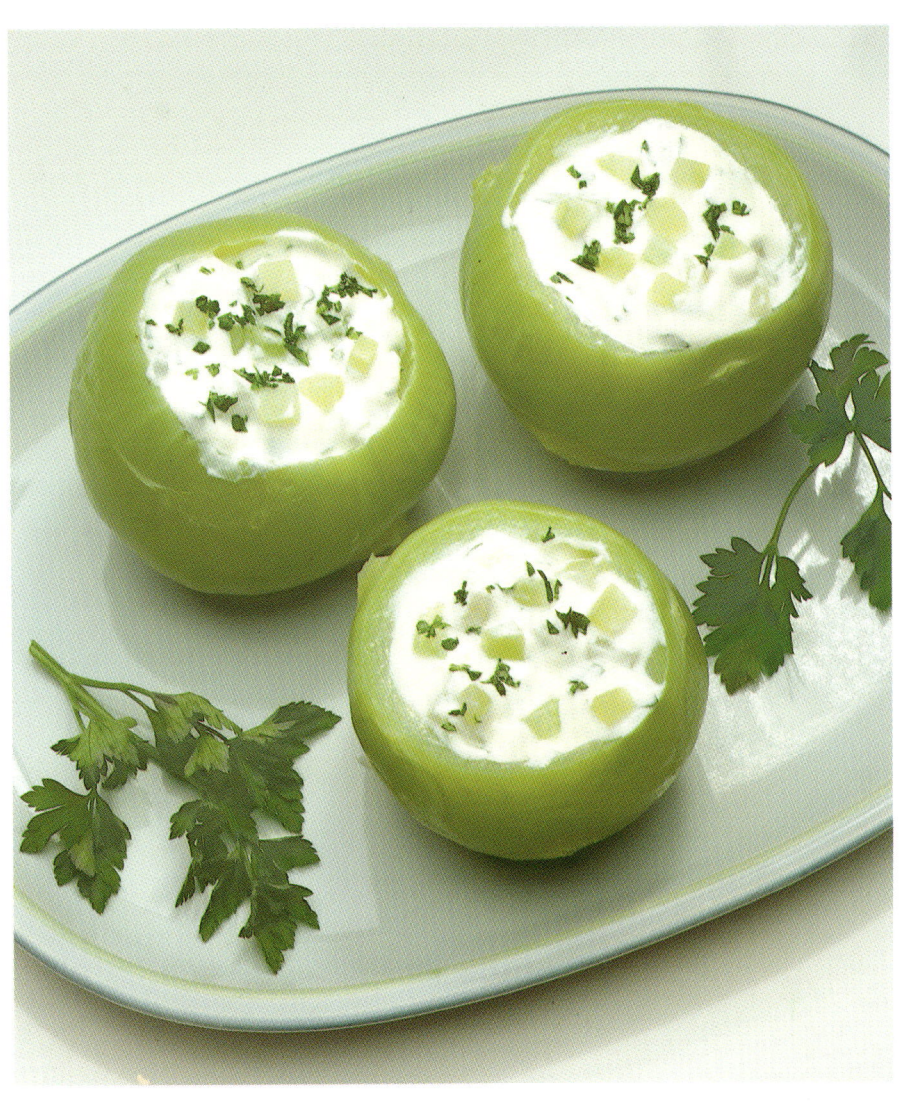

Gefüllte Kohlrüben (Rezept siehe Seite 140)

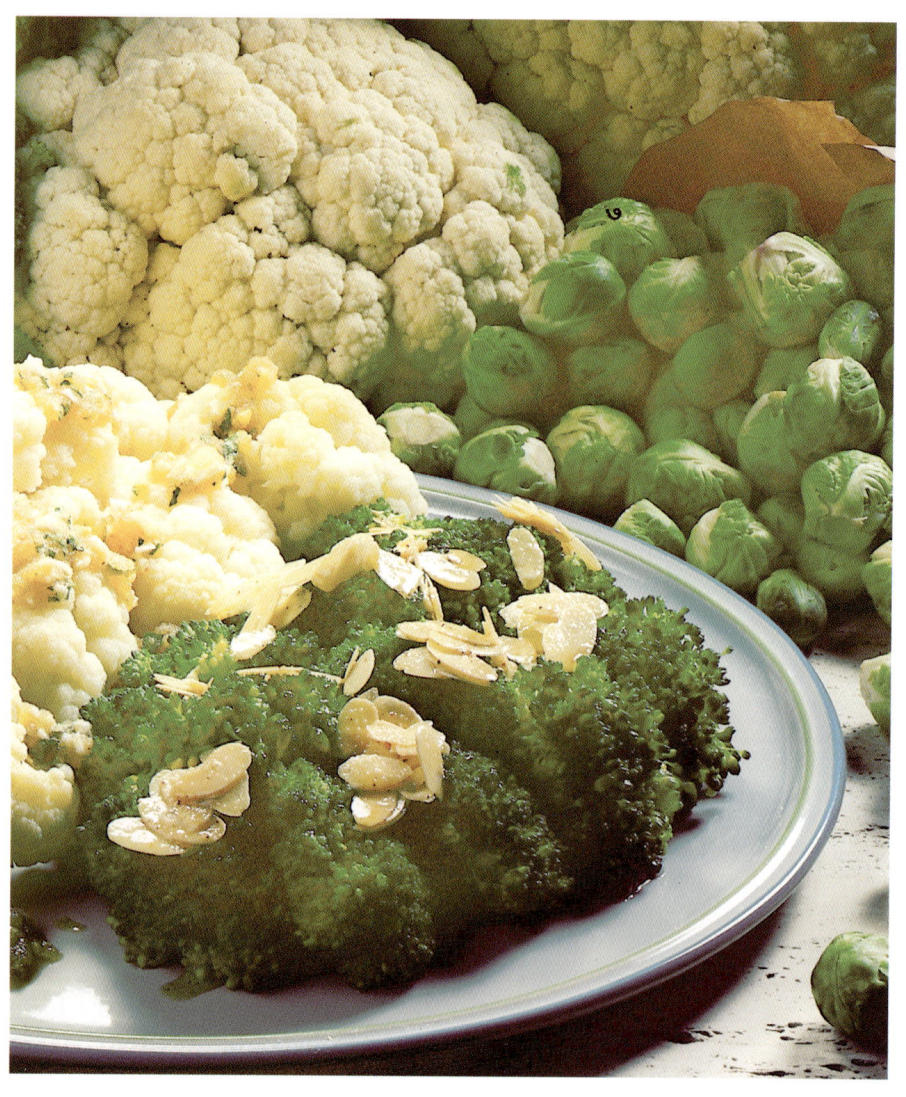

*Oben: Broccoli mit gehobelten Mandeln und Blumenkohl mit Butterbröseln
(Rezepte siehe Seite 141)
Rechts oben: Rohkost à la Alfred Stadler (Rezept siehe Seite 141)
Rechts unten: Löwenzahnsalat mit Stangensellerie und Orangen
(Rezept siehe Seite 141)*

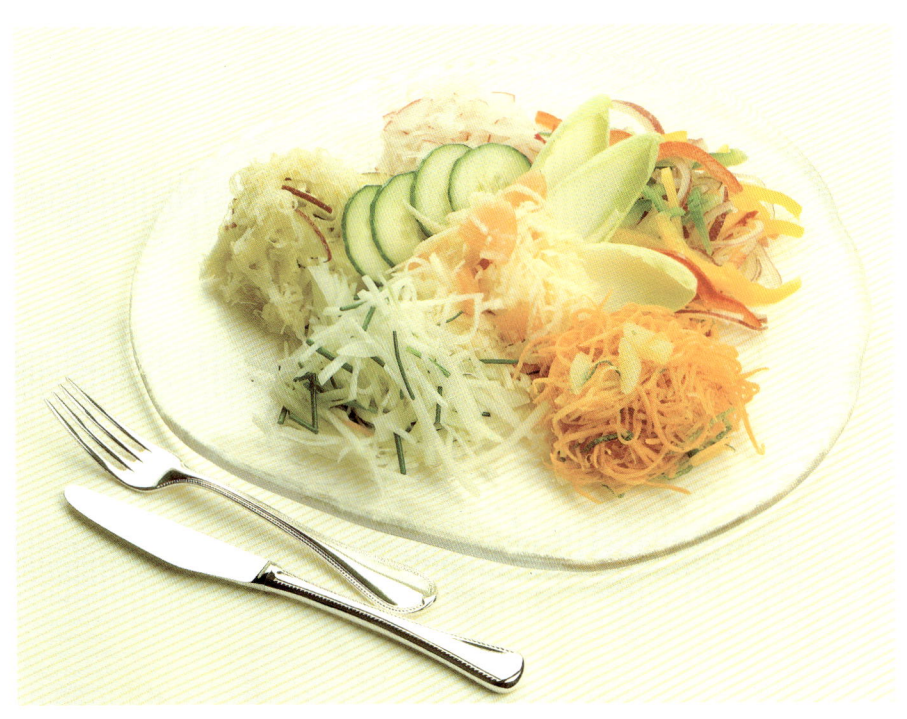

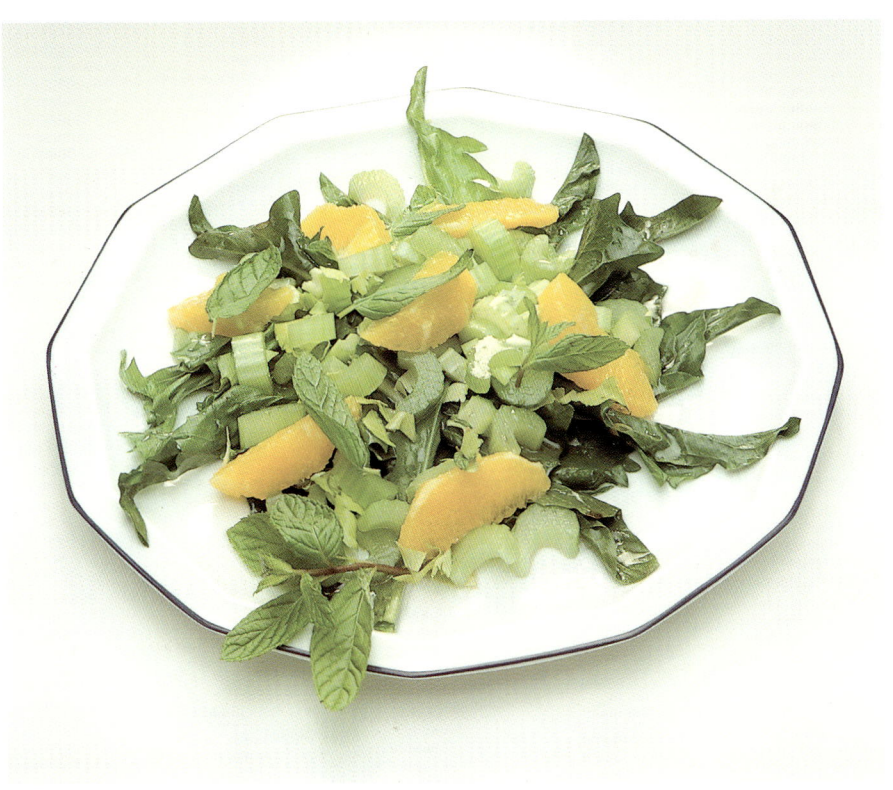

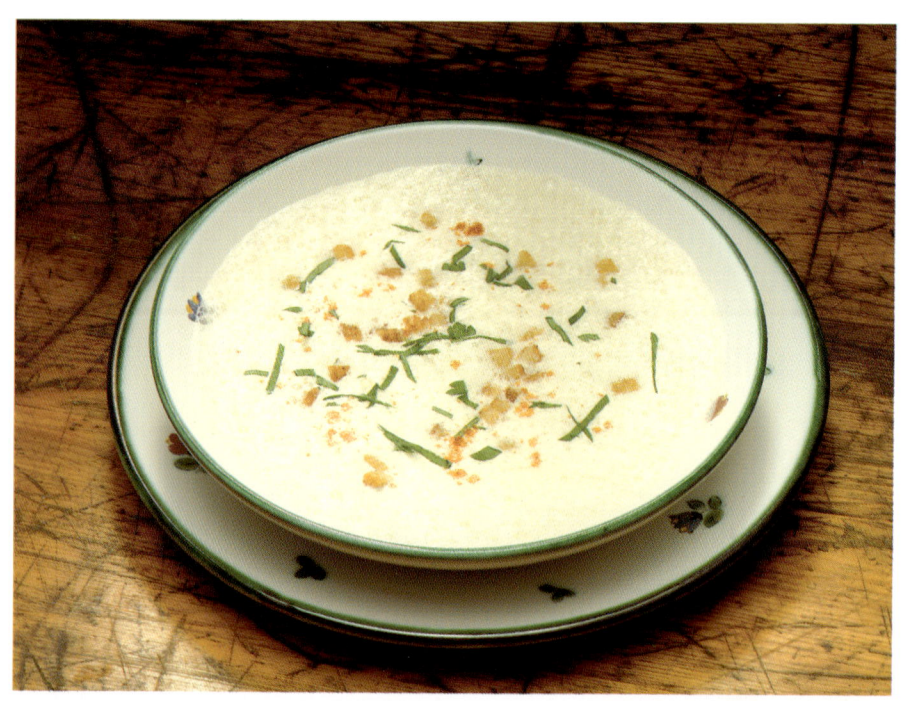

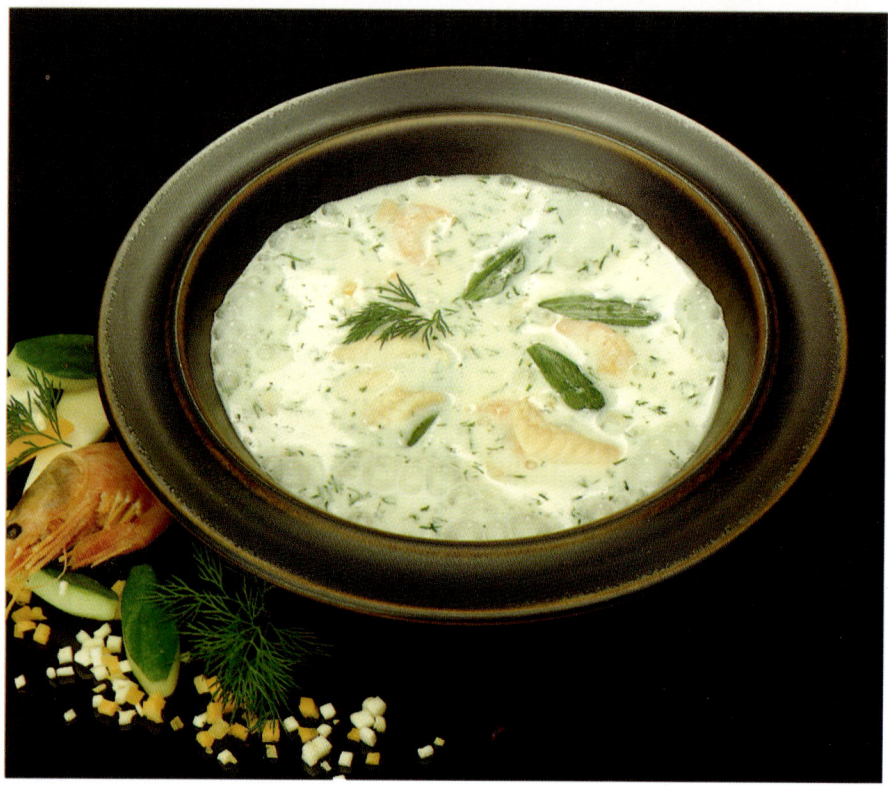

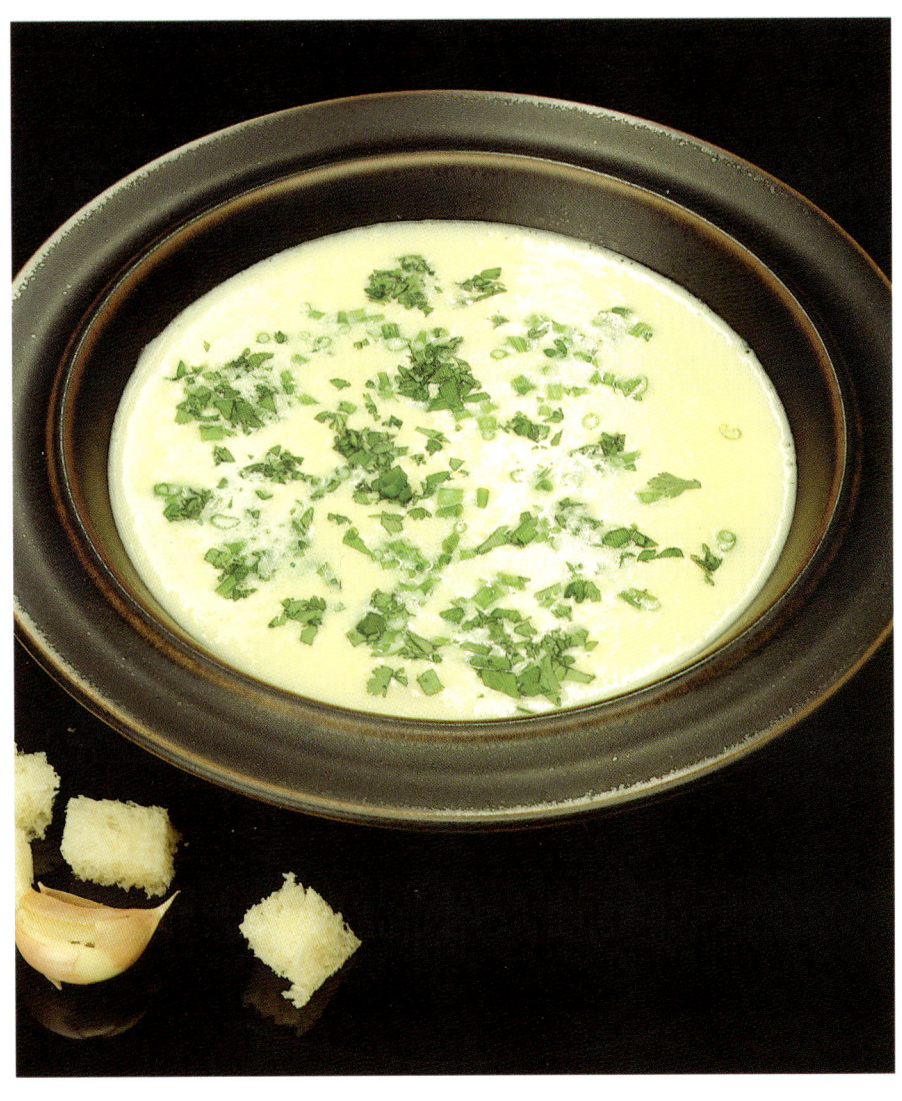

Links oben: Kürbissuppe (Rezept siehe Seite 142)
Links unten: Gurkensuppe mit Seezungenstreifen und Dille (Rezept siehe Seite 142)
Oben: Knoblauch-Weißbrot-Suppe mit Ei (Rezept siehe Seite 143)

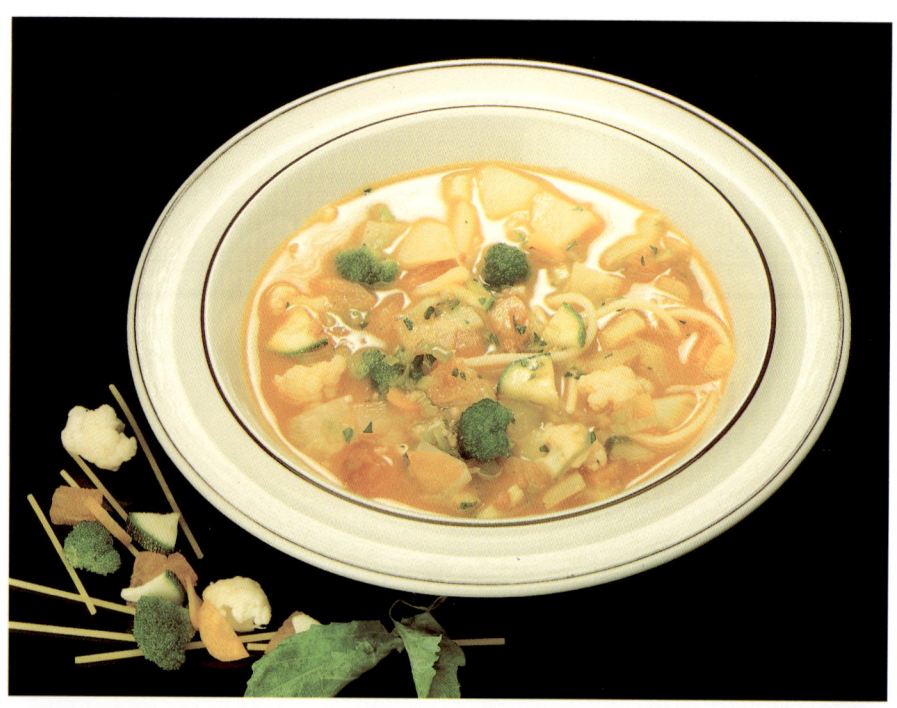

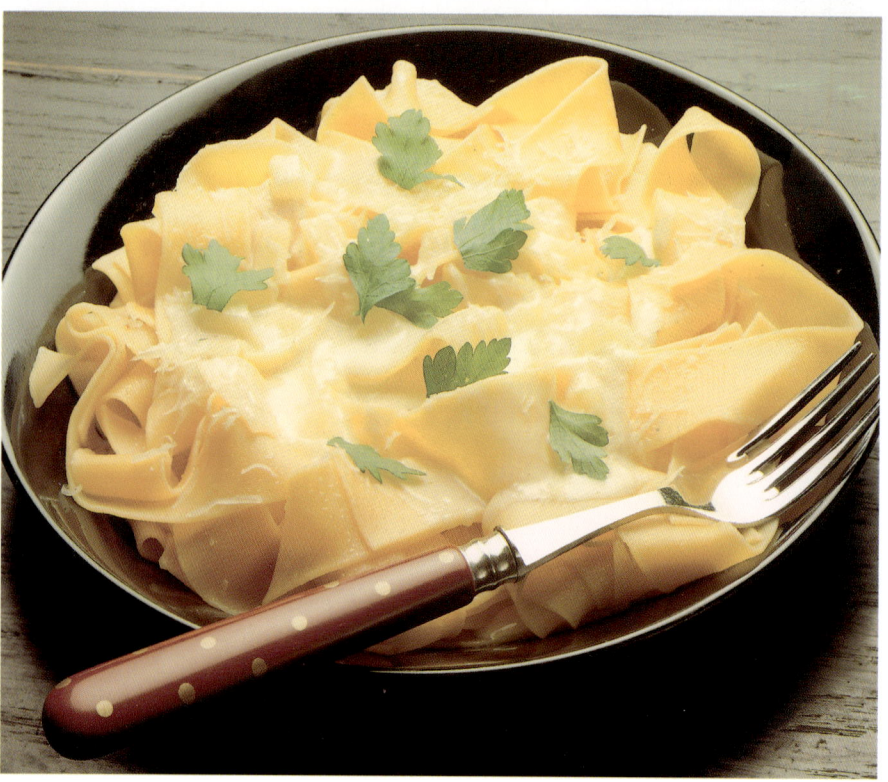

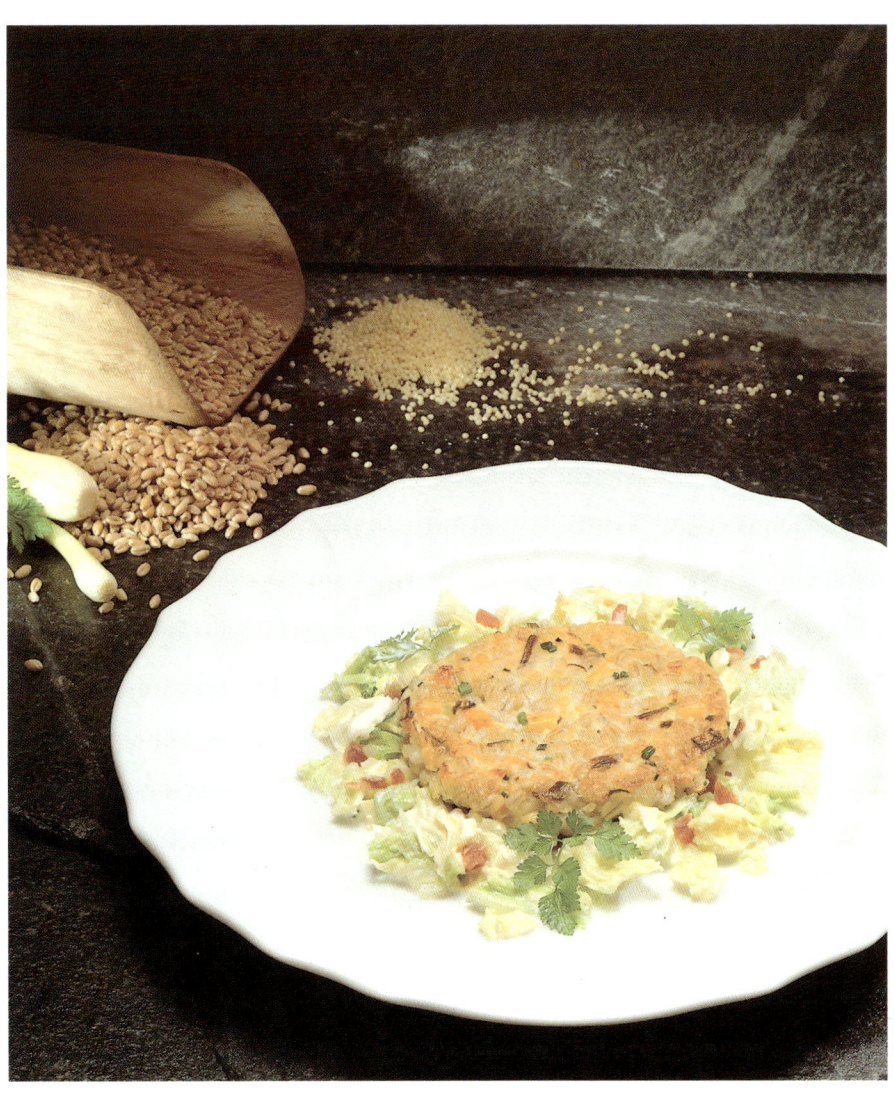

Links oben: Minestrone (Rezept siehe Seite 143)
Links unten: Tomatennudeln mit Käsecreme (Rezept siehe Seite 144)
Oben: Hirse-Gersten-Schnitzel mit Kohlgemüse (Rezept siehe Seite 143)

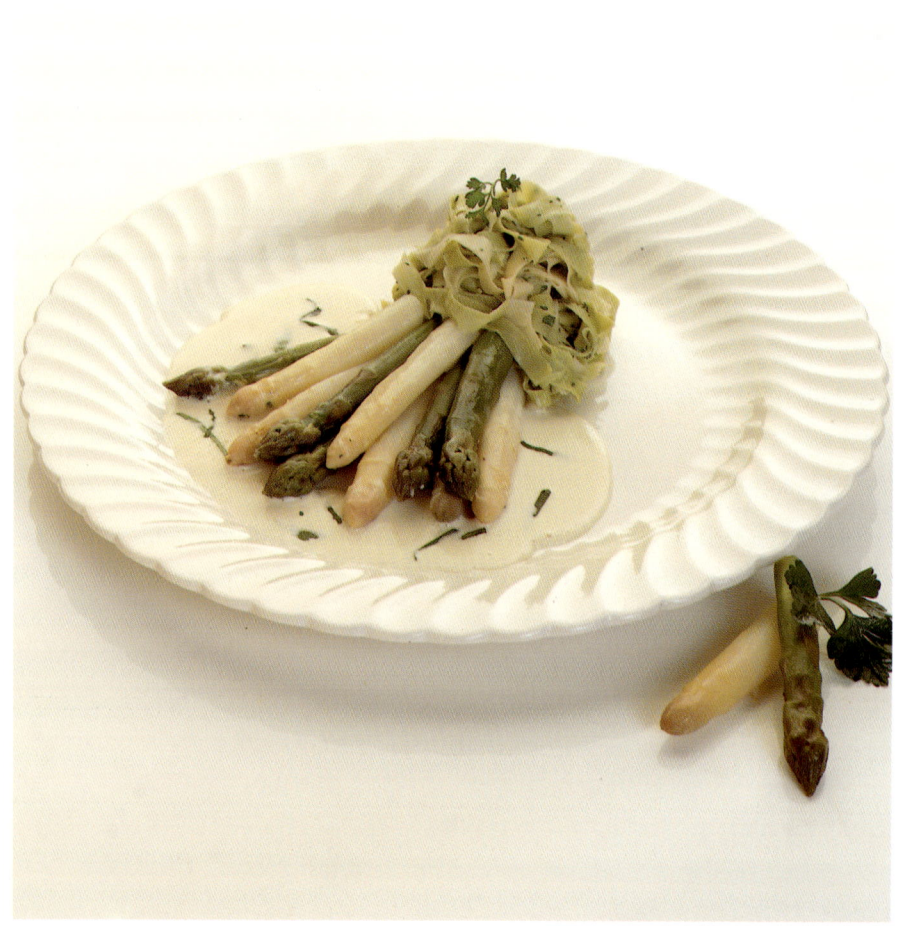

Grüne und weiße Spargeln mit Kräuternudeln (Rezept siehe Seite 145)

124

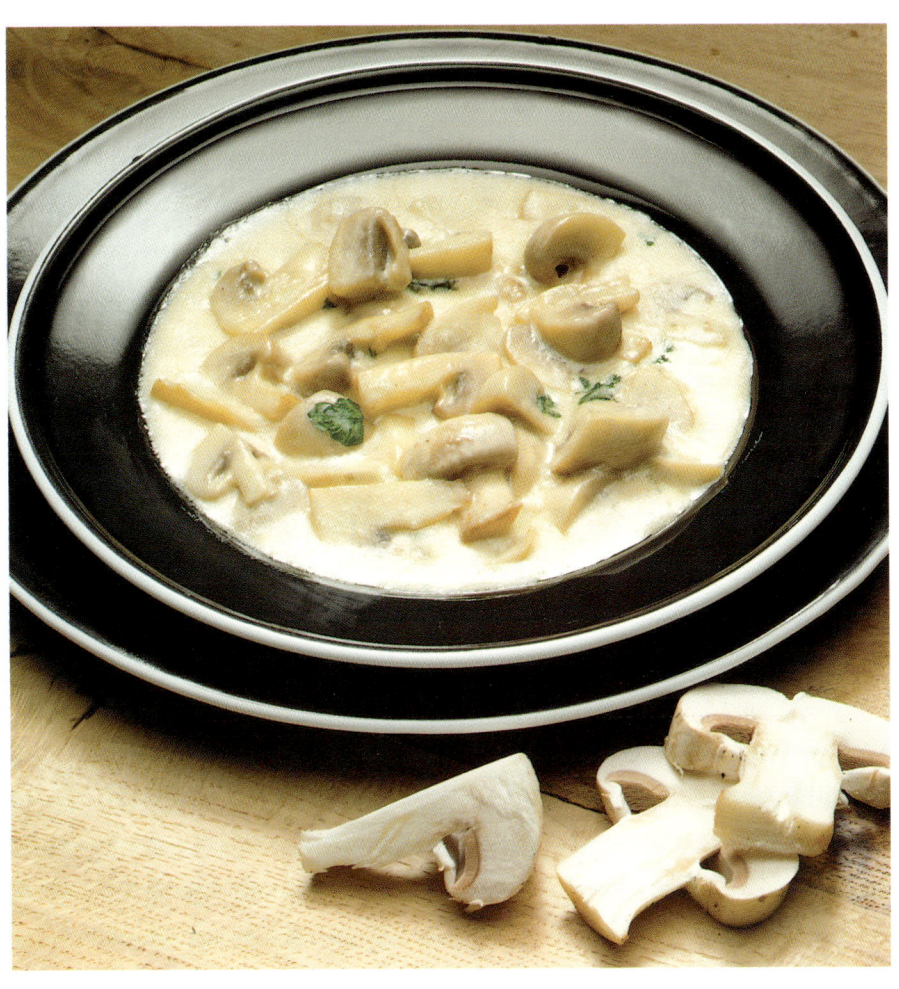

Champignons à la Crème (Rezept siehe Seite 144)

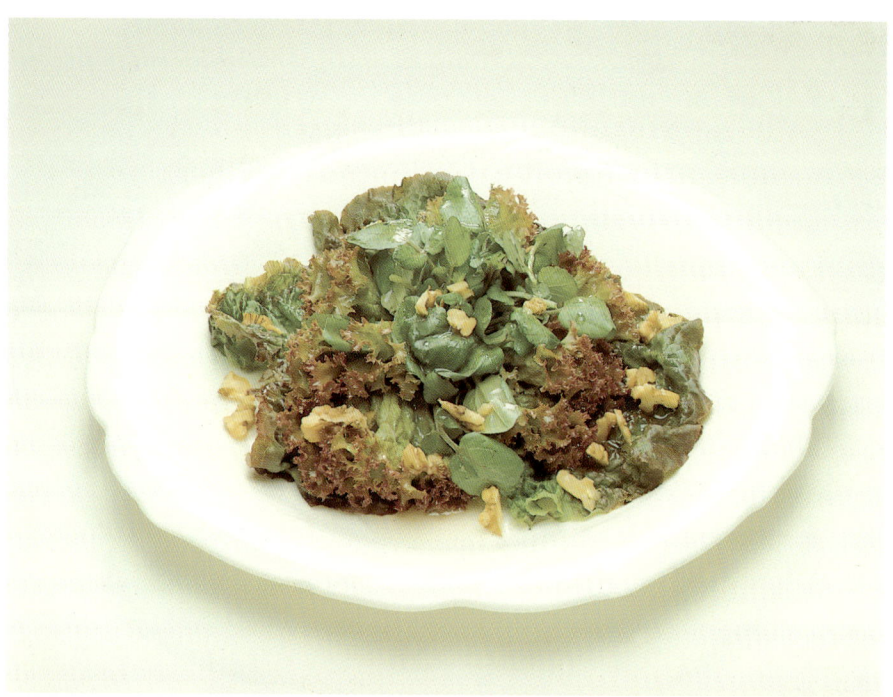

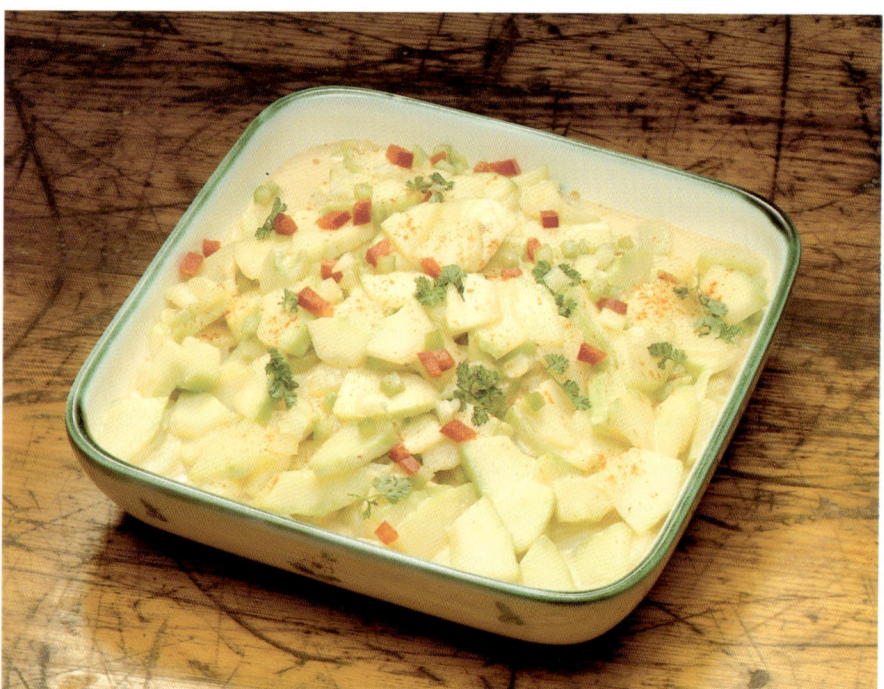

Oben: Herbstlicher Salat mit Walnüssen (Rezept siehe Seite 145)
Unten: Steirisches Kürbisgemüse (Rezept siehe Seite 145)

126

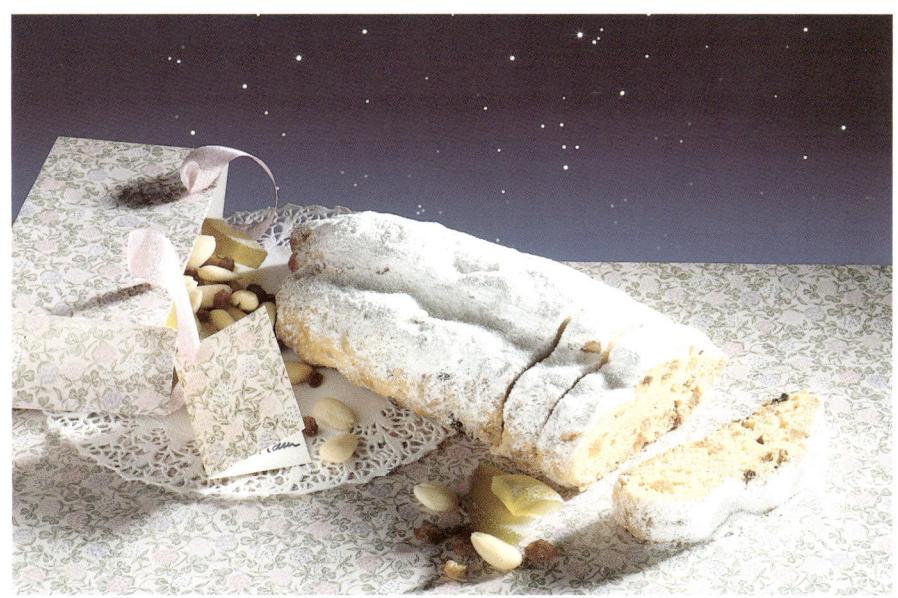

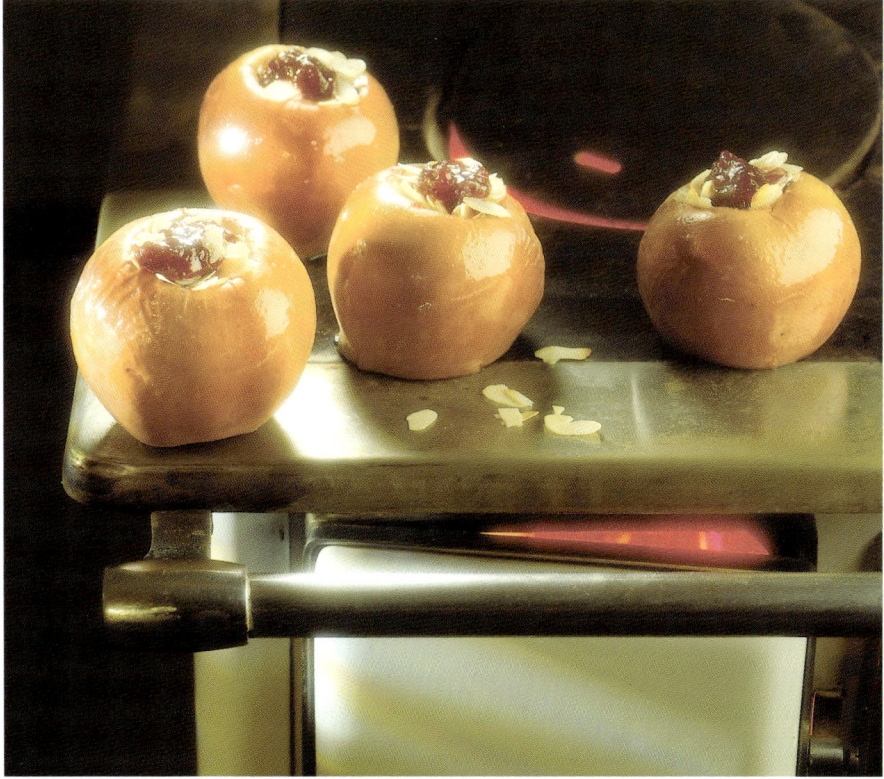

Oben: Weihnachtsstollen (Rezept siehe Seite 146)
Unten: Gefüllter Bratapfel (Rezept siehe Seite 145)

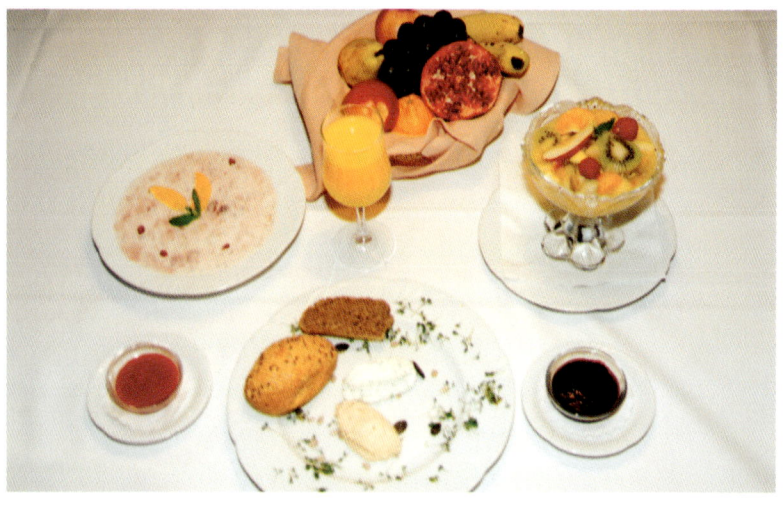

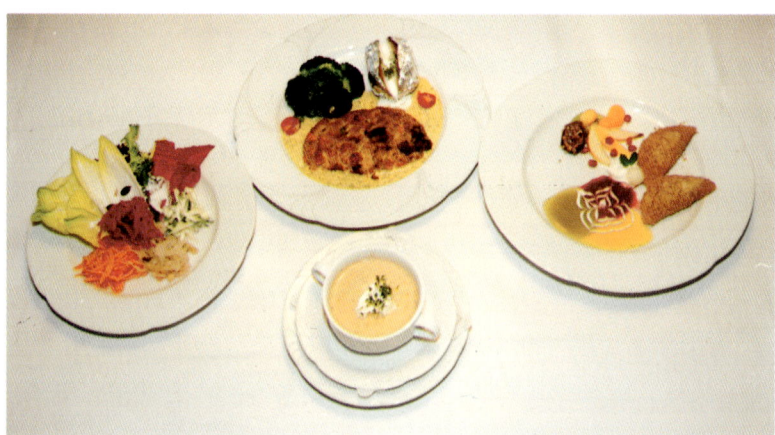

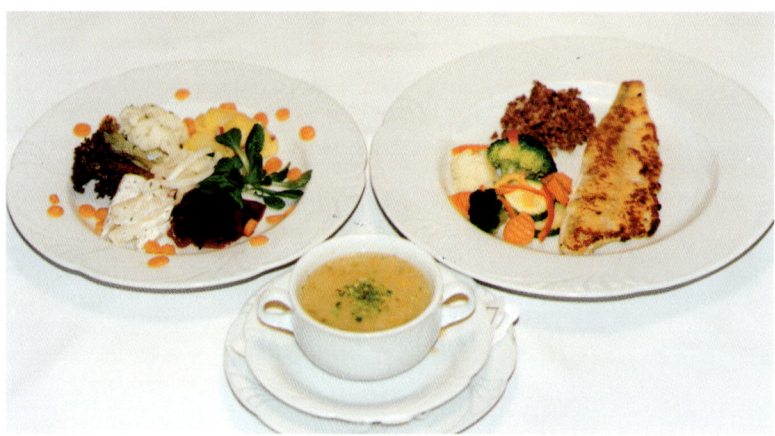

Oben: Frühstück (siehe Seite 129)
Mitte: Mittagsmenü (siehe Seite 129)
Unten: Abendessen (siehe Seite 129)

Ein vollwertiges Tagesmenü

Frühstück (Foto siehe Seite 128 oben) zur Wahl

⅛ l Orangensaft	50 kcal	1 Portion Fruchtsalat	150 kcal
1 Früchtetee		1 Portion Müsli	300 kcal
mit Honig	30 kcal	1 Vollkornbrötchen	120 kcal
		1 kleine Schnitte Vollkornbrot	80 kcal
		1 Portion Frühlingsquark (-topfen)	60 kcal
		1 EL Fruchtmarmelade	50 kcal
		1 Apfel (mittelgroß)	80 kcal

Mittagsmenü (Foto siehe Seite 128 Mitte)

Fitneßteller mit Kopfsalat, Chicorée, Radicchioblättern, Karotten, Rotkohl- und Sauerkrautsalat, Joghurtdressing	60 kcal
Grünkernsuppe mit Kräutern und 1 EL Sahne	125 kcal
Gemüseschnitzel mit Folienkartoffeln, Broccoli und Wurzelsauce	340 kcal
Hirsetäschchen mit Obst und Himbeer-, Kiwi- sowie Aprikosenmark	435 kcal

Abendessen (Foto siehe Seite 128 unten)

gekochte Salate (Schwarzwurzel, rote Bete, Sellerie, Blumenkohl, Kartoffel, Karottenscheiben, Eichblatt- und Feldsalat)	140 kcal
Karottensuppe mit Basilikum	115 kcal
Zander, gegrillt, mit roten Linsen und gedämpftem Gemüse	260 kcal

Dieses Menü entspricht bei reichlichem Frühstück ca. 2200 kcal (Tagesbedarf eines 70 kg schweren Menschen bei leichter Arbeit); wird das Frühstück auf 350 kcal beschränkt, und werden die Hirsetäschchen weggelassen, so bleiben nur noch 1400 kcal übrig, was bereits einer Tagesreduktionskost zur Gewichtsabnahme entspricht.

FREITAG

1. Frühstück

8 g (= 1 TL) Honig für Kräutertee: 26 kcal

Kruska mit Beeren

25 g (= 2 EL) Weizenschrot, 6 g (= 1 EL) Haferflocken, 8 g (= 1 EL)
Hirseflocken, 30 g getrocknete Pfirsiche und Pflaumen, ¹/₁₆ l Milch,
100 g Himbeeren oder Heidelbeeren

1 Portion: 318 kcal

Trockenfrüchte einweichen, im eigenen Saft aufkochen, Schrot dazugeben und kochen lassen. Flocken dazugeben, dann die Milch, zuletzt das Obst.

2. Frühstück

1 Apfelsine (Orange = 150 g): 80 kcal

Mittagessen

Karottenrohkost

600 g Karotten, grob geraffelt, 40 g (= 4 EL) Weizenkeimöl, 80 g Zitronensaft

4 Portionen: 634 kcal, 1 Portion: 124 kcal

Karfiol(Blumenkohl-)suppe

400 g Blumenkohl, 200 g Kartoffeln, 20 g Weizenvollkornmehl,
10 g (= 1 TL) Vitam-Gemüsebrühe, 20 g Butter, gehackte Petersilie

4 Portionen: 471 kcal, 1 Portion: 118 kcal

Kartoffeln klein würfeln. Blumenkohl in kleine Röschen teilen, mit einem Liter Wasser, Vitam-Gemüsebrühe und etwas Majoran zustellen und kochen. Mehl mit etwas Wasser verrühren und in die Suppe einlaufen lassen. Aufkochen lassen. Feingehackte Petersilie und Butter zum Schluß zusetzen.

Szegediner Sojagulasch

200 g Zwiebeln, 20 g (= 2 EL) Maiskeimöl, 200 g Sojawürfel, 700 g Sauer-
kraut, 200 g grüner Paprika, 2 Zehen Knoblauch, 300 g Tomaten,
125 g (= ¹/₈ l) saure Sahne (Sauerrahm), Thymian, Kräutersalz

4 Portionen: 1395 kcal, 1 Portion: 349 kcal, bei 5 Portionen je: 279 kcal.

Sojawürfel 3 Stunden vor der Zubereitung in Wasser einweichen, dann alle Zutaten (außer Tomaten) 15 Minuten lang dünsten. Mit Kümmel, Thymian, Kräutersalz und den würfelig geschnittenen Tomaten weiterdünsten. Sahne, Petersilie und Paprika zusetzen.

Topfen(Quark-)creme

250 g (= 1 Becher) Magerquark (-topfen), 150 g Magerjoghurt, 40 g Honig

4 Portionen: 395 kcal, 1 Portion: 99 kcal

Zwischenmahlzeit

Camembertbrot

1 Portion: 200 kcal

Abendessen

Tomatensuppe

1000 g Tomaten, 10 g Honig, 100 g saure Sahne (Sauerrahm), Rosmarinblätter

4 Portionen: 356 kcal, 1 Portion: 89 kcal

Tomaten grob zerschneiden, mit einem halben Liter Wasser kochen, durch ein Sieb drücken, etwas Knoblauch, Kräutersalz und gehackte Rosmarinblätter zusetzen, Honig dazugeben, mit saurer Sahne legieren.

Thymianlinsen

240 g Linsen, 30 g Butter, 30 g Roggenvollmehl, 100 g Zwiebeln,
40 g Zitronensaft, Zitronenschale, 1 Lorbeerblatt, Thymian, Kräutersalz

4 Portionen: 1167 kcal, 1 Portion: 292 kcal

Linsen über Nacht einweichen.

In Butter 100 g Zwiebeln und Petersilie anrösten, mit dem Linsenwasser aufgießen. Zitronenschale, Lorbeerblatt und Thymian hinzufügen.

Nach dem Aufkochen die Linsen beimengen und etwas Essig und Kräutersalz dazugeben.

Kräuterspätzle

250 g Weizenvollkornmehl, 250 g (= 1/4 l) Milch, 1 Ei, 25 g (= 2 EL)
Sojamehl, 50 g gehackte Kräuter

5 Portionen: 1197 kcal, 1 Portion: 240 kcal

Alle Zutaten vermischen, einige Zeit stehen lassen, Spätzle ausstechen, in kochendes Wasser einlegen. 10 Minuten lang ziehen lassen.

SAMSTAG

1. Frühstück

8 g (= 1 TL) Honig für Kräutertee: 26 kcal

Leinsamenmüsli

20 g (= 3 EL) geschroteter Leinsamen, 8 g (= 1 EL) Gerstenflocken,
15 g (= 1 EL) Rosinen, 100 g Magerjoghurt, 40 g Banane

1 Portion: 237 kcal

2. Frühstück

1 Scheibe Vollkornbrot: 105 kcal, mit Schnittlauchgervais: 91 kcal

Mittagessen

Rote-Bete-Cocktail

450 g rote Bete, 250 g Äpfel, 125 g (= 1/8 l) Sahne (Obers), 20 g Zitronensaft,
10 g (= 1 EL) Meerrettich (Kren)

4 Portionen: 749 kcal, 1 Portion: 187 kcal, ohne Sahne: 97 kcal

Die rohe, geschälte rote Bete wird fein, die Äpfel werden grob geraffelt. Mit Sahne, Zitrone und Meerrettich abschmecken.

Zwiebelsuppe

250 g Zwiebeln, 30 g Butter, 40 g Weizenvollkornmehl, 125 g (= ¹/₈ l) Milch, etwas Kräutersalz, Pfeffer

4 Portionen: 544 kcal, 1 Portion: 136 kcal

Die Zwiebeln in dicke Ringe schneiden. In Butter mit feingehackter Petersilie andünsten, Mehl dazugeben, mit Milch und einem Liter Wasser aufgießen, verkochen lassen, mit etwas Kräutersalz und Pfeffer würzen.

Kärntner Kasnudeln (Große Quarkravioli)

250 g Weizenvollkornmehl, 1 Ei, 125 g (= 8 EL) Milch, 500 g grober Quark (Topfen), 500 g gekochte Kartoffeln, 50 g Butter, 50 g Zwiebeln, 1 Ei, 1 TL Kräutersalz, 1 TL Meersalz, frische Minze, Kerbel, Petersilie, Majoran

5 Portionen: 2246 kcal, 1 Portion: 449 kcal, bei 6 Portionen je: 374 kcal.

Mehl, Ei, Milch und 1 TL Kräutersalz vermischen und so lange kneten, bis ein glatter Teig entsteht. 30 Minuten lang rasten lassen.

Inzwischen in heißer Butter die Zwiebeln rösten. Zwiebeln und Quark unter die Kartoffeln mengen. Nun Ei, 1 TL Meersalz, frische Minze, Kerbel, Petersilie und Majoran dazugeben und alles gut durchmischen. Teig dünn auswalken, Quadrate ausschneiden und etwas Fülle darauflegen. Den Teil um die Fülle mit Eiweiß bestreichen und in der Hälfte zusammenklappen. Fest andrücken und 10 Minuten lang in Salzwasser kochen.

Endiviensalat

400 g (= 1 Kopf) Endivie, fein geschnitten, 3 EL Apfelessig, 30 g (= 3 EL) Sonnenblumenöl, 10 g (= 1 EL) Honig

4 Portionen: 378 kcal, 1 Portion: 95 kcal

Zwischenmahlzeit

250 g (= 1 Becher) Joghurt: 100 kcal

Abendessen

Löwenzahnsalat

300 g Löwenzahnblätter, 10 g (= 1 EL) Honig, 30 g (= 2 EL) Nüsse, 3 hartgekochte Eier, 10 g Zitronensaft, 30 g (= 3 EL) Sonnenblumenöl, 10 g (= 1 TL) Senf

4 Portionen: 909 kcal, 1 Portion: 277 kcal

Den gewaschenen Löwenzahn zusammen mit den Nüssen hacken und mit 1 EL Honig vermischen. Eigelb zerdrücken, mit Zitronensaft, Öl, Paprika, Pfeffer, Senf und Kräutersalz vermischen und über den Löwenzahn gießen. Schnittlauch fein schneiden und mit gehacktem Eiweiß über den Salat streuen.

Kräuterrisotto

300 g Naturreis, 40 g Butter, 150 g Zwiebeln, verschiedene Kräuter

4 Portionen: 1475 kcal, 1 Portion: 369 kcal, bei 5 Portionen je: 295 kcal.

Zwiebeln in Butter andünsten, Reis dazugeben und ca. 10 Minuten lang leicht rösten. Mit warmem Wasser aufgießen und auf kleiner Flamme 30 Minuten lang kochen, dann ausquellen lassen. Zum Schluß eine Tasse frische, gehackte Kräuter unterheben.

Rosenkohl (Kohlsprossen)
700 g Rosenkohl (frisch oder tiefgekühlt), 30 g Butter
4 Portionen: 590 kcal, 1 Portion: 148 kcal

Rosenkohl in ein wenig Wasser dünsten, in Butter schwenken.

Wird das Gemüse nicht in Butter geschwenkt, hat eine Portion nur 91 kcal.

SONNTAG

1. Frühstück
8 g (= 1 TL) Honig für Kräutertee: 26 kcal

Weizenschrotmüsli
8 EL Weizen, geschrotet, 300 g Äpfel, 200 g Heidelbeeren, 250 g Mager-joghurt, 20 g (= 2 EL) Ahornsirup
4 Portionen: 1005 kcal, 1 Portion: 251 kcal

Schrot über Nacht in Wasser quellen lassen, mit den restlichen Zutaten vermengen.

2. Frühstück
1 Apfel (= 150 g): 90 kcal

Mittagessen
Spanischer Tomatensalat
500 g Tomaten, 30 g Olivenöl, 40 g (= 4 Stück) Oliven, Basilikum, Melisse
4 Portionen: 427 kcal, 1 Portion: 107 kcal

Tomaten und Oliven in Scheiben schneiden, mit Olivenöl beträufeln und mit Basilikum und Melisse bestreuen.

Klare Gemüsesuppe
100 g Karotten, 100 g Sellerie, 80 g Erbsen, 150 g Kartoffeln, 20 g Vitam-Gemüsebrühe, Schnittlauch
4 Portionen: 306 kcal, 1 Portion: 76 kcal

Gemüse würfeln, mit Gemüsebrühe und eineinviertel Liter Wasser kurz kochen lassen. Mit Schnittlauch bestreut servieren.

Huhn mit Rosmarin
600 g Huhn, 20 g Sonnenblumenöl, 62 g (= 1/16 l) Wein, Salz, Bohnenkraut, 1 Zehe Knoblauch, frische Rosmarinzweige
4 Portionen: 1028 kcal, 1 Portion: 257 kcal

Huhn mit Salz, Bohnenkraut und Knoblauch würzen. Mit frischen Rosmarinzweigen füllen. In Bratpfanne oder Tonform mit Öl braten und mit Wein übergießen.

Schloßkartoffeln

750 g Kartoffeln

5 Portionen: 540 kcal, 1 Portion: 135 kcal

Kartoffeln gut bürsten, einzeln in Alufolie wickeln. Im Rohr auf dem Backblech garen.

Grüner Salat mit Chicorée

300 g (= 1 Stück) Kopfsalat, 100 g Chicorée, 20 g (= 2 EL) Distelöl,
40 g Zitronensaft

4 Portionen: 264 kcal, 1 Portion: 66 kcal

Marillen(Aprikosen-)kuchen

150 g Magerquark (-topfen), 60 g (= 6 EL) Sonnenblumenöl,
300 g Weizenvollmehl, 30 g (= 3 EL) Milch, 1 Ei, 40 g (= 2 EL) Honig,
2 TL Backpulver, Vanillepulver, 1 kg Aprikosen (Marillen)

10 Portionen: 2468 kcal, 1 Portion: 247 kcal

Quark mit Öl, Milch, Ei, Honig und etwas Vanille verrühren. Die Hälfte des Mehls mit Backpulver unterrühren. Restliches Mehl unterkneten. Teig 30 Minuten lang rasten lassen.

Auswalken, mit entkernten Aprikosen belegen und bei 200 Grad Celsius ca. 50 Minuten lang backen.

Zwischenmahlzeit

250 g (= 1 Glas) Buttermilch: 103 kcal, 1 Scheibe Vollkornbrot mit Camembert: 200 kcal

Abendessen

Kohlrabirohkost

700 g Kohlrabi, 125 g (= ⅛ l) saure Sahne (Sauerrahm), 1 EL Obstessig,
1 Bund Dille, 20 g (= 2 EL) Distelöl

4 Portionen: 540 kcal, 1 Portion: 135 kcal

Kohlrabi grob raffeln, marinieren und mit gehackter Dille bestreuen.

Früchtereis

400 g Naturreis, 250 g gemischte Trockenfrüchte, 400 g Kirschen,
400 g Pfirsiche, 1 Zimtstange, 1 Vanillestange, Zitronenschale, 125 g (= ⅛ l)
Schlagsahne (Obers)

6 Portionen: 3030 kcal, 1 Portion: 505 kcal, bei 5 Portionen je: 606 kcal.

Reis mit eineinviertel Liter Wasser und den zerkleinerten Trockenfrüchten zustellen. Die Zimtstange, die Vanillestange und die ungespritzte Zitronenschale 30 Minuten lang mitkochen. Dann herausnehmen.

Reis 20 Minuten lang quellen lassen.

Früchte würfeln, mit Zitronensaft mischen.

Erst vor dem Servieren unter den Reis heben. Schlagsahne darübergeben.

DREI FESTMENÜS ZUM SCHLANKSCHLEMMEN

I.	II.	III.
Frühlingssalat	Chicoréesalat mit	Weizenkeimsalat
Grünkernsuppe	Orangen	Spinatsuppe mit
Überbackene	Klare Gemüsesuppe mit	Käseschnitten
Broccolirollen	Kräuterschöberln	Bunter Gemüsereisring
Topfen(Quark-)dessert	Gefülltes Gemüse	Kräutersauce
	Vollwertpalatschinken	Törtchen
	(-pfannkuchen)	

FESTMENÜ I

Frühlingssalat
100 g Endiviensalat, 150 g Feldsalat (Vogerlsalat), 100 g Radicchio, etwas Kresse
Marinade:
Saft von 1 Zitrone, $^1/_2$ Becher Joghurt, 1 Zehe Knoblauch, 1 TL Honig, etwas Kräutersalz, 3 EL Sonnenblumenöl
1 Portion: ca. 80 kcal
Die Salate putzen, waschen, abtropfen lassen, etwas zerkleinern.
Die Zutaten für die Marinade mit der Schneerute gut vermischen und eine Stunde lang ziehen lassen. Dann über den Salat gießen und anrichten.

Grünkernsuppe
100 g Grünkern, 1 $^1/_4$ l Gemüsesuppe, 1 Eigelb, 1 EL Weißwein, 4 EL Sahne (Obers)
1 Portion: ca. 160 kcal
Grünkern mehlfein mahlen, in die kochende Gemüsesuppe einrühren. 20 Minuten lang leicht kochen lassen.
Eigelb mit Weißwein und Obers versprudeln, in die nicht mehr kochende Suppe einrühren. Nicht mehr kochen lassen.

Überbackene Broccolirollen
Pfannkuchenteig:
250 g Weizenvollkornmehl, 2 EL Sojamehl, 3 Eier, ca. $^1/_2$ l Milch
Fülle:
ca. $^3/_4$ kg Broccoli, 1 Ei, 3 EL saure Sahne (Sauerrahm), 2 EL gehackte Kräuter, 1 Zehe Knoblauch, $^1/_8$ l Sahne (Obers), Kräutersalz, Zitronensaft, 100 g Hartkäse
1 Portion: ca. 400 kcal

Weizenmehl und Sojamehl mit Eiern gut verrühren. 30 Minuten lang quellen lassen. Pfannkuchen backen.

Broccoli putzen, waschen, in etwas Gemüsesuppe kernig weich dünsten. Das Ei mit dem Obers, den Kräutern, dem Knoblauch und dem Kräutersalz gut versprudeln.

Hat man Reste von Broccoli, kann man diese ganz klein geschnitten daruntermischen. Damit werden die Pfannkuchen bestrichen, mit Broccoli belegt, eingerollt und in eine gefettete Auflaufform nebeneinandergeschlichtet.

Darüber wird die pikante Sahnesauce geleert, mit geriebenem Käse bestreut und bei 200 Grad Celsius ca. eine Viertelstunde lang überbacken.

Topfen(Quark-)dessert

200 g Magerquark (-topfen), 50 g Honig, etwas saure Sahne (Sauerrahm),
¹/₈ l geschlagene Sahne (Obers), Saft einer Zitrone, 1 Apfelsine (Orange),
1 Banane, 1 Kiwi
5 Portionen, 1 Portion: 190 kcal
Quark mit Honig, Sahne und Zitronensaft glattrühren, die geschlagene Sahne unterziehen. In Schüsseln geben und mit Früchten garnieren.

FESTMENÜ II

Chicoréesalat mit Orangen

300 g Chicorée, 1 Apfelsine (Orange), Saft einer Zitrone, Saft einer halben
Apfelsine (Orange), 150 g Joghurt oder saure Sahne (Sauerrahm), etwas Dille
1 Portion: ca. 50 kcal
Chicorée gut waschen, abtropfen lassen, in ¹/₂ cm breite Streifen schneiden, einige Apfelsinenstücke unter den Salat geben – marinieren und mit den restlichen Apfelsinenstücken verzieren.
Marinade: Joghurt (oder Sahne) mit Zitronen- und Apfelsinensaft säuern.

Klare Gemüsesuppe mit Kräuterschöberln (Kräuterbiskuit)

1 Liter klare Gemüsesuppe
Schöberl:
60 g Dinkelmehl, 2 Eier, Kräutersalz, 1 EL gehackte Kräuter
1 Portion: ca. 105 kcal
Aus dem Eiweiß Schnee schlagen. Mehl, Eigelb und Kräuter unterheben.
Auf einem befetteten Blech bei 180 Grad Celsius ca. 10 Minuten lang backen. In kleine Rechtecke schneiden und in die servierte heiße Suppe einlegen.

Gefülltes Gemüse

Pro Person: ¹/₂ Zucchini, ¹/₂ Zwiebel, 1 Tomate
Fülle:
Verschiedene Gemüse, insgesamt ca. 500 g (Karotten, Sellerie, Lauch, Blumen-kohl usw.), 2 Zwiebeln, 2 EL Öl, ¹/₄ l Gemüsesuppe, Lorbeerblatt, Rosmarin, Salbei, Knoblauch; 350 g Reis, etwas Butter
1 Portion: ca. 320 kcal

Zucchini der Länge nach halbieren, aushöhlen. Zwiebel halbieren, blanchieren, aushöhlen bis auf 2 bis 3 Schichten.

Tomaten: den Deckel abschneiden, aushöhlen.

Gehackte Zwiebel in Öl dünsten. Das Gemüse wird in kleine Stücke geschnitten und kurz mitgedünstet. Gemüsesuppe und Gewürze dazugeben und fertig garen.

Den Reis mit doppelter Wassermenge und etwas Salz garen. Gemüse und Reis mischen. Man kann noch das Fruchtfleisch der ausgehöhlten Gemüse dazu-geben. Mit Kräutersalz nachwürzen und abschmecken.

Diese Masse in die ausgehöhlten Gemüse füllen und im Rohr bei 180 Grad Celsius 20 Minuten lang garen.

Vollwertpalatschinken (-pfannkuchen)

Pfannkuchenteig, siehe überbackene Broccolirollen, Seite 135.
mit Trockenfruchtfülle:
150 g Trockenfrüchte, Saft einer Zitrone, Saft einer Apfelsine (Orange), 100 g Magerquark (-topfen), 2 EL saure Sahne (Sauerrahm)
Trockenfrüchte am Vortag einweichen, durch den Fleischwolf drehen, mit den übrigen Zutaten vermischen und damit die Pfannkuchen füllen.
Bio-Marmelade:
250 g Heidelbeeren, Honig nach Geschmack
Heidelbeeren mit Honig im Mixer pürieren.
Schokolade-Nuß-Pfannkuchen:
Pfannkuchen mit Honig dünn bestreichen, mit Nüssen bestreuen, einrollen und über die fertigen Pfannkuchen etwas Bio-Schokolade ziehen.

FESTMENÜ III

Weizenkeimsalat

6 EL gekeimter Weizen, 100 g körniger Landfrischkäse, 1 Apfel, 1 grüner Paprika, 1 Zwiebel, 100 g Feldsalat (Vogerlsalat), Saft einer Zitrone, 2 EL Distelöl, Petersilie, Melisse, Kräutersalz, 30 g Nüsse
1 Portion: ca. 250 kcal

Weizen, Käse, in Würfel geschnittenen Apfel und Zwiebel sowie Paprika leicht vermischen, mit Petersilie, Melissenblättern und Kräutersalz abschmecken. Feldsalat putzen und waschen, mit Zitronensaft und Distelöl marinieren. Auf Tellern anrichten und darauf die Weizenmasse verteilen, mit gehackten Nüssen bestreut servieren.

Dieser Salat eignet sich auch sehr gut für ein kaltes Abendessen.

Spinatsuppe mit Käseschnitten

250 g Spinat, 1 Zwiebel, Knoblauch, Kräutersalz, Pfeffer, 2 Scheiben Vollkornbrot (oder Kornspitz), 2 EL geriebener Käse

1 Portion: ca. 90 kcal

Den Spinat gut waschen und mit wenig Wasser und der gehackten Zwiebel heiß werden lassen, bis er zusammenfällt. Im Mixer pürieren, erwärmen und abschmecken.

Feiner wird diese Suppe, wenn man sie mit etwas Sahne legiert.

Vollkornbrot vierteln, mit geriebenem Käse bestreuen und im Rohr kurz überbacken.

Bunter Gemüsereisring

Gemüsereis zubereiten wie beim gefüllten Gemüse, siehe Seite 137.

Kräutersauce:

1 kleine Zwiebel, 40 g Butter, 50 g Weizenvollkornmehl, ⅛ l saure Sahne (Sauerrahm), 3 EL gehackte Kräuter, 1 Knoblauchzehe, 10 g (1 TL) Vitam-Gemüsebrühe, Bohnenkraut, Kräutersalz

Gemüsereis in einen befetteten Reisring füllen, fest andrücken, stürzen, die Mitte mit verschiedenen Gemüsesorten ausfüllen und rundherum die Sauce anrichten.

Kleingeschnittene Zwiebel in Butter glasig werden lassen, mit Mehl stauben, mit Wasser aufgießen, etwas Vitam-Gemüsebrühe beifügen und kochen lassen. Kräuter dazugeben, die saure Sahne unterrühren und mit Kräutersalz, Bohnenkraut und Knoblauch abschmecken.

Törtchen

3 Eier, 60 g Honig, Saft einer halben Zitrone, 90 g Weizenvollkornmehl, Obst zum Belegen, gebrannte Mandeln (gehobelt), ⅛ l geschlagene Sahne (Obers)

8 Törtchen, jedes 200 kcal

Eier, Honig und Zitronensaft schaumig rühren. Anschließend das Vollmehl vorsichtig einrühren. Die Masse auf ein Backpapier streichen und rasch bei 200 Grad Celsius backen.

Aus diesem Biskuit Törtchen ausstechen (jeweils ca. 8 bis 10 cm Durchmesser) und mit geschlagener Sahne dünn bestreichen. Mit frischem Obst belegen. Rundum die restliche Sahne zart aufdressieren und mit gehobelten gebrannten Mandeln bestreuen.

MEINE GOURMET-GESUNDHEITSREZEPTE

Gemüsestrudel (Foto siehe Seite 113)

1 Blatt Strudelteig, 300 g Gemüse nach Saison, zum Beispiel:
100 g Blumenkohl, 100 g Broccoli, 100 g Karotten (wenn möglich rote und gelbe),
Kräuter und Gewürze, wie: Schnittlauch, Kerbel, Petersilie, Estragon, Lieb-
stöckel, Salz, Pfeffer; 50 g Butter, $^1/_4$ l Sahne, 1 Ei, 1 Ei zum Bestreichen
Zutaten für 1 Strudel à 4 Portionen, 1 Portion: 355 kcal
Gemüse waschen und putzen. Karotten in kleine Würfel schneiden, Broccoli
und Blumenkohl in kleine Rosen zupfen. Gemüse in leicht gesalzenem Wasser
kochen. Gemüse abtropfen lassen und in Sahne kochen, bis die Sahne ziemlich
eingekocht ist. Masse auskühlen lassen und ein Ei darunterziehen. Würzen und
kleingehackte Kräuter unterheben.
Die fertige Fülle auf das obere Drittel des Strudelteiges verteilen, Strudel einrollen, mit Ei und flüssiger Butter bestreichen und ins vorgeheizte Rohr schieben. Bei einer Temperatur von ca. 180 Grad Celsius ca. 20 Minuten lang backen.
Dabei wiederholt mit Ei und Butter bestreichen.
Arbeitszeit: ca. 45 Minuten.

Gemüseschnitzel mit Kräutersauce (Foto siehe Seite 114)

300 g Karotten, 200 g gelbe Rüben, 1 kleine Sellerieknolle (20 dag),
200 g Zucchini, 3 EL Vollwertmehl, 3 Eier, Petersilie, Muskatnuß, Salz,
2 EL Butter
Kräutersauce:
$^1/_4$ l Kochwasser vom Gemüse, $^1/_8$ l Sahne (Obers), 20 g Butter, Kräuter der
Saison
Zutaten für 4 Portionen, 1 Portion: 715 kcal
Ca. ein Drittel der Karotten und die Zucchini putzen, in kleine Würfel schneiden und in Salzwasser kernig weich kochen (Zucchini erst am Ende der Koch-
zeit der Karotten dazugeben, damit sie nicht verkochen). Gemüsewürfel
abseihen, Kochwasser für die Zubereitung der Sauce aufheben. Restliches
Gemüse putzen und roh reiben. Einsalzen, 10 Minuten lang ziehen lassen, ausdrücken und mit den Gemüsewürfeln, Eiern und Mehl vermischen. Mit
Muskatnuß würzen, Petersilie hacken und unterrühren. Die fertige Masse
rasten lassen.
Inzwischen die Sauce zubereiten: Kräuter nach Saison und Geschmack hacken
(ca. 3 EL voll). Kochwasser vom Gemüse auf ca. $^1/_8$ l einkochen, Sahne dazugießen und nochmals ein wenig einkochen lassen. Ca. 200 g eiskalte Butter mit dem
Schneebesen in die Flüssigkeit einrühren, bis die Sauce bindet. Nicht mehr auf-

kochen lassen, weil sie sonst gerinnen würde. Kräuter einrühren, mit Salz und Pfeffer abschmecken.
Arbeitszeit: ca. 70 Minuten.

Gebratene Schwarzwurzeln (Foto siehe Seite 115)
800 g Schwarzwurzeln, 50 g Butter, 1 Bund Petersilie, 2 Knoblauchzehen, Salz, Pfeffer
Zutaten für 4 Portionen, 1 Portion: 230 kcal
Schwarzwurzeln waschen, schälen, in 10 cm lange Stücke schneiden und in reichlich Salzwasser ca. 45 Minuten lang kochen. Abtropfen lassen. Mit der Butter in eine Pfanne geben, salzen, pfeffern und wie Bratkartoffeln auf allen Seiten gelbbraun rösten. Mit gehackter Petersilie und gepreßtem Knoblauch bestreuen, sofort servieren.
Dieses Gericht paßt als Beilage besonders gut zu dunklem Fleisch, kann aber auch als Vorspeise serviert werden.
Arbeitszeit: ca. 25 Minuten.

Briesalat mit Vollkornbrot (Foto siehe Seite 116)
200 g Brie, 200 g Vollkornbrot (im Ganzen), 2–3 Tomaten, etwas Öl, Schnittlauch, 1 Kopfsalat
Marinade:
Weinessig, Olivenöl, Salz, Pfeffer, Worcestersauce
Zutaten für 4 Portionen, 1 Portion: 280 kcal
Brot in Würfel schneiden. Öl erhitzen und Brot darin nicht zu dunkel rösten. Auf Küchenkrepp legen, damit das Öl aufgesaugt wird. Käse und Tomaten in Würfel schneiden, Salat waschen und abtropfen lassen. Salat auf vier Teller verteilen. Darauf locker die anderen Zutaten aufhäufen. Mit Schnittlauch bestreuen. Marinade aus den angegebenen Zutaten anrühren und über den Salat löffeln.
Arbeitszeit: ca. 35 Minuten.

Gefüllte Kohlrüben (Foto siehe Seite 117)
4 Kohlrüben, 1/8 l Crème fraîche, 1 Bund Petersilie, 2 EL Mehl, 20 g Butter, Salz, Pfeffer
Kohlrüben fein schälen, vorsichtig aushöhlen und 15 Minuten lang in Salzwasser kochen. Inzwischen das Fruchtfleisch in kleine Würfel schneiden, salzen, pfeffern und in Butter dünsten. Wenn das Gemüse fertig gedünstet ist, mit kurz angeröstetem Mehl und gehackter Petersilie bestreuen, mit etwas Kochwasser aufgießen und mit Crème fraîche binden. Noch zwei Minuten lang einkochen lassen, abschmecken, die Kohlrüben füllen und sofort servieren.

Broccoli mit gehobelten Mandeln (Foto siehe Seite 118)

1 kg Broccoli, 150–200 g Butter, 30–50 g gehobelte Mandeln, Salz, Pfeffer

Zutaten für 4 Portionen, 1 Portion: 515 kcal

Broccoli waschen, Stengel kreuzweise einschneiden, in kochendem Salzwasser garen. Butter aufschäumen lassen, bis sie leicht braun wird, salzen, Mandeln dazugeben, über die Broccoli gießen und nach Geschmack pfeffern.
Arbeitszeit: ca. 20 Minuten.

Blumenkohl mit Butterbröseln (Foto siehe Seite 118)

1 großer Blumenkohl, 200 g Butter, 50 g Paniermehl, 2 hartgekochte Eier, Petersilie, Salz, Pfeffer

Zutaten für 4 Portionen, 1 Portion: 515 kcal

Blumenkohl waschen, in Rosen zerteilen, Stengel kreuzweise einschneiden, in Salzwasser kochen. Abtropfen lassen, warm halten. Inzwischen die Butter zergehen lassen, Paniermehl, gehackte Eier sowie gehackte Petersilie dazugeben. Das Ganze aufschäumen lassen und über den warm gehaltenen Blumenkohl geben.
Arbeitszeit: ca. 20 Minuten.

Löwenzahnsalat mit Stangensellerie und Orangen (Foto siehe Seite 119 unten)

300 g Löwenzahnsalat, 1 Stange Sellerie, 2 Apfelsinen (Orangen), frische Pfefferminze

Marinade:

4 EL Rotweinessig, 4 EL Speiseöl, etwas Salz, Pfeffer, etwas Honig

Zutaten für 4 Portionen

Den Löwenzahnsalat sorgfältig putzen, waschen und gut abtropfen lassen. Stangensellerie zerteilen, putzen, waschen und abtropfen lassen. In feine Scheiben schneiden. Apfelsinen schälen und filetieren. Rotweinessig, Speiseöl, Salz, Pfeffer und etwas Honig mit der Schneerute glatt abrühren. Die Salatzutaten in einer größeren Schüssel mischen, mit der Marinade übergießen und gut durchmischen. Mit frischer Pfefferminze bestreuen.

Rohkostteller à la Alfred Stadler (Foto siehe Seite 119 oben)

4 Karotten, 2 Kohlrabi, 1 gelber, 1 grüner Paprika, 1 rote Zwiebel, 2 Bund Radieschen, 1 Bierrettich, 300 g Sauerkraut, 2 Äpfel, 4 Limetten, 4 Tomaten, 2 Knollen Sellerie (klein), 2 Chicorée, 1 Gurke, Schnittlauch, Zucker, Salz, Pfeffer, Kümmel, Essig, Öl, Zitronensaft

Zutaten für 4 Portionen, 1 Portion: 160 kcal

Sauerkraut waschen und zuckern. Äpfel klein schneiden, mit dem Kraut vermengen. Leicht salzen, nach Belieben Kümmel hinzufügen. 1/2 Stunde lang ziehen lassen. Radieschen waschen, vierteln und in Scheiben schneiden. Mit gehobeltem Bierrettich vermischen. Salzen, pfeffern. Paprika in Streifen schneiden, rote Zwiebel fein schneiden und mit Paprikastreifen vermengen.

Mit einer Marinade aus *6 cl Öl, 2 cl Essig, Salz und Pfeffer* abschmecken. Karotten waschen (nicht schälen), fein schneiden und zuckern. Limetten schälen, Fruchtfleisch herausschneiden (filetieren). Rest der Limetten gut ausdrükken, Limettenfilets mit diesem Saft und Zucker abmischen. Mit den Karotten vermengen und ½ Stunde lang ziehen lassen. Kohlrabi in dünne Streifen schneiden, salzen und mit grob geschnittenem Schnittlauch vermengen. Sellerie grob reißen, Tomaten schälen, mit dem Sellerie vermengen. Salzen, leicht pfeffern, mit einem Spritzer Essig vollenden. Gurken in Scheiben schneiden und leicht salzen. Chicorée teilen, leicht salzen.

Alles auf Tellern anrichten. Selbstverständlich kann ein schmackhafter Rohkostteller auch mit weniger Gemüsesorten zusammengestellt werden. Er sollte aber leicht und locker arrangiert werden.

Kürbissuppe (Foto siehe Seite 120 oben)
500 g Kürbis, 30 g Butter, 30 g fein geschnittene Zwiebeln, 1 kleine Knoblauchzehe, 10 g Paprikapulver (süß), ½ l Gemüsesuppe oder besser Kalbsfond/Hühnerfond, ¼ l Sahne (Obers), ⅛ l saure Sahne (Sauerrahm), 30 g frischer Paprika, 1 Scheibe Toastbrot, Salz, Pfeffer
Zutaten für 4 Portionen, 1 Portion: 400 kcal
Kürbis schälen und in Streifen schneiden, in Butter zusammen mit den Zwiebeln und dem Knoblauch andünsten. Die Knoblauchzehe entfernen und den Kürbis mit Paprika würzen. Sofort mit Fond bzw. Gemüsesuppe aufgießen, damit der Paprika nicht verbrennt und bitter wird. Kurz einkochen lassen, mit Sahne aufgießen und wieder einkochen lassen, mit Salz und wenig Pfeffer würzen. Danach die Kürbissuppe gut durchmixen. Als Einlage geröstetes, in kleine Würfel geschnittenes Weißbrot, frische Paprikawürfel und Streifen vom Kürbisgemüse sowie saure Sahne.
Arbeitszeit: ca. 45 Minuten.

Gurkensuppe mit Seezungenstreifen und Dille (Foto siehe Seite 120 unten)
2 Stück geschälte und entkernte Gurken, 1 filetierte, in Streifen geschnittene Seezunge, 3 EL Butter, 1 mittlere Zwiebel, 1 Bund Dille, ½ in kleine Würfel geschnittene Karotte, ¼ Knolle Sellerie, 8 Stück frische Shrimps oder 4 Stück Scampi, 1 ¼ l Hühnersuppe, 1/16 l Weißwein, ¼ l Sahne, Salz, Pfeffer, Zitronensaft
Zutaten für 4 Portionen, 1 Portion: 325 kcal
Die Gurken in grobe Würfel schneiden und zusammen mit der Zwiebel kurz in der Butter sautieren. Mit dem Wein ablöschen, kurz einkochen lassen und mit dem Fond aufgießen. Anschließend mit Hilfe des Mixstabes pürieren. Das würfelig geschnittene Gemüse und die Sahne beigeben, ca. 10 Minuten lang kochen lassen, bis die Suppe eine cremige Konsistenz hat. Fisch, Shrimps und Dille in die Suppe geben und nur noch ziehen lassen. Zuletzt mit Salz, Pfeffer und Zitronensaft abschmecken.
Arbeitszeit: ca. 30 Minuten.

Knoblauch-Weißbrot-Suppe mit Ei (Foto siehe Seite 121)
1 l Gemüsesuppe (Brühe), $^1/_2$ kg entrindetes, in Würfel geschnittenes Weißbrot,
2 Eier, 3 Knoblauchzehen, 1 Zwiebel, 2 EL Butter, 1 EL gehackte Petersilie, Salz,
Pfeffer, Muskatnuß
Zutaten für 4 Portionen, 1 Portion: 430 kcal
Zwiebel und Knoblauch fein schneiden und zusammen mit den Weißbrot-
würfeln in der Butter ansautieren, die Gemüsesuppe dazugießen. Mit dem Mix-
stab pürieren und 5 Minuten lang kochen lassen. Dann die ganzen Eier in die
kochende Suppe geben, kurz aufkochen lassen. Nur noch salzen, pfeffern und
mit Muskatnuß würzen.
Arbeitszeit: ca. 30 Minuten.

Minestrone (Foto siehe Seite 122 oben)
$^1/_2$ Zucchini, 1 Zwiebel, 1 Karotte, 100 g Blumenkohl, 100 g Broccoli, $^1/_4$ Knolle
Sellerie, $^1/_2$ Stange Lauch, 2 Tomaten, 1 Kohlrabi, 1 EL gehackte Petersilie,
1 EL kleingeschnittener Speck, 1 Knoblauchzehe, 2 EL Öl, Salz, Pfeffer,
Muskatnuß, 30 g Spaghetti, 1 $^1/_2$ l Hühnersuppe (oder Wasser)
Zutaten für 4 Portionen, 1 Portion: 105 kcal
Gemüse in beliebige kleine Formen (Rhomboide, Rechtecke, Quadrate)
schneiden, zusammen mit der feingeschnittenen Zwiebel im Öl anschwitzen.
Tomaten beigeben und mit dem Fond aufgießen, 10 Minuten lang kochen las-
sen. Spaghetti in 5 cm lange Stücke brechen und in der Suppe weich kochen.
Würzen und zum Schluß den Speck, die Petersilie und den feingehackten Knob-
lauch einrühren. 5 Minuten lang ziehen lassen und dann servieren. Bei Tisch
eventuell mit frisch geriebenem Parmesan bestreuen.
Arbeitszeit: ca. 30 Minuten.

Hirse-Gersten-Schnitzel mit Kohlgemüse (Foto siehe Seite 123)
$^1/_4$ kg Gerste, 100 g Hirse, 100 g Vollwertmehl, 30 g Haferflocken, 1 kleine Stange
Lauch, 2 Karotten, 2 Eier, Butter zum Herausbacken
Kohlgemüse:
1 größerer Kohlkopf, 100 g magerer Speck, $^1/_8$ l Sahne (Obers),
ca. 3 EL Butter oder Margarine, Salz, Pfeffer, Petersilie
Zutaten für 6 Portionen, 1 Portion: 520 kcal
Gerste über Nacht in klarem Wasser einweichen. Gerste und Hirse getrennt in
Salzwasser weichkochen, abseihen und auskühlen lassen.
Gemüse putzen. Das Weiße vom Lauch und Karotten in etwa $^1/_2$ cm breite und
2 cm lange Streifen schneiden und in Salzwasser weichkochen. Dabei den Lauch
erst gegen Ende der Garzeit der Karotten dazugeben, da er sonst die Farbe ver-
lieren und zu weich werden würde. Gemüsestreifen abseihen und mit Gerste,
Hirse, Vollwertmehl und Haferflocken in einer Schüssel verrühren. Zum
Schluß die Eier unterrühren, die Masse mit Salz und Pfeffer abschmecken.
Ca. $^1/_4$ Stunde lang rasten lassen.

Inzwischen Kohlgemüse zubereiten. Die äußeren, tiefgrünen Blätter ablösen und waschen, feinnudelig schneiden. Das Innere des Kohlkopfes drei-, viermal durch- und dann in Würfel schneiden. Das so vorbereitete Kohlgemüse in ein Sieb geben, unter fließendem Wasser waschen. In kochendes Salzwasser schütten und ca. 5 Minuten lang kochen. Danach sofort mit kaltem Wasser abschrekken, damit die frische Farbe erhalten bleibt. Während der Kohl kocht, Speck kleinwürfelig schneiden, in Butter anbraten und mit Sahne aufgießen. Abgetropften Kohl dazugeben, aufkochen lassen, mit Salz und Pfeffer abschmecken. Aus der Hirse-Gersten-Masse Schnitzel formen, in einer Pfanne Butter zergehen lassen, Schnitzel einlegen. Nachdem die Schnitzel Farbe angenommen haben, umdrehen und auf der anderen Seite bei mäßiger Hitze fertigbraten. Die Hirse-Gersten-Schnitzel mit dem Kohl anrichten und mit Kräutern garnieren.
Arbeitszeit: ca. 80 Minuten.

Champignons à la Crème (Foto siehe Seite 125)
400 g Champignons, gehackte Petersilie, etwas Butter oder Margarine, Salz, Pfeffer, Muskatnuß, 1/2 TL glattes Mehl, 1/4 l Sahne (Obers), etwas Zitronensaft
Zutaten für 4 Portionen, 1 Portion: 250 kcal
Die Champignons waschen und in Sechstel bzw. Achtel schneiden. Die Pilze in heiße Butter geben, leicht anrösten und dünsten lassen. Gehackte Petersilie beigeben, stauben, mit Sahne aufgießen und würzen. Zu sämigem Ragout einkochen, mit Zitronensaft abschmecken.
Arbeitszeit: 35 bis 40 Minuten.

Tomatennudeln mit Käsecreme (Foto siehe Seite 122 unten)
250 g Tomatennudeln, Öl, Salz, 150 g geriebener Gruyère, 50 g Butter oder Margarine, 30 g glattes Mehl, 1/8 l Gemüsesuppe, 1/16 l Weißwein, 1 Becher Crème fraîche, 1/16 l Sahne (Obers), Salz, Muskatnuß, Petersilie, Butter oder Margarine
Zutaten für 4 Portionen, 1 Portion: 750 kcal
Nudeln in reichlich kochendem Salzwasser al dente kochen. Während die Nudeln kochen, bereitet man die Sauce zu: Butter oder Margarine in einer flachen Kasserolle erhitzen, Mehl einrühren, mit Suppe, Wein, Sahne und Crème fraîche aufgießen und aufkochen lassen. Würzen und zwei Drittel der Käsemenge einrühren. Einige Minuten schwach köcheln lassen. Nudeln auf ein Sieb schütten, gut abtropfen lassen, nachsalzen und gleich im Sieb mit frischen Butterstückchen durchschwenken. Sofort auf vorgewärmten Tellern anrichten. Käsecreme auf jede Portion Nudeln verteilen. Mit dem restlichen, geriebenen Käse und der gezupften Petersilie bestreuen.
Arbeitszeit: ca. 30 Minuten.

Steirisches Kürbisgemüse (Foto siehe Seite 126 unten)

1 kg Kürbis, 50 g Butter, 50 g Zwiebeln, 20 g Paprikapulver (süß), ¹/₄ l Sahne (Obers), ¹/₈ l saure Sahne (Sauerrahm), Salz, Pfeffer

Zutaten für 4 Portionen, 1 Portion: 420 kcal

Kürbis schälen, entkernen und in Streifen oder blättrig schneiden, mit Salz marinieren. Geschälte und feingehackte Zwiebeln in Butter auf kleiner Flamme rösten, leicht mit Paprika würzen und das ausgedrückte Kürbiskraut beigeben. Etwas salzen, mit Sahne aufgießen, kurz kochen und mit saurer Sahne vollenden.
Arbeitszeit: ca. 45 Minuten.

Herbstlicher Salat mit Walnüssen (Foto siehe Seite 126 oben)

200 g Eichblattsalat, 200 g Feldsalat, 100 g Feldkresse, 1 Knoblauchzehe, 200 g Walnüsse, 2 EL Rotweinessig, 4 EL Olivenöl, Salz, Pfeffer

Zutaten für 4 Portionen

Salate und Kresse putzen, waschen und gut abtropfen lassen. Eine Salatschüssel mit der Knoblauchzehe ausreiben, den Salat hineingeben. Aus Rotweinessig, Olivenöl, Salz und Pfeffer eine Marinade herstellen und damit den Salat marinieren. Nüsse schälen, vierteln und über den Salat streuen.

Grüner und weißer Spargel mit Kräuternudeln (Foto siehe Seite 124)

1 kg Spargel, grüner und weißer gemischt, 300 g Nudeln, 3 EL Butter, 1 EL gehackte Petersilie, 1 EL gehackter Kerbel, Salz, Pfeffer, Zitronensaft

Sauce:

¹/₄ l Spargelfond, ¹/₈ l Sahne (Obers), eventuell Salz, Zitronensaft, Petersilie

Zutaten für 4 Portionen, 1 Portion: 420 kcal

Spargel schälen und in Salzwasser mit einem Spritzer Zitrone kochen. Nudeln kochen und in 3 EL Butter sowie 1 EL Wasser sautieren, mit Salz, Pfeffer und Muskatnuß abschmecken, Kräuter hinzufügen. Für die Sauce ¹/₄ l Spargelfond und ¹/₈ l Sahne zu cremiger Konsistenz reduzieren und mit der in Streifen geschnittenen Petersilie vollenden.
Arbeitszeit: ca. 45 Minuten.

Gefüllter Bratapfel (Foto siehe Seite 127 unten)

1 Apfel, gehackte Nüsse, Mandelstifte, Rosinen, Schokoladestückchen, Honig, Johannisbeermarmelade

Zutaten für 1 Portion, 1 Portion: 145 kcal

Apfel mit einem spitzen Messer aushöhlen, so daß er jedoch am Boden geschlossen bleibt (das ist wichtig, weil die Fülle sonst auslaufen würde).
In mehreren Schichten mit Mandeln, gehackten Nüssen, in passende Stückchen gebrochener Schokolade, Marmelade (Honig) und Rosinen füllen. Auf die Füllung ein paar Butterflocken setzen. Apfel in eine mit Alufolie ausgelegte Form stellen. Bei starker Hitze braten.
Anfangs den oberen Teil des Apfels mit einer Alufolie abdecken, damit die

Mandeln der obersten Schichte nicht zu leicht verbrennen. Der Apfel ist gar, wenn er sich mit einer Nadel oder einem Spießchen leicht einstechen läßt. Arbeitszeit: ca. 15 Minuten.

Weihnachtsstollen (Foto siehe Seite 127 oben)
1/8 l Milch, 500 g Vollwertmehl, 40 g Hefe, 220 g Butter, Prise Salz, 70 g Zitronat, 80 g Mandelstifte, 200 g Rosinen, 8 g Stollengewürz (Mischung aus Zimt, Ingwer, Kardamom etc.), Vanillezucker, Zitronenschale, 2 Eigelb, 100 g Butter zum Bestreichen, 200 g Kristallzucker zum Wälzen, 20 g Vanillezucker
Zutaten für ca. 2 Stollen à 10 Stück, 1 Stück: 250 kcal
Mit Milch, Hefe und ein wenig Mehl eine Gärprobe ansetzen. Wenn diese aufgegangen ist (Fingerprobe: Wenn man mit dem Finger auf die Oberfläche drückt, muß die Haut zäh nachgeben), mit den restlichen Zutaten (ohne Früchte) zu einem nicht zu weichen Teig verarbeiten und ca. 1 Stunde lang zugedeckt rasten lassen. Die Früchte dazugeben, kurz durchkneten und in 2 Teile auswiegen.
Aus jedem Teig eine etwa 30 cm lange Stange mit dem Rollholz rechteckig ausrollen. In der Mitte dünner rollen, so daß an den Längsseiten dickere Wülste stehen bleiben. An den kurzen Seiten den Teig etwas einschlagen und dann längsseits zur bekannten Stollenform zusammenklappen. Das Backblech mit Fettpapier belegen, die Stollen darauflegen und mit einem Tuch bedeckt ca. 20 Minuten lang gehen lassen.
Bei 180 Grad Celsius ca. 50 Minuten lang backen.
Die noch warmen Stollen von allen Seiten mit zerlassener Butter bestreichen und in dem mit Vanillezucker vermischten Kristallzucker wälzen.
Arbeitszeit: ca. 3 Stunden.

PROSIT – AUF EIN GESUNDES NEUES JAHR!

Das mit den guten Vorsätzen zum Jahreswechsel ist gar nicht so einfach: Man nimmt sich viel vor, erinnert sich dann auch manchmal dieser Vorsätze – aber mit dem Einhalten ist es nicht weit her. Trotzdem: mit guten Vorsätzen ins neue Jahr zu gehen, ist wichtig. Und dazu gehört auch ein kleiner, körperlicher **„Neujahrs-Check":**

- Wie steht es um Ihr Gewicht? Hat sich zu den „Altlasten" noch der Feiertagsspeck dazugesellt?
- Wann waren Sie das letztemal bei einer medizinischen Untersuchung mit Leistungs-EKG und Blutbild?
- Wie oft kontrollieren Sie Ihren Blutdruck?
- Wann waren Sie zum letztenmal beim Zahnarzt?
- Wie steht es mit Ihrem Schlaf?
- Sind Ihnen Ihre persönlichen Risikofaktoren bekannt?
- Wann waren Sie zum letztenmal beim Augenarzt? Sehschwäche kann Kopfschmerzen, Muskelverspannungen, Konzentrationsschwierigkeiten und Nervosität verursachen.

Am besten greifen Sie – ehe Sie es vergessen – zu Ihrem Terminkalender und tragen
- einen Durchuntersuchungstermin,
- einen Zahnarzttermin,
- einen Termin beim Augenarzt,
- einen Termin beim Orthopäden zur Überprüfung von Füßen, Knien, Hüftgelenk und Wirbelsäule ein;
- dazu dreimal wöchentlich 30 Minuten Kreislauftraining (egal, ob am Zimmerfahrrad, beim Joggen, Schwimmen oder Spazierengehen)
- täglich 10 Minuten Gymnastik
- und einmal wöchentlich einen Saunabesuch.

Ein Zeitaufwand, der Ihrer Gesundheit zugute kommt. Denn: Bedenken Sie, wieviel Ihrer kostbaren Zeit etwa ein Bandscheibenvorfall in Anspruch nehmen würde, wie langwierig es ist, ein Magengeschwür in den Griff zu bekommen, und wie sehr Ihre Lebensqualität durch Schlafstörungen, Gelenksschmerzen oder Nervosität leidet.
Ein bißchen mehr Aufmerksamkeit sollten Sie auch Ihren kleinen „Wehwehchen" zukommen lassen. Kleine Gesundheitsstörungen können sich nämlich zu schweren Krankheiten entwickeln.

Gewicht

Hat es in letzter Zeit größere Gewichtsveränderungen gegeben? Wenn nach der Änderung des Eßverhaltens keine Stabilisierung eintritt, können eine Störung der Schilddrüse oder eine Störung im Verdauungssystem an den Gewichtsschwankungen schuld sein.

Kopfschmerzen

Streß, Sauerstoffmangel oder Verspannungen können die Ursache gelegentlich auftretender Kopfschmerzen sein. Frische Luft, Massagen und Akupunktur beseitigen die Probleme meist rasch.

Halten die Kopfschmerzen an, dann gibt es vom Bluthochdruck bis zum Nierenschaden viele Ursachen, und es muß eine medizinische Abklärung erfolgen. Die schlechteste Lösung ist, die Schmerzen mit Tabletten „zuzudecken", denn dann wird nicht nur das Grundleiden verschlechtert, sondern es werden auch Magen, Darm und Leber geschädigt.

Nacken-, Schulter-, Rückenschmerzen

Als Ursachen sind Bewegungsmangel, einseitige Bewegung, falsches Sitzen, Streß und Überlastung anzunehmen.

Ausgleichsgymnastik, Duschgymnastik und Lockerungsübungen helfen genauso wie Massage. Alles zusammen bringt den größten Erfolg. Um derartigen Beschwerden vorzubeugen, sollte man beispielsweise am Arbeitsplatz versuchen, nicht alles einseitig zu orientieren.

Es ist aber auch möglich, daß sich Herz-, Gallen- und Nierenbeschwerden und auch Bluthochdruck in Wirbelsäulenbeschwerden äußern.

Gelenks- und Muskelbeschwerden

Die Hauptursachen dafür sind:

- *falsche Ernährung* (Gicht, Übersäuerung, Eiweißüberschuß);
- *Ab- oder Minderbenutzung der Gelenke* (wird ein Gelenk nicht regelmäßig gut durchbewegt, kommt es zu keinem Stoffwechsel im Knorpel und zu Degeneration und Arthrose);
- *Bewegungsmangel der Muskulatur* (jede Muskelfaser braucht eine bestimmte Anzahl von Reizen. Kommen nicht genug Reize, entstehen Verspannungen und Ablagerungen im Gewebe, und all das führt letztlich zum Schmerz);
- *beherdete Zähne oder Organe* können im Muskel- oder Gelenksbereich zu rheumaähnlichen Beschwerden führen, die gegen jede Therapie resistent sind.

Bei allen Arten von Gelenksschmerzen empfehlen sich als Erstmaßnahmen: Entgiften durch Fasten- oder Reduktionskuren, Rohkosttage, Kreislauftraining, Rückenschwimmen, Duschgymnastik, Kräuterbäder und Sauna.

Einen ganz besonderen Stellenwert hat die Massage. Besonders klassische Massage, Lymphdrainage und Fußreflexzonenmassagen weisen oft eine hohe Wirksamkeit auf.

148

Nervosität, Konzentrationsschwäche, rasche Ermüdung

Streß oder der falsche Umgang mit Streßbelastung sind oft die Ursache für nervliche Erschöpfung. Da hilft keine Pille, sondern viel eher mentales Training, Atemübungen, positives Denken, zeitgerechte Regenerationspausen (in Minuten und Sekunden) sowie Ausgleich durch lange Spaziergänge.

Aber auch Fehlernährung kann zur raschen Ermüdung führen. Kommt es trotz vitalstoffreicher Kost nicht zur Besserung, empfiehlt sich ein Check mit Biofeedback auf falsche Atmung und verminderte Entspannungsfähigkeit.

Manchmal ist auch nur eine schlechte Kreislaufkondition schuld. Joggen oder Ergometertraining am Laufrad bringen Besserung. Auch die Sauerstoff-Mehrschritt-Therapie nach Prof. Ardenne ist eine gute Alternative.

Blutdruck- und Kreislaufprobleme

Diese können mit Streß, Fehlernährung oder Bewegungsmangel zusammenhängen. Man sollte sie nicht auf die leichte Schulter nehmen, denn Herz- und Kreislaufkrankheiten sind noch immer die häufigste Todesursache.

Nach ärztlicher Abklärung kann man oft mit sehr einfachen Mitteln Besserung erzielen. Ein ausgewogenes Vitalprogramm mit mentalem Training, Vollwertkost, Kneippen, Streßmanagement und wohldosiertem Kreislauftraining bringt meist schnell Abhilfe und mindert die Risikofaktoren.

Magenschmerzen, Verstopfung

Beides hat oft mit Fehlernährung und nervlicher Belastung zu tun. Nahrungsumstellung und Streßabbau durch Verhaltenstraining helfen ebenso wie fachgerecht durchgeführte Bindegewebsmassagen, Fußreflexzonenmassagen und chinesische Massagen.

Tips zu den
vier Jahreszeiten

Frühling

Wenn die Sonnenstrahlen erste Wärme schenken, und wenn man selbst vor Müdigkeit in einen Winterschlaf versinken möchte, ist es Zeit für eine **Frühjahrskur.** Der berühmten Frühjahrsmüdigkeit kann man mit einem Frühlings-Vital-Plan ein Schnippchen schlagen.

Was man braucht, ist morgens ein bißchen mehr Zeit für seinen Körper:

- Im Bett kräftig strecken, ein paarmal mit den Beinen radfahren.
- Arme und Beine mit einer Körperbürste kräftig herzwärts bürsten.
- Dann zum offenen Fenster stellen, die Arme hochstrecken und die frische Luft einatmen; nun die Arme senken und die schlechte Luft ausblasen. 6 Atemzüge genügen, ehe Sie unter die Dusche gehen.
- Den Körper unter der Dusche gut durchbewegen, ehe Sie zum Schluß das Wasser auf „kalt" stellen, die Beine vom äußeren Knöchel aufwärts bis zur Leiste und auf der Innenseite den Schenkel wieder abwärts kalt duschen.
- Als Frühstücks-Fitmacher ein Spezialmüsli: 3 EL Amarant-Müsli, $\frac{1}{2}$ Becher Joghurt, $\frac{1}{2}$ geriebener Apfel, einige Mandarinenspalten und $\frac{1}{2}$ Kiwi vermischen.

   Dazu erfrischender Früchtetee aus Hagebutten, Walderdbeeren, Weißdorn und Melisse und eine Schnitte Vollkornbrot mit Frühlingskäse. Als Abschluß ein Glas frisch gepreßter Orangensaft.

   Danach wird Ihnen der Arbeitstag leichtfallen!

Nützen Sie das Kräuterangebot im Frühjahr!
Wandern Sie am Wochenende hinaus in den Frühling und suchen Sie sich Ihre Frühlings-Aufbau-Apotheke, denn im Frühling ist das Wildkräuterangebot besonders groß.

Sie kennen sich im Kräutersammeln nicht aus? In jeder Buchhandlung gibt es handliche Kräuterführer, mit deren Hilfe es kein Problem ist, die Kräuter zu erkennen.

Die Kräuter helfen den Körper zu reinigen und aufzubauen, egal, ob auf Brotaufstrichen, in der Kräutersuppe, im Salat oder als Saft.

Die Bachbunge, zum Beispiel, wächst das ganze Jahr über an Bachrändern und eignet sich besonders gut zum Würzen oder – gehackt – auf ein Butterbrot.

Bachbungenblätter, Scharbockskrautblätter und Schafgarbenblätter (gut gewaschen) mit Magerquark (-topfen), 1 Becher saure Sahne (Sauerrahm), 1 EL Sonnenblumenöl, 1 EL Hefeflocken, etwas Salz und Pfeffer und einer halben,

150

feingehackten Zwiebel gut vermischt, gibt einen guten, blutreinigenden Brotaufstrich.

Gundelrebe-, Sternmiere- und Löwenzahnblätter feinnudelig geschnitten und mit Gänseblümchen in den Kartoffelsalat gemischt, ergibt einen stoffwechselanregenden Frühlingssalat.

Die Königin der blutreinigenden Kräuter aber ist die Brennessel. Mit ihr läßt sich gut eine zweiwöchige Saftkur durchführen. Man sammelt junge Brennesseltriebe (am besten mit Gummihandschuhen), wäscht sie und legt sie – klein gehackt – für zwei bis drei Stunden in wenig Wasser.

Den Saft dann durch ein Teesieb laufen lassen. Für die Saftkur nimmt man 1 EL pro Tag in der Früh zu sich und trinkt $\frac{1}{8}$ l Wasser nach. Diese Menge wird bis auf 7 EL pro Tag gesteigert, und nach einer Woche geht man wieder (immer um einen EL weniger) bis auf 1 EL pro Tag zurück.

Wichtig ist, daß man während des Tages viel Flüssigkeit zu sich nimmt, damit die entwässernde und ausschwemmende Wirkung zur Geltung kommt.

Wer sich für all diese Dinge absolut keine Zeit nehmen kann, der sollte wenigstens diese „**Frühlings-Rezepte**" versuchen:

Brennesselsuppe

4 Handvoll Brennesselblätter, 1 Zwiebel, 1 Knoblauchzehe, 50 g Butter, 1 EL Weizenvollkornmehl, $\frac{1}{4}$ saure Sahne (Sauerrahm), 1 EL Vitam-Gemüsebrühe, 2 Scheiben Vollkornbrot

Die Brennesselblätter gut waschen und kurz in einen Topf kochendes Wasser geben, Kochwasser aufheben, Brennesselblätter klein hacken, den Knoblauch würfeln und in Distelöl dünsten, Mehl darüberstreuen, umrühren und leicht anbräunen. Nun unter Rühren die Sahne zugießen, kurz aufkochen lassen, mit 1 Liter Brennessel-Kochwasser aufgießen, Gemüsebrühe und die Brennesselblätter dazugeben und 5 Minuten lang ziehen lassen. Das in Würfel geschnittene Vollkornbrot leicht anrösten und beim Servieren auf die Suppe geben.

Löwenzahnsuppe

4 Löwenzahnwurzeln, 1 Zwiebel, 1 EL Distelöl, 1 Stück Sellerie, 1 Petersilienwurzel, 1 Karotte, etwas Vitam-Gemüsebrühe, Kresse zum Bestreuen
Diese Suppe eignet sich auch sehr gut zur Entwässerung.

Man gräbt für 1 Liter Suppe 4 Löwenzahnwurzeln aus, wäscht und putzt sie gründlich und läßt einige zarte Blätter dabei. Die Wurzeln kleinwürfelig schneiden, dazu 1 Zwiebel fein hacken, das Ganze mit 1 EL Distelöl leicht andünsten, mit $\frac{1}{4}$ l Wasser aufgießen, 1 Stück Sellerie, 1 Petersilienwurzel und 1 Karotte fein reiben und zu Zwiebeln und Löwenzahnwurzeln dazugeben.

Nun auf 1 Liter Suppe aufgießen, das Ganze auf kleiner Flamme köcheln lassen. Zum Schluß Vitam-Gemüsebrühe dazugeben, abschmecken, mit gehackter Kresse servieren.

Tee- und Saft-Fasttage

Als Frühjahrskur gut geeignet sind auch **Tee- und Saft-Fasttage.** Sie sind unkompliziert und können jederzeit durchgeführt werden. Hat man sich für einen *Tee-Fasttag* entschieden, sollte man die Teesorten variieren (dünner Schwarztee, Hagebutten-, Pfefferminz-, Malven- oder Apfeltee) und zwei bis 3 Liter pro Tag ohne jeden Zusatz trinken.

Für einen *Saft-Fasttag* eignet sich folgende Zusammenstellung: In der Früh Hagebuttentee, später 1 Glas Pflaumen-Feigen-Wasser (am Tag vorher 3 Feigen und 4 Pflaumen in $1/2$ l Wasser einweichen, am Morgen abgießen und je 1 Glas am Vormittag und eines am Nachmittag trinken), mittags $1/4$ l Apfel- oder Johannisbeersaft (ungesüßt) und am Abend $1/4$ l Melissentee.

Etwas mehr geschmackliche Abwechslung bietet ein *Obst- und Gemüse-Safttag:* Zum Frühstück Zitronenwasser vom Saft $1/2$ Zitrone und $1/4$ l warmes Wasser mit einem Teelöffel Honig trinken. Vormittags 1 Glas Orangen- oder Grapefruitsaft schluckweise trinken. Zu Mittag $1/4$ l Gemüsesaft aus Karotten, Sauerkraut, Brennessel und Tomaten, am Nachmittag $1/4$ l Pflaumen-Feigen-Wasser und am Abend $1/4$ l ungesüßter Johannisbeersaft.

Wenigstens ein paar dieser Tips sollten Sie im nächsten Frühjahr in die Praxis umsetzen. Ihr Körper wird es Ihnen danken.

Sommer

Der Sommer ist jene Jahreszeit, wo sich die meisten Menschen in einem längeren Urlaub jene Kräfte holen, die sie für den Rest des Jahres dringend brauchen. Eine Phase des Ausgleichs und der Entspannung. Daran sollte man denken, wenn man für diese oft schönsten Tage des Jahres seine Vorbereitungen trifft. Wer schlecht plant, erntet statt der angestrebten Erholung nur Streß und in der Folge Erschöpfung.

Bevor ich Ihnen Urlaubstips gebe, möchte ich Ihnen noch den Rat erteilen, auch vor oder nach den großen Ferien eine Reihe von „Mini-Urlauben" zu machen. Unternehmen Sie einen kurzen Spaziergang, räkeln Sie sich 10 Minuten lang wohlig in der Badewanne, atmen Sie dabei langsam und tief durch die Nase ein und durch den Mund aus – auch das kann Urlaub sein.

Wie oft wir uns einen solchen Kurzurlaub gönnen, liegt an uns. Ein Beispiel: Sie planen 2 Stunden Tennis in Ihr Tagesprogramm ein, freuen sich darauf, wärmen locker auf und spielen so lange, daß nachher ein erfrischendes Duschbad möglich ist. Anschließend geht es wieder zurück ins Büro. Sie haben einen Kurzurlaub vom Alltag genommen und sich aktiv erholt. Falsch wäre, schon den ganzen Tag daran zu denken, wie man seinen Gegner im Match besiegen könnte. Solche Menschen versuchen schon beim Einschlagen mit aller Kraft, dem „Feind" zu imponieren, spielen bis zur letzten Minute, duschen hastig und sausen wieder ins Geschäft oder zur Arbeit zurück. Ein Leistungsdruck hat lediglich den anderen abgelöst. So hat der Organismus keine Chance, sich zu erholen.

Ferienplanung

Im Zeitalter der Jets können wir in 24 Stunden um die halbe Welt fliegen. Unser Körper braucht in solchen Fällen Zeit, um mit dieser Umstellung fertigwerden zu können. Starke Klima- oder Höhenunterschiede belasten und kosten Substanz.

Sie müssen sich rechtzeitig überlegen, unter welchen Umständen Sie sich am wohlsten fühlen. Viele Menschen fühlen sich z. B. in tiefen Tälern, umringt von hohen Bergen, bedrückt. Föhnlagen können Migräne, Kreislaufprobleme und Nervosität auslösen.

Autoreisen

- Für längere Autofahrten gelten einige besondere Regeln:
- Nicht gleich vom Arbeitsplatz weg auf die Reise gehen. Vorher zumindest duschen und für 1 Stunde ruhen.
- Sich nicht selbst unter Leistungsdruck setzen: Man muß nicht in fünf Stunden in Italien sein!
- Keine schweren Mahlzeiten vor der Reise zu sich nehmen. Eine Flasche Mineralwasser und Äpfel zum Knabbern für unterwegs mitnehmen.
- Reisemonotonie unterbrechen! Es gibt keine Reiseroute, wo man nicht einen lohnenden Zwischenstopp machen kann.
- Urlaub soll Erholung sein – ärgern ist auf der Reise verboten!
- Bei Fahrten über hohe Pässe oder in hochgelegene Ferienorte ist es für kreislauflabile Menschen empfehlenswert, auf halber Höhe einen „Stopp" zu machen.
- Jedes Jahr gibt es in der Urlaubszeit viele Unfälle, die durch den „Sekundenschlaf" verursacht werden. Er tritt bei langen Autofahrten ohne Vorankündigung auf, zumeist bei Personen mit niedrigem Blutdruck. Oft muß der Fahrer nur ein paarmal gähnen, spürt ein leichtes Ziehen in den Augenlidern – dann schläft er für einen kurzen Moment ein ...
  Ein verhängnisvolles Einnicken – das oft tödlich endet! Ein bißchen Gymnastik am Rastplatz und, wenn die Reise lang ist, eine halbe Stunde Schlaf im Auto können die Müdigkeit „wegzaubern", und die Gefahr, auch nur für eine einzige Sekunde einzuschlafen, ist gebannt.

Bei Bluthochdruck fühlt man sich am Meer und unter 1000 m am wohlsten. Wer schon daheim unter größerer Hitze stöhnt, wird sich in Ägypten, Tunesien oder noch weiter südlich kaum richtig erholen.

Ein gewisses Mindestbewegungsprogramm gehört zum Urlaub. Alle Aktivitäten, wie etwa Tennis, Tauchen, Wandern oder Schwimmen, sollen allerdings keinesfalls zu Leistungsdruck führen. Kreislaufschwachen rate ich zu Wanderungen, zu lockerem Laufen und Radfahren. Bei Abnützungserscheinungen an Knie- und Hüftgelenken sind Schwimmen und Tauchen empfehlenswert.

Falls Sie einen Urlaub in sonnigen Gefilden verbringen, sollten Sie sich unbedingt vor allzu intensiver Sonnenbestrahlung schützen! Verwenden Sie sogenannte Sunblocker, vergessen Sie nicht auf eine Kopfbedeckung, und „braten" Sie nicht übermäßig. Wer sich zu einem vernünftigen Sonnenbad entschließt, sollte dennoch duschen gehen und viel Flüssigkeit trinken, ansonsten stellt sich meistens bleierne Müdigkeit ein. Frauen, die zu Besenreisern neigen, sollten kalte nasse Tücher auf die Beine legen.

In südlichen Gegenden sollte man sich weitgehend von Obst und Salaten ernähren.

Bereiten Sie sich auf Aktivurlaube rechtzeitig vor! Beginnen Sie bereits einige Wochen vorher mit Kreislauftraining sowie Lockerungs- und Dehnungsgymnastik. Wer zur Trekkingtour reist, sollte zeitgerecht professionelle Fußpflege in Anspruch nehmen. Fußschmerzen können nämlich solche Urlaube zur Tortur werden lassen.

Flugreisen

Bei Flugreisen mit größerer Zeitverschiebung sollte man schon Tage vor der Abreise den Tagesrhythmus ein wenig anpassen.

Das heißt, bei Reisen in den Osten früher schlafen gehen und früher aufstehen, bei Reisen in den Westen hingegen später schlafen gehen und später aufstehen.

Übungen im Flugzeug

- Abwechselnd rechte und linke Schulter zum Ohr ziehen und fallen lassen.
- Beide Schultern in den Sessel (gegen die Rückenlehne) drücken, dann gemeinsam mit den Ellbogen wiederholen.
- Den ganzen Rücken gegen die Rückenlehne drücken.
- Den Kopf (gerade nach vor schauen) gegen die Lehne drücken.
- Den Kopf langsam nach rechts und links drehen.
- Gesäßmuskeln anspannen und wieder lockerlassen.
- Die Knie zusammendrücken und wieder lockerlassen.
- Die Hände seitlich an die Knie legen und die Knie gegen die Hände nach außen drücken; dann wieder entspannen.
- Beide Beine nach vorn ausstrecken und Vorfüße auf und ab bewegen.
- Mit den Händen am Sitz abstützen, Gesäß hochdrücken (anspannen) und lockerlassen.

Ich war mit vielen Sportlern in der ganzen Welt unterwegs und habe immer wieder dieselbe Erfahrung gemacht: wer während des Fluges aktiv geblieben ist, kam in guter Kondition am Ziel an. Wer hingegen mißmutig und schlaff im Sitz hing, erreichte das Ziel müde und zerschlagen und brauchte meistens 2 bis 3 Tage, um wieder voll fit zu sein.

Unterschätzen Sie die Belastung für Körper und Kreislauf im Flugzeug nicht! Wenn Sie in modernen Düsenjets fliegen, sind Sie dauernd einem Luftdruck ausgesetzt, der einer Berghöhe von 1200 m entspricht. Weiters ist die Luftfeuchtigkeit zu gering. Schon nach rund 2 Stunden Flugzeit haben Sie um 20% mehr Blut in den Beinen als normal. Die Ursache: Muskel- und Gefäßspannung lassen durch Unterdruck und Bewegungsmangel nach. Die Gefäße werden weit, die Beine schwellen an. Durch geringe Luftfeuchtigkeit trocknet man rascher aus, das Blut wird dicker, der Kreislauf stärker belastet. Die Gefahr von Thrombosen und Venenentzündungen steigt. Trinken Sie während des Fluges unbedingt viel Flüssigkeit, am besten klares Wasser.

Was Sie beim Flug vermeiden sollten:

- Alkohol, Kaffee und schwarzen Tee. Diese Getränke regen nämlich die Nierentätigkeit an und entwässern noch mehr.
- Schwere Speisen. Die Verdauungsarbeit stellt eine zusätzliche Arbeit für den Kreislauf dar.
- Rauchen. Die Gefäße werden verengt. Auch das stört den Kreislauf. Kopfweh, Schwindel und Abgeschlagenheit werden durch Zigarettenkonsum gefördert.

Herbst

Im Herbst wird es gefährlich für das Gewicht! Studien zeigen, daß die Menschen von Mitte Oktober an leichter zunehmen als in der übrigen Jahreszeit. Möglicherweise hängt das mit den Naturgesetzen zusammen, denn Lebewesen in der freien Natur setzen im Herbst Fett als Vorrat für den Winter an. Da in der feucht-kalten Jahreszeit die Bewegungsfreudigkeit sowieso abnimmt, sollte man vorbeugend 1 bis 2 Kilo „abspecken".

Die einfachste und gesündeste Methode sind Gesundtage! Sie lassen sich beliebig einplanen, und man unterscheidet hier zwischen Tagen, wo man gesund ißt, und reinen Tee- oder Saft-Fasttagen.

Ein **Gesundheitstag** schaut so aus:

Frühstück: Obst und Kräutertee.

Vormittags: eine Schale Kaffee.

Mittags: Salatplatte, Gemüsesuppe, gekochtes Gemüse, gegrillter Fisch oder Pute, es darf auch Käse oder ein Ei sein.

Nachmittags: Tee oder Mineralwasser.

Abends: gekochter Salat aus Schwarzwurzeln, roter Bete und Sellerie, Buchweizensuppe, Wurzelgemüse mit Folienkartoffeln.

Wichtig ist, daß vom Abendessen bis zum Frühstück eine zwölfstündige Pause eingehalten wird, damit der Verdauungstrakt zur Ruhe kommt.

Winter

Nach den hektischen Vorweihnachtswochen, den vielen Kaloriensünden, die man zu den Feiertagen begeht und die in wahren Orgien von Vanillekipferln, Butterkeksen und Nußstrudel einerseits und Gänsebraten, Schnitzel und Pommes frites andererseits gipfeln, kommen die Winterurlaubstage, die der Erholung und Regeneration dienen sollen.

Wenn Sie den Urlaub irgendwo in der Sonne verbringen, sollten Sie beachten, daß Zeit- und Klimaumstellung eine Belastung für den Körper sind. Man kann sich rechtzeitig – durch früheres oder späteres Schlafengehen – auf den Tagesrhythmus im bevorstehenden Urlaubsziel einstellen. Während des Fluges sind ein paar Übungen (siehe Seite 154) empfehlenswert, um Körper und Kreislauf in Schwung zu halten.

Nach der Ankunft ist es gut, gleich einen Spaziergang zu machen, und am Abend zeitig ins Bett zu gehen.

Strandlaufen, Schwimmen und Spazierengehen im Sand regeneriert den Körper, und daß man nicht endlos sonnenbraten soll, hat sich mittlerweile schon überall herumgesprochen.

Wer im Winterurlaub Ski fahren und langlaufen möchte, dem sollte klar sein, daß beides einer gewissen Kondition bedarf. Falscher Ehrgeiz und ein Überschätzen der persönlichen Leistungsfähigkeit sind die Hauptursache aller Skiunfälle. Es ist unsinnig, den Körper gleich mit schwierigen Abfahrten zu überfordern. Zuerst sollte man leichte Strecken wählen und genügend Ruhepausen einschalten.

Ganz wichtig ist es, den Körper morgens mit einer Lockerungsgymnastik vorzubereiten. Knorpel und Sehnen werden nur durch Bewegung elastisch. Steife Bänder sind einer ganz großen Verletzungsgefahr ausgesetzt. Dies sollte man auch bei langen Liftfahrten beachten und wenigstens kurz Schulter, Hüft- und Kniegelenke bewegen, ehe man sich auf die Abfahrtspisten begibt.

Eines ist statistisch erwiesen: Aufgrund körperlicher Übermüdung treten am dritten Tag die meisten Verletzungen auf – machen Sie daher eine Pistenpause.

BEWEGUNG

DIE ZWEITE SÄULE:
DIE GESUNDHEIT

Körperliche Aktivität im Sinne sportlicher Betätigung ist eine der drei Säulen, auf denen unsere Gesundheit ruht. Unser Organismus braucht für die Aufrechterhaltung des Betriebes nicht nur die mittels Nahrung gelieferten Aufbaustoffe (Kohlenhydrate, Eiweiße, Fette, Mineralien, Vitamine usw.), sondern sehr dringend auch Sauerstoff. Von der Verwertung des über die Atemluft angebotenen Sauerstoffs hängt die Lebensdauer aller Gewebe im menschlichen Körper ganz wesentlich ab.

Daß bei schlechtem Trainingszustand die Sauerstoffverwertung des Organismus ebenfalls schlecht ist, kann als wissenschaftlich erwiesen betrachtet werden. Personen mit guter Ausdauerkondition haben eine wesentlich bessere Sauerstoffnutzung als „Stubenhocker", denen jeder Schritt zuviel ist.

Unser Anliegen ist es nun, Sie zu **sinnvoller Bewegung** zu ermuntern. Erstens ist schon dieses Unterfangen nicht leicht, weil viele Menschen zwar Bewegung bitter nötig hätten, aber noch nicht so stark unter Leidensdruck stehen, um sich dazu aufraffen zu können. Zweitens muß körperliches Training beim Erwachsenen ziemlich genau auf die individuell verschiedenen Voraussetzungen abgestimmt sein.

Was sich der einzelne zumuten kann, ist nicht einfach herauszufinden. Eine Reihe von Krankheiten schränkt die Trainingsmöglichkeiten empfindlich ein. Das Alter, das Körpergewicht, der momentane Trainingszustand usw. spielen wesentliche Rollen bei der Erstellung eines Trainingsprogramms. Das medizinische Okay muß der Arzt geben. Wir haben im Kapitel über das medizinische „Check-up" ja ausführlich auf die Möglichkeiten hingewiesen, die der Arzt zur „Bestandsaufnahme" zur Verfügung hat.

Daher muß am Beginn des Trainings unbedingt eine **ärztliche Untersuchung** stehen. Nur der Mediziner kann herausfinden, wieviel Sie Ihrem Körper zumuten können – und in welcher Form. Falls Sie die Erlaubnis zum Start ärztlicherseits eingeholt haben, ist es noch immer nicht günstig, sich nun ohne Rücksicht auf Verluste ins Training zu stürzen. Viele Menschen neigen dazu, zu übertreiben. „Jetzt habe ich mich dazu entschlossen, etwas für meinen Körper zu tun – jetzt gibt es kein Halten mehr ..." So oder ähnlich lautet die Einstellung.

Meistens büßt man das mit starken Muskelschmerzen oder Verletzungen. Aber manchmal hält auch das Herz die Belastung nicht aus, obwohl es vom Arzt für grundsätzlich gesund erklärt wurde. Das wäre nicht die Schuld des Mediziners – er konnte ja bei seinen Berechnungen nur von halbwegs vernünftiger Belastung ausgehen.

Sinnvolles und effizientes
Kreislauftraining durch Pulskontrolle

Entscheidend ist bei jedem Training die richtige Herzfrequenz; ihre Beachtung bewahrt vor Überbelastung und ermöglicht ein gezieltes Training auf Gewichtsreduktion und Fettverbrennung oder auf Verbesserung der Herz-Lungen-Kapazität. Am sichersten ist, man läßt vom Arzt bei einem Leistungs-EKG die maximale Herzbelastungsfrequenz und die empfohlene Trainingsfrequenz feststellen und trainiert dann nach dem vorgegebenen Plan.

Eine Faustregel besagt: die maximale theoretische Herzfrequenz ist 220 minus Alter – sie ist die gefährliche Höchstzone mit anaerobischem (unter Sauerstoffschuld) Training. Für ein Training zur Gewichtsreduktion und Fettverbrennung werden 60 bis 70% der maximalen Herzfrequenz mit mindestens dreimal wöchentlich 30 Minuten empfohlen.

Für die Verbesserung der Kreislaufkondition und Herz-Lungen-Kapazität 70 bis 85% mit mindestens dreimal wöchentlich 20 Minuten.

Trainingsfrequenzen unter 60% haben zu niedrige Intensität und bleiben ohne positive Wirkung.

Beispiel: 30 Jahre   Training zur Gewichtsreduktion   Puls 114 bis 133
                                                     Training für Herz-Kreislauf   Puls 133 bis 163
                     50 Jahre   Training für Gewichtsreduktion   Puls 102 bis 119
                                                     Training für Herz-Kreislauf   Puls 119 bis 144

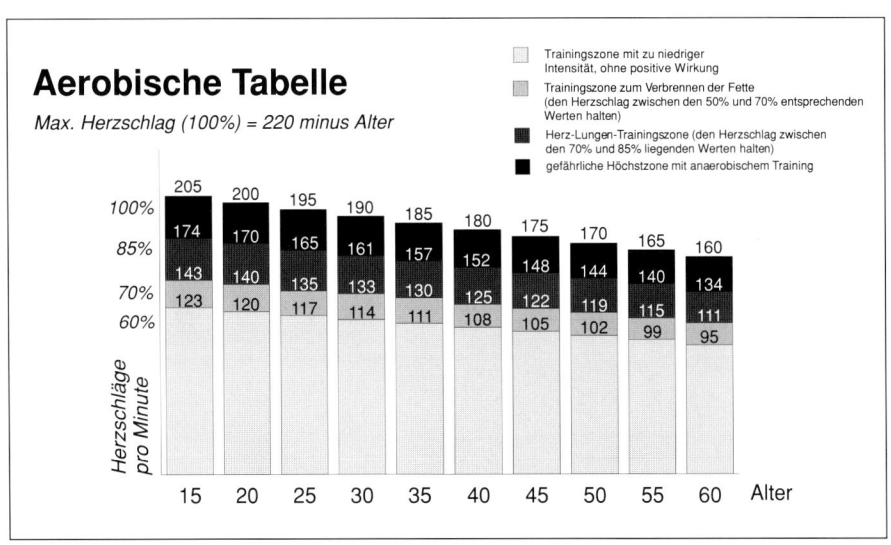

Neben der richtigen Trainingspulsfrequenz muß ein gutes Training aus einer Aufwärm-, einer Belastungs- und Abwärmphase bestehen.

Das *Aufwärmen* sollte aus einem 5–10minütigen Durchbewegen und Dehnen aller Gelenke und Sehnen mit langsam zunehmender Kreislaufbelastung bestehen. Zweck: Knorpel und Sehnen belastbar zu machen, die Muskeln besser zu durchbluten und mit Sauerstoff zu versorgen.

Die *Belastungsphase* richtet sich je nach Trainingsziel nach Pulsfrequenz und Zeit. In der *Abwärmphase* wird dagegen langsam die Belastung vermindert, bis sich die Pulsfrequenz dem Ruhewert nähert und die Muskeln wieder in einen entspannten Zustand kommen.

Die wissenschaftlichen Untersuchungen beweisen, daß gut auf- und abgewärmte Sportler nicht nur das geringste Verletzungs- und Abnützungsrisiko haben, sondern auch am schnellsten regenerieren und auf lange Sicht am leistungsfähigsten sind.

Die wohl beste Investition für ein pulskontrolliertes und somit gefahrloses

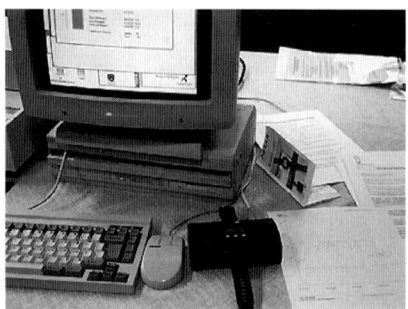

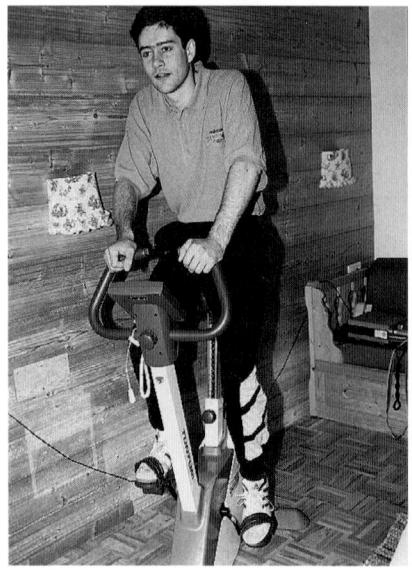

und doch optimales Training ist die Anschaffung eines Pulsmessers mit einstellbaren Belastungsbereichen. Wir verwenden seit vielen Jahren zur Trainingskontrolle – egal, ob in der Formel I, in der Kraftkammer, beim Laufen, Wandern, Radfahren oder Schilanglaufen – die Polarpulsuhren, bei denen mittels Funk vom Brustgurt mit EKG-Genauigkeit die jeweilige Pulsfrequenz auf eine Uhr übertragen wird und je nach Wahl alle 5, 15 oder 60 Sekunden gespeichert wird. Durch Eingabe einer unteren und oberen Pulsfrequenz (60, 70 oder 85% der theoretischen maximalen Herzfrequenz) ist eine permanente Kontrolle der maximalen Trainingsleistung ohne Überlastung des Herzens möglich. Überdies gibt es heute schon viele Heimfahrräder und Rudergeräte, die mit dem Polar-Brustgurtsender herzfrequenzgesteuert werden.

Auch bei Karl Wendlingers Rehabilitation war pulskontrolliertes Training entscheidend, denn nach dem Koma hätte jede Überlastung einen Rückschritt im Heilungsprozeß bedeutet.

12-Minuten-Lauf-Test

Um festzustellen, wie der Körper in Schuß ist und welches Aufbauprogramm er benötigt, kann man sich auch eines Tests bedienen, den der amerikanische Sportmediziner, Astronautentrainer und Major der US-Luftwaffe, Dr. Kenneth H. Cooper, ausgearbeitet hat (ganz ausführlich beschrieben im Buch „Bewegungstraining", Fischer-Verlag).

Mit Hilfe langwieriger, komplizierter Untersuchungen fand Cooper heraus, daß der 12-Minuten-Lauf-Test die beste Möglichkeit zur Feststellung der derzeitigen konditionellen Verfassung darstellt. Die in 12 Minuten zurückgelegte Strecke läßt sich in Milliliter Sauerstoff ausdrücken, die der Körper dabei aufzunehmen imstande ist. Und eben diese Sauerstoffaufnahmeleistung entscheidet über den konditionellen Zustand.

Der Test verlangt allerdings ein Maximum an Laufleistung, was die eben erwähnte ärztliche Untersuchung unumgänglich macht! Vor allem dann, wenn ein Alter von 35 Jahren bereits überschritten wurde und bestimmte Risikofaktoren – wie Übergewicht, Zigaretten, Alkoholmißbrauch und länger dauernder beruflicher Streß – vorliegen.

Wer aber 35 Jahre alt und bei bekannt schlechter Kondition ist (schon lange kein Sport mehr betrieben, schon Mühe beim Stiegensteigen), der möge auf den Test am besten verzichten und mit dem Aufbautraining der schlechtesten Kategorie beginnen (siehe anschließendes Kapitel über Konditionsaufbau).

Für den Test ist jede Laufbahn geeignet, deren Länge genau ausgemessen ist. Auf den meisten Sportplätzen hierzulande wird die Streckenlänge 400 Meter betragen. Für den Test kann man eine Stoppuhr verwenden, aber eine Armbanduhr mit Sekundenzeiger erfüllt den Zweck zur Not auch. Es geht schließlich nicht um die exakte Bestimmung der Laufleistung, sondern um einen eher groben Überblick.

Wie funktioniert der Test?

Jeder Läufer mißt die Streckenlänge selbst. Auf einer Rundbahn geschieht das ziemlich einfach, indem man sich die Zahl der zurückgelegten Runden merkt und die Distanz angefangener Runden eben schätzt. Die Fehlerquote wird da nicht allzu hoch sein. Gelaufen wird genau 12 Minuten lang.

Begonnen wird im *Dauerlauf*. Anfangs ist es für Untrainierte natürlich schwer, das richtige Lauftempo herauszubekommen. So wird es wahrscheinlich passieren, daß man nach einigen hundert Metern mit Luftschwierigkeiten zu kämpfen beginnt. Bleiben Sie bitte in diesem Fall nicht stehen, sondern stellen Sie auf lockeres Traben um, bis sich die Verhältnisse gebessert haben.

Nach und nach findet man dann heraus, welches Tempo einzuhalten ist, um 12 Minuten durchzustehen. Eines muß aber klar sein: Nach dieser Zeit dürfen nicht mehr viele Reserven vorhanden sein. Das heißt nun nicht, bis zur völligen Erschöpfung laufen zu müssen, aber an die Grenze der Leistungsfähigkeit sollte man sich doch „herantasten" (was sich eben nur organisch gesunde Menschen unbedenklich zumuten können!).

Anhand der folgenden Tabelle können Sie anschließend feststellen, in welche Leistungskategorie Sie einzuordnen sind:

Gruppe I (sehr schlecht): Weniger als 1,6 Kilometer (weniger als 28 Milliliter Sauerstoffverbrauch pro Kilo Körpergewicht und Minute).

Gruppe II (schlecht): 1,6 bis 2 Kilometer (28 bis 34 Milliliter Sauerstoffverbrauch).

Gruppe III (mäßig): 2 bis 2,4 Kilometer (34 bis 42 Milliliter Sauerstoffverbrauch).

Gruppe IV (gut): 2,4 bis 2,8 Kilometer (42 bis 52 Milliliter Sauerstoffverbrauch).

Gruppe V (sehr gut): Mehr als 2,8 Kilometer (Sauerstoffverbrauch dementsprechend mehr als 52 Milliliter).

Cooper schreibt in seinem Buch „Bewegungstraining" aufmunternd: „Lassen Sie sich nicht entmutigen, wenn Sie unter die ersten drei wenig befriedigenden Kategorien fallen – Sie teilen dieses Los mit 80 Prozent der zivilisierten Menschheit …" Schon dieser Satz des Trainingsexperten zeigt, wie wichtig körperliches Training für uns alle wäre!

Die genannte Einteilung verfolgt nicht den Zweck, Enttäuschung und Mißmut auszulösen, sondern zu verstärkter körperlicher Aktivität anzuregen. Cooper arbeitete sein Trainingsprogramm für mehrere verschiedene Sportarten (auch Schwimmen, Radfahren, Handball, Basketball usw.) aus. Wir wollen uns hier nur auf die wichtigste Basissportart, das Laufen, beschränken.

Wie wird bewertet?

Das Coopersche Trainingsprogramm bewertet die Laufleistung mit Punkten. Wöchentlich ist eine bestimmte Punkteanzahl zu erreichen – nämlich 30.

Das reicht, um ein zufriedenstellendes körperliches Leistungsniveau aufrechtzuerhalten. Denn, wohlgemerkt, unser Ziel ist es sicherlich nicht, die Leser zu Leistungssportlern zu erziehen. Wenn es auch häufig vorkommt, daß die Cooper-Tester plötzlich ihre Liebe zum Sport entdecken und sich dementsprechend eifrig weiterbetätigen. Schließlich ist es ja ein erhebendes Gefühl, plötzlich wieder Herr über den eigenen Körper zu sein und zu merken, daß er sich allmählich wieder unserem Willen unterzuordnen beginnt …

Die Art des Konditionstrainings ist vom Ausgang des 12-Minuten-Tests abhängig. Wir wollen im folgenden besprechen, wie der Trainingsaufbau in den einzelnen Leistungskategorien erfolgen sollte. Wer es schafft, wöchentlich 30 Punkte zu erreichen, braucht nicht unbedingt mehr; auch in Zukunft 30 Punkte zu „erlaufen" genügt völlig, um sich eine zufriedenstellende Grundkondition zu erhalten.

Trainingsprogramm für die Gruppe I (sehr schlecht)

Die Zugehörigkeit zu dieser Kategorie ist schon als Alarmzeichen aufzufassen – viel dürfen Sie Ihrem Körper derzeit nicht zumuten, eine „Aufbesserung" der Kondition ist dringend notwendig, um gesund zu bleiben! Derart geringe Ausdauer beim Laufen deutet nämlich auf die Gefahr hin, daß lebenswichtige Organe bei erzwungener Belastung nicht mehr ausreichend mit Sauerstoff versorgt werden können – Herzinfarkt, Hirnschlag, Nierenversagen oder zumindest schwere Durchblutungsstörungen in den Beinen drohen.

Menschen, die in diese Kategorie gehören, haben meistens einiges gemeinsam: sie sind häufig Stubenhocker, Vielesser, Dauerfernseher, sie rauchen viel, sie trinken viel, sie fahren jeden Meter mit dem Auto. Kein Wunder, daß da die körperlichen Fähigkeiten hoffnungslos verkümmern.

Hoffnungslos? Das eigentlich nicht. Denn bei ein bißchen gutem Willen läßt sich die Situation schon innerhalb kurzer Zeit entscheidend verbessern. Sogar bereits Vorgeschädigte, etwa Herzkranke, können durch das Cooper-Training wieder fit werden.

Die Dauer des Aufbau-Konditionstrainings beträgt aber immerhin 16 Wochen.
In der 1. bis 3. Woche sind jeweils 10 Punkte zu erreichen, in der 4. bis 6. Woche 15, in der 7. bis 9. Woche 20 Punkte, in der 10. bis 12. Woche 24 Punkte, in der 13. und 14. 27 Punkte und schließlich in der 15. und 16. Woche bereits als Endziel je 30 Punkte.

Wie kommt man nun als Läufer (auf diese Sportart wollen wir uns hier beschränken) auf die geforderte Punkteanzahl? Es wäre wohl übertrieben zu sagen: ganz einfach. Da wird einiges an Schweiß fließen müssen – allerdings braucht anderseits keine Überanstrengung befürchtet zu werden. Der Aufbau geht doch recht vorsichtig vonstatten.

Auf die gewünschten 10 Punkte in den ersten Wochen kommt man, indem fünf Tage in der Woche 1,6 Kilometer teils gehend, teils laufend zurückgelegt werden.

1. Woche: Fünfmal 1,6 Kilometer abwechselnd laufen und gehen in $13^{1}/_{2}$ Minuten – 10 Punkte.

2. Woche: Fünfmal 1,6 Kilometer abwechselnd laufen und gehen in 13 Minuten.

3. Woche: Fünfmal 1,6 Kilometer abwechselnd laufen und gehen in $12^{3}/_{4}$ Minuten. 15 Punkte sind in den folgenden drei Wochen verlangt. Da bleiben wir noch bei 1,6 Kilometern, erwarten aber schnellere Zeiten.

4. Woche: Fünfmal 1,6 Kilometer abwechselnd laufen und gehen in $11^{3}/_{4}$ Minuten – 15 Punkte.

5. Woche: Fünfmal 1,6 Kilometer abwechselnd laufen und gehen in 11 Minuten.

6. Woche: Fünfmal 1,6 Kilometer abwechselnd laufen und gehen in $10^{1}/_{2}$ Minuten. Dann hat der Trainierer drei Wochen vor sich, in denen jeweils 20 Punkte erlaufen werden müssen. Wieder sind dafür fünf Trainingseinheiten wöchentlich nötig.

7. Woche: Fünfmal 1,6 Kilometer laufen in $9^{3}/_{4}$ Minuten.

8. Woche: $9^{1}/_{2}$ Minuten.

9. Woche: 9¹/₄ Minuten.

10. Woche: Sie laufen dreimal wöchentlich 1,6 Kilometer in 9 Minuten und zweimal 2,4 Kilometer in je 16 Minuten.

11. Woche: Dreimal 1,6 Kilometer in 8³/₄ Minuten, zweimal 2,4 Kilometer in
15 Minuten.

12. Woche: Dreimal 1,6 Kilometer in 8¹/₂ Minuten und zweimal 2,4 Kilometer in
14 Minuten.

Dafür erhalten Sie pro Woche immerhin bereits 24 Punkte und nähern sich im
wahrsten Sinne des Wortes mit Riesenschritten dem Wunschziel.

In der *13. und 14. Woche* sind je 27 Punkte gefordert.

13. Woche: Dreimal 1,6 Kilometer in 8¹/₄ Minuten und zweimal 2,4 Kilometer in
13¹/₂ Minuten.

14. Woche: Dreimal 1,6 Kilometer in 7 Minuten, 55 Sekunden und zweimal
2,4 Kilometer in 13 Minuten.

Dann werden die letzten beiden Wochen des Trainingsaufbaus in Angriff genommen. Erstmals sind die auch als Erhaltungsleistung anzusehenden 30 Punkte verlangt.

15. Woche: Zweimal 1,6 Kilometer in 7³/₄ Minuten, zweimal 2,4 Kilometer in
12¹/₂ Minuten und einmal 3,2 Kilometer in 18 Minuten.

16. Woche: Zweimal 2,4 Kilometer in 11 Minuten, 55 Sekunden und zweimal
3,2 Kilometer in 17 Minuten.

Jede Wette, daß dieses Programm ausreicht, um aus Ihnen einen leistungsfähi-
gen Hobbysportler zu machen, der längst Freude an der Bewegung gefunden
hat? Bei vielen erwacht der Ehrgeiz, mehr zu erreichen: andere Sportarten zu
betreiben oder das Lauftraining auszubauen. Kein Problem – mit der erarbeite-
ten Grundkondition können Sie nun überall mithalten, ohne sich zu blamieren.
Überschüssige Kilos sind garantiert großteils bereits abgebaut. Zusammen mit
unseren Ernährungstips steht einer gesunden Zukunft nichts mehr im Wege.
Wer keine sonderlichen Leistungsambitionen entwickelt, möge durch ständiges
Lauftraining auf der Basis der 16. Aufbauwoche das Erreichte wenigstens erhalten. Das klappt sicher bis ins höhere Alter – der Körper baut gar nicht so rasch
ab, wie vielfach behauptet wird. Es ist alles nur eine Trainingsfrage ...

Trainingsprogramm für die Gruppe II (schlecht)

Die Vertreter dieser Kategorie sind zwar bei weitem nicht ideal, aber doch besser dran als die Gruppe-I-Mitglieder. Sie betreiben meist irgendeine Sportart
sehr unregelmäßig und haben Sparten ausgewählt, die ohne entsprechenden
Einsatz keinen nennenswerten Konditionszuwachs bringen können: Golf, Tennis, im Sommer ein paarmal Schwimmen, vielleicht hin und wieder Wandern.
Positiv: Immerhin, sie tun etwas. Negativ: Sie tun ganz bestimmt zuwenig.
Gruppe-II-Vertreter besitzen oft genug Selbstvertrauen, sich ohnedies für große

Sportler zu halten. Der eingangs geschilderte Cooper-Test wird sie eines anderen belehren. Dann wird klar sein, daß noch viel zu tun ist, bis die körperliche Form wirklich stimmt! Denn in 12 Minuten keine zwei Kilometer laufen zu können, verdient schon zu Recht die Bewertung „schlecht".

Das Aufbauprogramm für diese Kategorie dauert 13 Wochen und geht davon aus, in den ersten beiden Wochen je 10 Punkte zu erlangen, in der 3. bis 5. Woche 15 Punkte, in der 6. und 7. Woche 20 Punkte, in der 8. und 9. Woche 24 Punkte, in der 10. und 11. Woche 27 Punkte sowie in der 12. und 13. Woche 30 Punkte. Die Vertreter der zweitschlechtesten Leistungskategorie müssen etwas höhere Leistungen erbringen, um die geforderten Punkte zu erreichen, wie folgende Zusammenstellung zeigt:

1. Woche: Fünfmal 1,6 Kilometer abwechselnd laufen und gehen in $13^1/_2$ Minuten – 10 Punkte.

2. Woche: Fünfmal 1,6 Kilometer laufen bzw. gehen in $12^3/_4$ Minuten – 10 Punkte.

3. Woche: Fünfmal 1,6 Kilometer gehen und laufen in $11^3/_4$ Minuten – 15 Punkte.

4. Woche: Wie 3. Woche, in 11 Minuten – 15 Punkte.

5. Woche: Wie vorher, in $10^1/_2$ Minuten – 15 Punkte.

6. Woche: Fünfmal 1,6 Kilometer ausschließlich laufen in $9^3/_4$ Minuten – 20 Punkte.

7. Woche: Wie vorher, in $9^1/_4$ Minuten – 20 Punkte.

8. Woche: Dreimal 1,6 Kilometer in 9 Minuten laufen und zweimal 2,4 Kilometer in 15 Minuten laufen – 24 Punkte.

9. Woche: Dreimal 1,6 Kilometer in $8^3/_4$ bzw. zweimal 2,4 Kilometer in 15 Minuten laufen – 24 Punkte.

10. Woche: Dreimal 1,6 Kilometer in $8^1/_4$ Minuten und zweimal 2,4 Kilometer in $13^1/_2$ Minuten laufen – 27 Punkte.

11. Woche: Dreimal 1,6 Kilometer in 7 Minuten, 55 Sekunden und zweimal 2,4 Kilometer in 13 Minuten laufen – 27 Punkte.

12. Woche: Zweimal 1,6 Kilometer in $7^3/_4$ Minuten und zweimal 2,4 Kilometer in $12^1/_2$ Minuten und einmal 3,2 Kilometer in 18 Minuten laufen – 30 Punkte.

13. Woche: Zweimal 2,4 Kilometer in 11 Minuten, 55 Sekunden und zweimal 3,2 Kilometer in 17 Minuten laufen – 30 Punkte.

Wurden die 13 Wochen erfolgreich innerhalb der genannten Limits absolviert, kann wiederum entschieden werden, ob man das Erreichte erhalten oder sich vielleicht steigern möchte. In letzterem Fall empfiehlt es sich, das Übungsprogramm der nächstbesseren Kategorie mitzumachen.

Trainingsprogramm für die Gruppe III (mäßig)

Immerhin erreichen die Mitglieder dieser Gruppe bereits in 12 Minuten bis zu 2,4 Kilometer auch ohne Aufbautraining. Damit sollten sie sich zwar noch nicht zufriedengeben, aber so schlecht sind sie nicht mehr dran.

Wir finden in dieser Gruppe nicht mehr ausschließlich Sonntagssportler, sondern Menschen, die auch unter der Woche bemüht sind, wenigstens ein bißchen was für ihre körperliche Fitneß zu tun. Vorläufig eben noch mit nicht hundertprozentig tauglichen Mitteln. Wahrscheinlich werden die sportlichen Übungen nicht lange genug oder nicht mit der nötigen Kreislaufbelastung durchgeführt. In dieser Gruppe – die grundsätzlich zu Bewegungstraining sehr positiv eingestellt ist – werden die größten Steigerungsraten an Kondition erzielt, weil von vornherein guter Wille herrscht, und weil sich die Gruppe-III-Vertreter nicht maßlos überwinden müssen, um einen schnellen Schritt zu tun. Um hier den letzten „Schliff" in Richtung zufriedenstellende Grundkondition zu schaffen, legt Cooper folgendes Aufbauprogramm fest:

1. Woche: 10 Punkte, 2. und 3. Woche: 15 Punkte, 4. und 5. Woche: 20 Punkte, 6. und 7. Woche: 24 Punkte, 8. Woche: 27 Punkte, 9. und 10. Woche: 30 Punkte. Sie sehen – je besser die bereits vorhandene Kondition ist, desto kürzer muß geübt werden, um ausreichend fit zu werden!

1. Woche: Fünfmal 1,6 Kilometer abwechselnd gehen und laufen in 12$\frac{3}{4}$ Minuten – 10 Punkte.

2. Woche: Fünfmal 1,6 Kilometer gehen und laufen in 11 Minuten – 15 Punkte.

3. Woche: Fünfmal 1,6 Kilometer gehen und laufen in 10$\frac{1}{2}$ Minuten – 15 Punkte.

4. Woche: Fünfmal 1,6 Kilometer nur laufend bewältigen in 9$\frac{1}{2}$ Minuten – 20 Punkte.

5. Woche: Fünfmal 1,6 Kilometer in 9$\frac{1}{4}$ Minuten laufen – 20 Punkte.

6. Woche: Dreimal 1,6 Kilometer in 8$\frac{3}{4}$ Minuten und zweimal 2,4 Kilometer in 15 Minuten laufen – 24 Punkte.

7. Woche: Dreimal 1,6 Kilometer in 8$\frac{1}{2}$ Minuten und zweimal 2,4 Kilometer in 14 Minuten laufen – 24 Punkte.

8. Woche: Dreimal 1,6 Kilometer in 7 Minuten, 55 Sekunden und zweimal 2,4 Kilometer in 13 Minuten laufen – 27 Punkte.

9. Woche: Zweimal 1,6 Kilometer in 7$\frac{3}{4}$ Minuten und zweimal 2,4 Kilometer in 12$\frac{1}{2}$ Minuten und einmal 3,2 Kilometer in 18 Minuten laufen – 30 Punkte.

10. Woche: Zweimal 2,4 Kilometer in 11 Minuten, 55 Sekunden und zweimal 3,2 Kilometer in 17 Minuten laufen – 30 Punkte.

Wiederum gilt: Wer seine Kondition weiter verbessern möchte, wer seine Liebe zum Sport entdeckt hat, möge das Konditionsprogramm der Gruppe IV in Angriff nehmen. Für die Vertreter der Gruppe III gilt natürlich zusätzlich, daß alle bisherigen sportlichen Aktivitäten nicht dem Laufprogramm zum Opfer fallen sollten. Wenn organisatorisch möglich, wäre es günstig, auch weiterhin Tennis, Gymnastik usw. so wie bisher zu betreiben. Sie werden feststellen, daß die Spielsportarten mit besserer Kondition ganz deutlich mehr Freude bereiten, daß Sie auch bessere Leistungen erbringen.

Trainingsprogramm für die Gruppe IV (gut)

Im Test wurden mehr als 2,4 Kilometer geschafft,
was bereits eine zufriedenstellende sportliche Leistung darstellt

In diese Gruppe sollte jeder zu kommen trachten. Die meisten Vertreter der Kategorie IV schaffen nämlich bereits zeitweise die geforderten 30 Punkte pro Woche, aber nicht ganz regelmäßig. 2,4 Kilometer und mehr in 12 Minuten laufen zu können, bedeutet auf alle Fälle schon Fitneß.
Im Grunde ähnelt die sportliche Betätigung der Gruppe-IV-Mitglieder jener der Vertreter der vorigen Gruppe – nur werden die Sportarten intensiver betrieben. Cooper versucht hier gar nicht, wiederum in ein „Laufkorsett" zu zwängen, er empfiehlt lediglich: Betreiben Sie so wie bisher Sport, nur länger oder mit etwas mehr Einsatz. Denn alles, was Ihnen die Kondition gab, den Test so gut zu bestehen, muß auch ausreichen, Sie weiterhin fit zu erhalten. Trotzdem sollen einige Tips nicht fehlen, wie man auf die geforderte Punkteanzahl kommen kann. Das Programm braucht aber nicht genau eingehalten zu werden. Es stellt nur eine grobe Orientierungshilfe dar:

30 Punkte und manchmal sogar etwas mehr erreichen Sie, wenn Sie wöchentlich sechsmal 1,6 Kilometer unter 8 Minuten laufen oder fünfmal 1,6 Kilometer unter 6$\frac{1}{2}$ Minuten, viermal 2,4 Kilometer unter 12 Minuten bzw. 3,2 Kilometer unter 16 Minuten dreimal bewältigen.
● Wer lieber *schwimmt,* kann die 30 Punkte ebenfalls allein damit erreichen, wird aber günstigerweise kombinieren: 32 Punkte gibt es jedenfalls für achtmal wöchentlich 500 Meter in 8$\frac{1}{3}$ bis 12$\frac{1}{2}$ Minuten (im Sommerurlaub meistens kein Problem, sonst eher organisatorisch mühsam – es sei denn, Sie wohnen neben einem Schwimmbad). Sie können aber auch sechsmal 600 Meter in 10 bis 15 Minuten bewältigen – 30 Punkte. Oder 800 Meter fünfmal in 13$\frac{1}{3}$ bis 19 Minuten schwimmen bzw. 1000 Meter viermal in rund 20 Minuten. Da das bereits eine beachtliche sportliche Leistung bedeutet, gibt es dafür auch 34 Punkte.
● Auch *Radfahrer* sollen wissen, wie ihre Leistung in Punkten auszudrücken ist: Sechsmal 8 Kilometer in rund 17 Minuten bringen 30 Punkte. Oder fünfmal 10 Kilometer in etwa 21 Minuten. (Cooper gibt die Streckenlänge und geforderten Zeiten viel genauer an – er ist schließlich Militärarzt. Aber der Normalverbraucher kann sich mit gröberen Richtwerten begnügen.) Auch viermal 13 Kilometer in rund 27 Minuten verschaffen die erwünschte Punkteanzahl – sogar etwas mehr, nämlich 32. Schließlich reichen auch dreimal 16 Kilometer in einer Zeit von 35 bis 40 Minuten.

- *Ballspielarten* (etwa Handball oder Basketball) muß man fünfmal wöchentlich 40 Minuten, viermal wöchentlich 50 Minuten oder dreimal wöchentlich 70 Minuten betreiben, um 30 Punkte auf das Fitneßkonto buchen zu dürfen.

Der größte Nutzeffekt für den Körper entsteht natürlich dann, wenn Sie möglichst viele Sportarten betreiben. Jede Sportart belastet andere Muskelgruppen besonders stark. Wer also abwechselnd läuft, schwimmt, mit dem Rad fährt und dazwischen ein wenig Ball spielt, ist am besten dran.

Trainingsprogramm für die Gruppe V (sehr gut)

In diese Gruppe gehören bereits Leistungssportler und jene, die auch als Hobbyathleten genügend Ehrgeiz besitzen, regelmäßig und ausgiebig Sport zu betreiben. Hier werden schon überdurchschnittliche Leistungen erreicht. Wer imstande ist, mehr als 2,8 Kilometer in 12 Minuten zu laufen, schafft bei seinem wöchentlichen Trainingspensum sicher weit mehr als 30 Punkte. Daher ist ein spezielles Übungsprogramm für diese Gruppe nicht mehr nötig. Wir wollen nur der Vollständigkeit halber auf die Möglichkeiten hinweisen. Es gibt dasselbe Übungsprogramm wie für die Vertreter der Gruppe IV. Wer sein ohnedies schon hohes Leistungsniveau erhalten möchte, soll eben entweder die genannten Übungen länger oder öfter betreiben. Aber dringend notwendig ist es bestimmt nicht ...

Ausrüstung

Für Sportler ist nicht nur der Wille wichtig und natürlich die körperliche Voraussetzung, auch Technik und Ausrüstung spielen eine entscheidende Rolle. Im folgenden wollen wir uns daher ein wenig mit günstiger *Sportausrüstung* und anschließend mit *Lauftechnik* befassen.

Gerade Läufer müssen keinen besonderen Aufwand treiben – der finanzielle Einsatz im Vergleich zu anderen Sportarten (wir denken etwa an Golf, Tennis, Surfen, Segeln, aber auch an Skifahren) ist eher gering. Was Sie aber unbedingt benötigen, ist hochwertiges Schuhmaterial!

Gewöhnliche Turnschuhe oder gar Straßenschuhe eignen sich dafür bestimmt nicht. Es gilt ja nicht nur, Leistung zu erreichen, sondern auch Verletzungen zu vermeiden. Schlechte Schuhe erhöhen die Gefahr enorm, an sogenannten Überlastungserscheinungen zu erkranken – Sehnen, Bänder und Muskeln, in weiterer Folge auch Gelenke, werden durch schlechte Schuhe so stark beansprucht, daß Dauerschäden entstehen könnten.

Die Anforderungen an gute Sport- bzw. Laufschuhe sind relativ rasch aufgezählt:
- Dicke Sohlenpolsterung, die elastisch genug sein muß, um den Anprall beim Aufsetzen zu dämpfen. Die Sprung- und Kniegelenke werden es danken.

- Der Fersenteil sollte möglichst stabil sein, um Blasenbildung oder Fußfehlhaltung zu vermeiden.
- Hobbysportler benötigen keine extrem leichten Schuhe wie Wettkampfathleten – für das Training sind gut sitzende, stabile Schuhe, deren Oberteil nicht beengen darf, günstiger.
- Wichtig ist vor allem für Waldläufer ein gutes Sohlenprofil, weil dieses den Halt verbessert.

Achillessehnenbeschwerden entstehen manchmal durch Druck auf die Sehne durch zu harten Fersenrand. Darauf ist zu achten. Ein kleiner Trick, wenn Ihre Wunschschuhe dieses Manko aufweisen, Sie diese aber trotzdem kaufen möchten: Nehmen Sie einen Hammer, stülpen Sie den zu harten Schuhteil über einen harten Gegenstand und klopfen Sie das Leder richtiggehend weich. Der Schuh erleidet dadurch keinen Schaden.

Die restliche Kleidung für Läufer ergibt sich aus den klimatischen Verhältnissen. Bewährt haben sich in allen Fällen Baumwollprodukte (vor allem Hosen, Pullis und Socken). Der Abtransport von Schweiß nach außen darf nach Möglichkeit nicht behindert werden, weil dadurch die Körpertemperatur auf natürliche Weise geregelt wird.

In der kälteren Jahreszeit sind eine lange Unterhose und ein Trainingsanzug unerläßlich. Kalte Muskulatur ist weniger leistungsfähig, jedoch wesentlich anfälliger für Verletzungen wie Zerrungen oder sogar Ein- bzw. Abrisse. Auch bei Trainingsanzügen ist Baumwolle das Material der Wahl.

Vielfach sieht man Jogger mit wasserdichten Überanzügen (Anorak usw.). Das ist wirklich nur bei starkem Regen gerechtfertigt, im großen und ganzen aber ungünstig. Denn wasser- und damit auch weitgehend luftdichte Überanzüge behindern die Sauerstoffzufuhr, die Hautatmung des Körpers. Es kann sogar zum Hitzestau und vorwiegend bei älteren Menschen zu lebensbedrohenden Zwischenfällen während der Sportausübung kommen!

Lauftechnik

Laufen ist eine natürliche Bewegungsart, die den Menschen von der Natur mit auf den Weg gegeben wurde. Aber wir sind leider schon so degeneriert, daß wir uns in den meisten Fällen nicht einmal mehr natürlich bewegen können.

Daher sind Tips bezüglich der Lauftechnik doch angebracht.

- Halten Sie bitte den *Oberkörper gerade!* Manche Jogger geben bei ihrer sonst so lobenswerten Tätigkeit eine wahrhaft jämmerliche Figur ab. Abgesehen davon führt eine verkrampfte, unnatürliche Haltung des Oberkörpers zu schweren Verspannungen der Rückenmuskulatur und dadurch – unweigerlich! – zu Schmerzen. Auch der Kopf wird gerade gehalten und nicht in Richtung Brust fallen gelassen.
- Die *Schrittlänge* bestimmen Sie selbst aus der Erfahrung heraus. Sie stellen im

Laufe des Trainings fest, bei welcher Schrittlänge Sie sich am wenigsten anstrengen, bei der Sie sozusagen am wirtschaftlichsten unterwegs sind. Das ist gleichzeitig die richtige Distanz.

● Wichtig ist die *Fußhaltung:* Manche Läufer watscheln im Entengang mit ausgedrehten Zehen und plattfüßig, andere drehen die Zehen krampfhaft nach innen. Manche Fehlhaltungen der Füße (übrigens auch beim Gehen!) deuten auf korrekturbedürftige anatomische Verhältnisse hin – beraten Sie sich eventuell mit einem Orthopäden, ob Sie nicht vielleicht vorübergehend spezielle Schuheinlagen benötigen. Jedenfalls soll sich der Fuß parallel zur Laufrichtung bewegen. Aufgesetzt wird immer mit der Außenkante der Ferse. Dadurch rollen Sie automatisch nach vorne ab, was durchaus erwünscht ist.

● Sehr viele Fehler werden bei der *Armhaltung* begangen: Viele Läufer legen darauf überhaupt keinen Wert und halten die Arme total verkrampft an den Körper gepreßt. Andere wiederum schwingen zwar mit, aber jeweils in die falsche Richtung. Falsch ist es nämlich, diagonal zu schwingen. Arme also erstens nicht zu stark anwinkeln, die Hände weder zur Faust ballen noch offenlassen, sondern die Fingerstellung einhalten, die sich automatisch ergibt, und zweitens mit den Armen parallel neben dem Körper schwingen.

● Vergessen Sie nur nicht auf konsequente *Armbewegung* – Sie beeinflussen damit den Rhythmus der Beine und sparen Kraft. Außerdem hält man mit rhythmischer Armbewegung besser die Balance und schont auch die Wirbelsäule.

● Auf die *Atmung* beim Laufen kommen wir im Kapitel über „Streß" noch ausführlich zu sprechen. Falsch wäre es jedenfalls, zu wenig auszuatmen – dadurch atmet man nämlich rascher und ermüdet schneller. Daher bewußt kräftig ausatmen, bis diese Technik zur Gewohnheit geworden ist.

Lauftraining für Hobbyläufer

Wir haben sehr ausführlich das Laufprogramm von Dr. Cooper dargeboten. Wer dafür keine Zeit hat, wer also nicht in der Lage ist, wöchentlich die erforderliche Punkteanzahl zu schaffen, darf nun nicht resignieren und als Reaktion überhaupt nicht trainieren. Auch für „Schnellebige" gibt es ein Aufbauprogramm. Es kommt nur darauf an, was man erreichen will. Wir beschränken uns mit den folgenden Tips auf Hobbyläufer, die im wahrsten Sinne des Wortes Schritt für Schritt an sinnvolles Lauftraining herangeführt werden sollen.

Wann immer Sie also dafür Zeit haben (weniger als zweimal pro Woche sollte es allerdings nicht sein), beginnen Sie Ihr Training je nach Kondition mit abwechselndem Laufen und Gehen. Wählen Sie dafür eine *Streckenlänge von einem Kilometer.* Die Zeit, in der Sie diese Strecke bewältigen, ist völlig nebensächlich. Am besten ist für völlig Untrainierte der Rhythmus 50 Meter gehen und 50 Meter laufen.

Schon nach zwei oder drei solchen Trainingseinheiten wird es gelingen, das Verhältnis Laufen : Gehen zugunsten des Laufens zu verändern. Nicht verändert wird vorerst die Streckenlänge. Sobald Sie es locker schaffen, den einen Kilometer durchzulaufen (unter locker verstehen wir, daß es während des Laufens möglich ist, sich mit einem Laufpartner zu unterhalten; das sollte zwar nicht zur Gewohnheit werden, weil es die richtige Atemtechnik stört, zeigt aber, daß bereits genügend Luft vorhanden ist), wird die Strecke verlängert. *Künftig sind zwei Kilometer zu bewältigen.*

Das Lauftempo wird so gewählt, daß auch diese Strecke in einem Zug laufend absolviert werden kann. Es kommt also vorerst gar nicht auf Schnelligkeit und Leistung an. Ob man Leistung jemals wünscht, kann später auch noch entschieden werden.

Der nächste Schritt sind drei Kilometer. Es müßte schon ziemlich bald möglich sein, diese Distanz locker durchzutraben. Für viele wird es gar nicht erstrebenswert sein, mehr zu erreichen. Diese Läufer begnügen sich damit, sooft dafür Zeit erübrigt werden kann, „ihre" drei Kilometer zu joggen.

Aber eventuell erwachenden sportlichen Ambitionen sind beim gesunden Menschen ja keine Grenzen gesetzt. Wer sich steigern will, möge dies vorerst durch Erhöhung des Tempos tun. Wir raten allerdings davon ab, als Hobbyläufer, der vielleicht in erster Linie dem Alltagsstreß entfliehen will (siehe Kapitel „Kampf dem Streß", Seite 202), mit der Stoppuhr in der Hand zu laufen. Es merkt ohnedies jeder auch ohne Uhr, ob er schneller läuft als bisher oder nicht. Auch die Tagesverfassung wird dabei entscheidend sein.

Nächste Stufe: Intervalltraining

Die nächste Steigerungsstufe (vor allem für jene wichtig, die noch eine zweite Sportart betreiben – etwa Tennis oder andere Ballspiele, die eine gewisse Grundschnelligkeit erfordern) wäre das Intervalltraining:

Wärmen Sie in diesem Fall ordentlich auf, indem Sie einige Minuten locker traben. Dann nochmals 5 oder 10 Minuten lang etwas schneller laufen. Nun beginnen Steigerungsläufe. Versuchen Sie, auf der von Ihnen gewählten Strecke während des Laufens immer wieder kleine Sprints einzulegen. Während der empfohlenen drei Kilometer müßte es gelingen, zehn kurze (höchstens 40 bis 50 Meter) Steigerungsläufe einzubauen, wobei nicht die maximale Geschwindigkeit erreicht werden soll – für den Trainingseffekt genügen 70 bis 80 Prozent der höchstmöglichen Schnelligkeit.

Bei diesem Training nie stehenbleiben! Wer anfangs nicht in der Lage ist, drei Kilometer auf die genannte Weise zu bewältigen, soll eben weniger Sprints einlegen. Nach der Steigerung immer wieder in lockeres Traben zurückfallen, immer in Bewegung bleiben!

Manchen Leser wird vielleicht irritieren, daß wir beim Cooper-Programm eine Stoppuhr empfehlen, bei der eben beschriebenen Art des Lauftrainings aber eher darauf verzichten. Das hat folgenden Grund: Wer sich zum Cooper-Training entschließt, hat echte Ambitionen, Sport zu betreiben – und dazu gehört eben die Feststellung von Metern und Sekunden. Der Gesundheitsläufer jedoch, der nur fit werden oder bleiben möchte, läßt sich beim Sport nicht unter Druck setzen – da hört er lieber auf damit. Genau das wollen wir aber vermeiden! Es darf gegen das Lauftraining nicht Widerwillen entstehen – daher am besten keine Stoppuhr und kein Leistungsdruck ...

Werden Sie bitte nicht mutlos, wenn die ersten Trainingstage mühsam sein sollten (und meistens auch sein werden)! Es dauert vielfach zwei bis drei Monate, bis sich der Körper auf die geänderten Bedingungen eingestellt hat, bis genügend Kondition aufgebaut ist, um am Laufen wirklich Freude zu haben. Dann wird man sich vielleicht sogar entschließen, einmal an Hand des Cooper-Tests eine leistungsmäßige Standortbestimmung durchzuführen.

Sport hat Vorteile, birgt aber auch Gefahren in sich. Bevor wir im Kapitel „Sportverletzungen" darauf eingehen, zuerst die Vorteile.

Was bringt Sport?
- Über eine Erhöhung des Atemvolumens wird der Körper weit besser mit Sauerstoff und Energie versorgt als bei Untrainierten.
- Die Herzleistung steigt, das lebenswichtige Organ kann viel wirtschaftlicher arbeiten – mit weniger Schlägen wird mehr Blut als bisher durch die Gefäße in alle Bereiche des Körpers gepumpt.
- Die Blutgefäße dehnen sich nicht nur aus und werden leistungsfähiger, auch ihre Zahl vermehrt sich – dieser Umstand bewirkt einen besseren Sauerstoffeinstrom ins Gewebe.
- Gut Trainierte haben auf jeden Fall ein geringeres Verletzungsrisiko, weil die Muskeln elastischer und besser durchblutet werden. Der Spannungszustand (Tonus) ist gesteigert.
- Fett wandelt sich vermehrt in Muskelgewebe um. Sportlich Aktive sind naturgemäß schlanker, beweglicher, elastischer. Auch dadurch entgehen sie eher der Verletzungsgefahr – bei Stürzen etwa fällt ein Trainierter günstiger als jemand, der sich nicht sportlich betätigt. Vor allem beim Hobby-Fußballspielen kann man beobachten, wie schwer sich Kicker tun, die bei einer Juxpartie plötzlich Leistungsdenken entwickeln, obwohl das letzte Match schon Jahre zurückliegt und dazwischen nicht viel für die Kondition getan wurde. Ohne jede böse Absicht des Gegners kommt es da oft zu den schwersten Verletzungen!
- Das Bindegewebe – das bei vielen Menschen von vornherein zu schwach ist – wird kräftiger. Für Sportler in diesem Zusammenhang interessant: Sehnen-, Bänder- und Muskelfaserrisse treten weit seltener auf.
- Nicht zuletzt muß auch hier (siehe Kapitel „Kampf dem Streß", Seite 202) der positive Einfluß jeglicher sportlichen Betätigung auf die Psyche erwähnt werden. Je nach Sportart und persönlichem Einsatz kann sich Sport allgemein leistungssteigernd (auf sonst nicht so durchschlagskräftige Menschen) oder auch beruhigend (für Dauergestreßte) auswirken. Gut durchtrainierte Menschen neigen weniger zu äußeren Verspannungen – aber auch innerlich bleiben sie dann lockerer.

SPORTVERLETZUNGEN

Verletzungen sind leider auch bei regelmäßigem Training nie ganz auszuschließen (Zyniker haben den Ausspruch „Sport ist Mord" geprägt); deshalb wollen wir im folgenden auf „gängige" Sportblessuren Bezug nehmen und praktische Tips zur raschen Heilung geben.

Zuerst allerdings noch ein paar Hinweise, wie sich Verletzungen am besten gleich vermeiden lassen, und was im Fall des Falles zu tun ist.

K und K

Hinter diesen Buchstaben verbirgt sich keine Erinnerung an die Monarchie, sondern der eiserne Grundsatz jeder Erstbehandlung frischer Blessuren wie Zerrungen, Faserrissen, Prellungen, Quetschungen, Stauchungen usw.: Kälte und Kompression.

Nahezu jeder Gewebeschaden – egal, ob durch Tritt oder zu starke Dehnung verursacht – geht mit Bluterguß einher. Größere Blutmassen im Gewebe aber behindern und verzögern den Heilungsprozeß. Also muß bei frischen Verletzungen darauf geachtet werden, den Erguß (nicht immer als Schwellung leicht erkennbar!) so gering wie möglich zu halten.

Dabei hilft erstens Kälte, zweitens Druck in Form eines straffen Verbandes. Für die Kältebehandlung eignet sich ideal ein Cold-Hot-Pack (Apotheke). Eine Stunde ins Tiefkühlfach legen, dann in die Schutzhülle stecken und für 20 Minuten auflegen. Routinierte Sportler halten ihr Cold-Hot-Pack schon vorbeugend im Tiefkühlfach bereit.

Anschließend erfolgt der Druckverband aus dem am besten geeigneten Material – Coban. Wie diese Verbände jeweils angelegt werden, erfahren Sie in weiterer Folge noch.

Ernährung

Was hat das Essen mit Verletzungen zu tun? Sehr viel! Denn die ständige Übersäuerung des Organismus durch Ernährungsfehler erhöht die Verletzungsgefahr enorm. Umgekehrt kann der Heilungsprozeß nach Blessuren durch vernünftige Ernährung deutlich beschleunigt werden.

Übersäuert wird der Körper einerseits durch zuviel tierisches Eiweiß und Fett (Fleisch, Wurst usw.), andererseits aber auch durch Zucker. Süß macht sauer! Ich empfehle daher Sportlern schon vorbeugend, nicht jeden Tag Fleisch und Wurstwaren zu essen. Weiters sollte man bei der Zubereitung darauf achten, eher zu kochen, zu dünsten und zu grillen, als zu braten und zu backen, das erspart nämlich Fett. Eiweiß braucht der Sportler natürlich. Er sollte sich aber mindestens die Hälfte des Bedarfs aus pflanzlicher Nahrung holen. Hülsenfrüchte, Sojaprodukte und Vollkornerzeugnisse sind ideale pflanzliche Eiweißspender.

Alle Kohlenhydrate sind, chemisch betrachtet, Zucker; einfach oder mehrfach zusammengesetzt. Wir neigen in der modernen Ernährung dazu, schon von Kindheit an den Körper mit einfachem Zucker (Süßigkeiten, Mehlspeisen, gezuckerte Getränke usw.) zu überladen. Erstens ist hierin die Hauptursache für Übergewicht zu suchen, zweitens entsteht die erwähnte Übersäuerung. Mit der Folge, daß das Gewebe gleichsam „morsch" wird: Vor allem Muskelkater, Verspannungen und damit auch Zerrungen sowie Risse treten viel öfter auf. Das können die meisten „Nascher" unter den Sportlern bestätigen.

Gegensteuern kann jeder durch ausreichenden Genuß von Lebensmitteln, die im Körper basisch reagieren. Dazu gehören die meisten Gemüse- und Salatsorten, Obst (Äpfel, Birnen) und Milchprodukte. Niemand muß deshalb Vegetarier werden! Bewährt hat sich ausgewogene Ernährung mit Einschränkung der genannten „Risikoprodukte".

Wer die Alarmzeichen einer Übersäuerung – unklare Muskelschmerzen – an sich feststellt, sollte die Ernährung im empfohlenen Sinne umstellen. Als Einstieg rate ich zu einer einwöchigen Saft- und Teekur zur „Entschlackung" (am besten in einer Trainingspause). Weitere Anzeichen, wie Morgensteifigkeit der Finger, sollten zum Arzt führen; dieser untersucht auf rheumatische Veranlagung.

Vorbereitung

Fast jede Sportverletzung, sofern sie nicht durch „Feindeinwirkung" von außen entsteht, hängt mit falscher Vorbereitung zusammen. Konkret heißt das, daß gerade Freizeitsportler allzu oft auf gezieltes Aufwärmen verzichten. Der „kalte" Muskel, der noch nicht lockere Bewegungsapparat, wird plötzlich belastet – und schon ist das Malheur passiert.

Daher kann nicht oft genug auf die Wichtigkeit des Aufwärmens hingewiesen werden! Mildes Stretching, lockeres Laufen auf dem Stand, ein paar gymnastische Übungen, die dem Bewegungsablauf der jeweiligen Sportart entsprechen – das senkt jedes Verletzungsrisiko gewaltig!

Viele der Verletzungen passieren gegen Ende der sportlichen Betätigung. Hier spielt Übermüdung die entscheidende Rolle. Nicht ausreichendes Training, dazu Selbstüberschätzung – irgendwann ist das Gewebe durch Überbelastung übersäuert und anfällig für Beschädigungen. Neben konsequentem Training sollte daher nach einem Wettkampf eine spezielle Erholungsphase eingelegt werden. Am besten bewährt sich eine mindestens fünf Minuten dauernde heiße Dusche. Dabei gleich kräftig durchbewegen (Arm- und Hüftkreisen usw.). Anschließend kurz kühl abspülen und nochmals erwärmen – oder daheim ein 20minütiges Vollbad in angenehm warmem Wasser nehmen. Auch in der Wanne Arme und Beine lockern und bewegen.

Geradezu Wunder wirken kann freilich zusätzlich noch ein guter Masseur – ein Fachmann, der den belasteten Muskel nicht „prügelt", sondern durch sanftes Kneten zum Entspannen und Lockern bringt.

174

Knöchelverletzungen

Nicht nur Sportler kennen die unangenehmen Folgen des „Verknöchelns". Beim Waldlauf, auf dem Fußballfeld, in der Sporthalle, aber auch beim Stiegensteigen kippt man um (meistens nach außen) und beschädigt den Bandapparat im Knöchelbereich. Im harmlosen Fall stellt der Arzt eine Überdehnung fest. Wenn man Pech hat, sind Bänder durchgerissen. Das hat früher entweder Gips oder Operation bedeutet.

Heute versuchen die Behandler, das verletzte Gelenk nicht vollständig ruhigzustellen. Bei richtiger Entlastung der Verletzung und Versorgung durch eine selbsthaftende, elastische Coban-Binde (funktionell verstärkt mit Tapestreifen) bleibt eine Bewegung möglich. Der Heilungsverlauf wird beschleunigt.

Verbände

Akut wird bei Zerrungen, aber auch Ein- und Abrissen mit Kälte (Cold-Hot!) sowie Kompression (Druckverband) vorgegangen. Falls keine andere Möglichkeit besteht, sollte der verletzte Knöchel noch im Sportplatzbereich unter eiskaltes Wasser gehalten werden. Nie einen wohlmeinenden Sportkameraden probieren lassen, „ob es vielleicht gar nicht so arg ist"! Straff bandagieren und ab zum Arzt!

Nach der Diagnose entscheidet natürlich der Arzt über weitere Maßnahmen. Meistens genügt zum Glück ein Spezialverband.

Dazu eine Anleitung: Sprunggelenkverbände sollen grundsätzlich in entlastetem Zustand (wenn der Fuß im rechten Winkel zum Unterschenkel steht), ohne Zug angelegt werden. Der Vorteil der dabei günstigerweise verwendeten Coban-Binde ist, daß sie selbst bei leichtem Anlegen durch ihre Elastizität genügend Festigkeit gibt. Zu straffes Anlegen führt zur Gefahr von Störungen der Durchblutung.

Auf den Schwellungsbereich wird hufeisenförmig Klebeschaum gegeben. Der Schaumgummi bewirkt beim Gehen gleichsam ein „Auspumpen" des Blutergusses. Zwei Klebeschaumstreifen können entlang der Fußrückenarterie geklebt werden – dadurch bleibt selbst bei strafferem Verband die Blutversorgung gewährleistet.

Wenn der Verband gut sitzt, wird der Verletzungsbereich durch zusätzliche Tapestreifen entlastet. Dabei gilt: durch Haftstreifen an den äußeren Rändern des Verbandes (Vorfuß und Unterschenkel) werden zuerst kreisförmig „Zügel" angelegt.

Dabei ist darauf zu achten, daß der Kreis nicht komplett geschlossen wird. Nun werden zur Entlastung weitere Zügel so geklebt, daß die verletzte Stelle durch die Zugstreifen entlastet ist. Ein derartiger Verband erlaubt genügend Bewegung. Der Coban-Verband sorgt überdies für einen besseren Stoffwechsel.

Es tritt schließlich auch kein Muskelschwund wie nach Ruhigstellung mit Gips ein.

Besonders empfehlenswert: Nach Abklingen der akuten Schmerzen sowie der Schwellung auf einem Heimtrainer vorsichtig, ohne Belastung radeln! Dabei wird das Sprunggelenk ohne Belastung für den Bandapparat gut durchbewegt. Meistens kann man nach einer Woche den Verband wechseln und beim zweiten Verband auf die Verstärkung durch Tapestreifen verzichten.

Schlecht ausgeheilte Knöchelverletzungen führen lebenslang zu Beschwerden. Daher ist es ziemlich lange nötig, den Knöchel durch einen Coban-Verband zu stützen. Auch dann noch, wenn laut Arzt wieder voll trainiert werden darf.

Prellungen

Prellungen betreffen am häufigsten die Extremitäten, also Arme und Beine, und werden durch Schlag, Sturz oder Stoß verursacht. Besonders anfällig sind selbstverständlich alle Kampfsportler. Wiederum werden Schmerzen und Schwellungen durch Kälte und Kompression bekämpft. Allerdings bleibt bei Prellungen die Sportfähigkeit meistens erhalten, falls Sie den richtigen Verband anlegen. Die elastische Coban-Binde stützt, entlastet und wirkt gegen den Bluterguß, der bei Prellungen immer entsteht. Zusätzlich wird wieder Reston-Klebeschaum eingesetzt: Die geprellte oder gestauchte Stelle zuerst mit Klebeschaum abdecken, dann erst den festen Verband darüber anlegen. Verstärkung mit Tape ist nicht notwendig.

Achillessehne

Chronische Überlastung, aber auch Eiterherde, schlechtes Schuhwerk und Ernährungsfehler führen zur chronischen Reizung des Lockergewebes im Bereich der Achillessehnen. Beschwerden in dieser Gegend zählen bei Sportlern geradezu zu den „Volksleiden". Kaum ein Läufer, Tennisspieler oder Fußballer, der nicht im Laufe seiner Karriere irgendwann davon betroffen ist.

Die Achillessehne ist für Sportler eine Schwachstelle, weil sie traditionell beim Aufwärmen vernachlässigt wird, aber eine ungeheure Zugbelastung aushalten muß. Statt der naheliegenden Lösung – nämlich gezielte Entlastung durch einen Spezialverband – wird nach wie vor hauptsächlich injiziert und geschmiert, mit bekannt unbefriedigendem Erfolg.

Zu den von mir empfohlenen Maßnahmen gehören: Ernährungsumstellung, ideal angepaßtes Schuhwerk, vorsichtige Dehnung, Massage und eben Entlastung durch einen Coban-Verband. Nach und nach klingt die schmerzhafte Entzündung ab, die Betroffenen werden wieder voll sporttauglich und ersparen sich eine Operation.

Noch ein Tip: Wer ständig unter Schmerzen im Knie-, Knöchel- oder Achillessehnenbereich leidet, aber laut Arzt keine krankhaften Veränderungen aufweist, möge einmal bei einem Orthopäden die Wirbelsäule untersuchen lassen. Ein „beleidigter" Ischiasnerv (durch Verspannungen, schlechte Schuhe, Bandscheibenschaden usw.) kann in die genannten Gegenden ausstrahlen.

Erstes Anzeichen der Achillessehnenreizung ist leichtes Ziehen am Morgen. In diesem Stadium bewährt sich ein Wechselfußbad: Die Füße für fünf Minuten in heißes Wasser stellen, dann zehn Sekunden lang kalt abduschen. Mehrmals wiederholen. Bewegung nur mit entlastendem Coban-Verband!

Entscheidend bei allen Achillessehnen-Verbänden: der Zug der Wadenmuskulatur muß vermindert werden! Durch den Verband überbrückt man die Strecke Wade–Fersenkeil (der den Absatz erhöht und ebenfalls entlastend wirkt). Das setzt die Zugbelastung für die Achillessehne herab.

Auf keinen Fall darf ein Verband die Sehnen einschnüren! Dadurch würde sich der in dieser Gegend ohnedies schlechte Stoffwechsel noch weiter verschlechtern. Das Gewebe wäre gleichsam „unterernährt", was die Heilung verzögert.

Ein gutes Aufbauprogramm besteht darin, die entlastete Achillessehne mit Cold-Hot zu kühlen und auf dem Heimtrainer zweimal täglich ohne Belastung 10 Minuten lang zu fahren.

Wadenverletzungen

Bei Zerrungen und kleinen Einrissen im Bereich der Wadenmuskulatur wird nach entsprechender Kältebehandlung vorerst die Muskulatur mit der Coban-Binde in Achtertouren zusammengefaßt.

Anschließend am oberen und unteren Rand einen Haftstreifen anbringen.

Die Querzügel mit dem Tape so kleben, daß die Tapestreifen einander über der verletzten Stelle überkreuzen und auf diese Weise stützen. Meistens sind die Beschwerden innerhalb einer Woche so deutlich gebessert, daß auch in diesem Fall mit vorsichtigem Training auf einem Zimmerfahrrad begonnen werden kann.

Spreizfuß, Frostballen

Ein Frostballen (Hallux valgus) gehört zwar nicht zu den Sportverletzungen, behindert aber den betroffenen Sportler enorm, weil die Füße nicht mehr richtig in die Schuhe passen. Durch Vererbung und falsches Schuhwerk kommt es zum Durchsinken des Quergewölbes und somit zum Spreizfuß. Dieser wiederum führt zur Verdrehung der Großzehe im Grundgelenk („Frostballen"). Als weitere Folge verkrümmen sich die Nachbarzehen (Hammerzehen).

In schweren Fällen muß operiert werden, aber so weit sollte es doch niemand kommen lassen! Denn ein Spezialverband mit elastischer Coban-Binde beseitigt mit dem Spreizfuß die Ausgangssituation aller Beschwerden.

Die Vorgangsweise ist ganz einfach: Auf die Fußsohle im Bereich des Vorfußes Klebeschaum geben, die Coban-Binde straff darüberwickeln. Dadurch drückt sich das Quergewölbe wieder nach oben, die Zehen stehen normal – keine Beschwerden mehr.

In schweren Fällen kann man den Verband mit einem Tapestreifen auf der Sohle verstärken. Um die Durchblutung nicht zu gefährden, darf der Streifen jedoch nie rundherum angelegt werden.

Knieverletzungen

Das Knie spielt bei sportlicher Betätigung eine zentrale Rolle. Kein anderes Gelenk ist so anfällig für Verletzungen. Fast jede Sportart beansprucht gerade dieses Gelenk. So gehören zum Beispiel Seitenbandblessuren zu den häufigsten Sportverletzungen überhaupt.

Die Mechanik des Knies wird durch einen komplizierten Bandapparat geregelt. Neben dem äußeren und inneren Seitenband (miteinbezogen die beiden Menisken, gleichsam als „Beilagscheiben" im Gelenk zwischen Ober- und Unterschenkel), gewährleisten auch die beiden Kreuzbänder, daß nur die „richtigen" Bewegungen ausgeführt werden können.

Bei Knieverletzungen oder nach Operationen treten häufig Reizergüsse auf, die nicht nur unangenehm sind, sondern auch die normale Funktion des Kniegelenkes beeinträchtigen. Eine sehr bewährte Methode in solchen Fällen: Aus 1 Zentimeter dickem Klebeschaum eine Maske für das Kniegelenk so ausschneiden, daß die Kniescheibe „durchschaut". Die Maske nun aufkleben. Darüber einen nicht zu streng gewickelten Coban-Verband anlegen. Das wirkt der Schwellung entgegen. Wichtig ist natürlich, vor dem Verband wiederum mit Cold-Hot rund 20 Minuten lang einen Kälteumschlag zu machen.

Sobald die Beschwerden abgeklungen sind, empfiehlt sich das Tragen eines guten Kniestrumpfes bis zur endgültigen Ausheilung.

Die elastische Coban-Binde hat im Rahmen dieses Geschehens mehrfach Bedeutung: bei leichten Verletzungen zur Absicherung des Gelenkes, nach massiveren sportärztlichen Eingriffen (Operation) erleichtert ein fachgerechter Verband die Rehabilitation.

Nach Zerrungen dauert die Sportpause in der Regel nicht länger als ein paar Wochen. Wesentlich heikler sind Bandabrisse, die operativ versorgt wurden. Da sollte erst nach etwa vier Monaten mit leichter Trainingsbelastung begonnen werden.

Was allerdings schon sehr rasch möglich und erwünscht ist, sind isometrische Muskelübungen, um einem Muskelschwund des erkrankten Beines entgegenzuwirken.

Meniskusverletzungen erfordern nicht immer den Chirurgen. Oft kann ein Spezialverband die Operation ersparen, und in vielen Fällen kann der lädierte Meniskus arthroskopisch versorgt werden. Dabei wird nur eine Sonde mit Spezialgeräten in das Kniegelenk eingeführt. Dementsprechend kurz ist die Heilungsdauer. Meniskusverletzungen äußern sich durch heftige Schmerzen beim Überstrecken des Gelenkes, Schmerz bei Drehung des gebeugten Unterschenkels am Gelenkspalt und Druckschmerz.

Mit Coban-Binden kann das Knie so ruhiggestellt werden, daß zwar die Verletzung ausheilt, aber vorsichtiges Gehen möglich ist. Diese Art der Entlastung verhindert ein „Versulzen" des Gelenkes und verkürzt den Heilungsprozeß.

Tennisarm

Der Tennisarm ist keineswegs eine Domäne der Sportler. Handwerker und Hausfrauen leiden mindestens ebenso häufig daran. Die Ursache ist eine einseitige Überbeanspruchung. Darüber hinaus spielen aber auch alle Risikofaktoren eine Rolle, die auch zu Achillessehnenreizung führen können (Stoffwechselkrankheiten wie erhöhte Harnsäurewerte im Blut, falsche Ernährung, Eiterherde, Störungen im Bereich der Wirbelsäule).

Injektionen und Operation sind Notlösungen. Zuerst sollte alles versucht werden, mit den Beschwerden auf einfachere Weise fertig zu werden. Oberstes Gebot im Akutfall: Entlastung.

Beim Tennisarm liegt im Schmerzbereich zuerst eine Überbelastung im Sehnenansatz am Ellbogengelenk und später eine Entzündung vor. Entzündungen können nur heilen, wenn die Stelle ruhiggestellt wird. Das geschieht durch einen Spezialverband mittels Coban-Binde. Dabei wird der Unterarmmuskel so nach oben geschoben und fixiert, daß kaum mehr Zug auf jener Sehne herrscht, über die die Muskeln im Ellbogenbereich am Knochen ansetzen.

Akute Beschwerden lindert sanfte Massage, einige Minuten lang, mit einem Eiswürfel. Gleich danach wird der entlastende Coban-Verband angelegt. Nach Abklingen der Schmerzen werden Muskeln und Bänder durch vorsichtiges Stretching auf Belastung vorbereitet. Andernfalls kommt es immer wieder zu kleinen Faserrissen im Gewebe und entzündlichen Veränderungen. Sind die Beschwerden einmal chronisch geworden, ist die Behandlung sehr mühsam.

In jedem Fall sollte nach dem Erkennen der Ursache durch einen guten Masseur die Wirbelsäule mitbehandelt werden. Weiters helfen chinesische Massage sowie Laser- und Elektrotherapie. Verspannungen im Nacken- und Brustwirbelbereich können jene Nerven „beleidigen", welche die Arme versorgen – mit ein auslösendes Moment für die Entstehung eines Tennisarmes.

Wenn nach dem folgenden Übungsprogramm keine Schmerzen auftreten, kann mit sportspezifischem Training begonnen werden.

Einige Übungen zur Vorbeugung eines Tennisarmes
- Das Handgelenk locker nach oben und unten bewegen.
- Im Handgelenk drehen – die Handfläche zeigt einmal nach oben, dann nach unten.
- Streck- und Beugebewegungen im Ellbogengelenk. Nach ausreichendem Aufwärmen auch mit leichten Gewichten.
- Die Handfläche an der Wand in Schulterhöhe abstützen, den Arm durchstrecken und mit dem Körper leichten Zug ausüben (Stretching).

Noch ein Tip für alle, die „schwache" Handgelenke haben: Zur Vorbeugung sollte vor jeder Belastung (Tennis usw.) das Handgelenk mit einer Coban-Binde gestützt werden.

Skidaumen

Darunter versteht man eine Verletzung, die nicht nur bei Skifahrern (Hängenbleiben mit dem Daumen in den Skistockschlaufen) vorkommt; auch unter Volleyballern und Handballern ist der sogenannte Skidaumen, eine Verrenkung des Gelenkes, die bei mangelnder Behandlung sehr lange Beschwerden macht, bekannt.

Die Diagnose stellt natürlich der Arzt (Röntgen). Hinweise auf eine derartige Verletzung sind aber: Spontan- und Druckschmerz, eventuell eine Fehlstellung des Daumens, Schwellung und natürlich schmerzhafte Bewegungseinschränkung.

Von selbst heilt diese Verletzung nie! Erste Hilfe erfolgt – wie immer – durch Kältebehandlung (Cold-Hot aus dem Tiefkühlfach). Später wird ein Entlastungsverband (Coban-Binde) bzw. ein Dachziegelverband angelegt. Dann heilt der Skidaumen relativ rasch. Allerdings sollte dieser Verband nur vom Fachmann angelegt werden. Nach 14 Tagen ist oft schon Schmerzfreiheit erreicht. Ab diesem Zeitpunkt sollte die Beweglichkeit auf folgende Weise wiederhergestellt werden: Im warmen Wasser einen Schwamm oder ein Tuch kneten. Allerdings nur dann, wenn keine Schwellung mehr vorliegt!

Rückenbeschwerden

Auch Rückenschmerzen betreffen keineswegs nur sportlich Tätige – es gibt wahrscheinlich keinen Menschen auf dieser Welt, der nicht irgendwann in seinem Leben einmal von „Kreuzschmerzen" geplagt wurde. Selbst Virusinfektionen („Grippe") können vorübergehend zu so argen Rückenbeschwerden führen, daß sich der Betroffene tagelang kaum rühren kann.

Das zeigt schon, wie vielschichtig die Ursachen von Rückenleiden sind, wie schwierig daher auch die Wahl der richtigen Behandlungsmethode ist. Wir wollen uns auf ärztlich abgeklärte Muskelverspannungen im Rückenbereich und deren Beseitigung mit einfachen Mitteln beschränken.

Vor allen großartigen Maßnahmen wie Gymnastik, Packungen usw. möge sich der Rückenschmerz-Geplagte vor Augen halten, daß sich die überstrapazierte Wirbelsäule eigentlich nur im Schlaf richtig erholen kann. Daher kommt der Beschaffenheit der Unterlage entscheidende Bedeutung zu. Einsinkende Matratzen und falsche Kissenwahl verhindern eine entspannte Schlafhaltung und beschwören damit schmerzhafte Muskelverhärtungen herauf.

Viele Menschen wachen morgens mit Kopfschmerzen und Kreuzweh auf – eine Folge ungünstiger *Bettenbeschaffenheit,* zumindest in den meisten Fällen. Daher: harte Unterlage, niedrige Polster. Wer feststellt, daß seine Matratze zu weich ist, muß nun nicht das ganze Bett wegwerfen – es genügt schon, unter die Matratze eine dickere Holzplatte in Bettgröße zu legen. Ein hartes Bett ist neben gerader Sitzhaltung beim Essen und während der Arbeit die wirkungsvollste Vorbeugung!

Gegen Schmerzen, die von *Muskelverspannungen* herrühren, helfen grundsätzlich Wärmeanwendungen (bei entzündlichen Veränderungen im Bereich

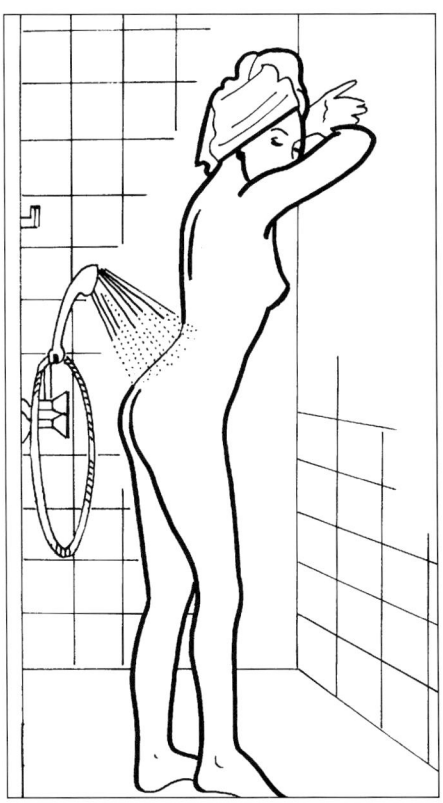

der Wirbelsäule würden die Beschwerden durch Wärme garantiert schlimmer werden). Die einfachste Methode ist die bereits beschriebene warme Dusche: Nur den Rücken fünf bis sieben Minuten lang mit ziemlich warmem (37 Grad Celsius) Wasser anbrausen lassen. Die beste Körperhaltung dabei: Hände in Kopfhöhe übereinander legen und die Stirne auf den Handrücken ruhen lassen. Nach rund sieben Minuten noch unter der Dusche leichte Entspannungsgymnastik mit Beckenkreisen, Schulterkreisen usw. betreiben.

Auch heiße Kompressen bewähren sich gegen Verspannungsschmerz. Tauchen Sie ein saugfähiges Tuch in heißes Wasser. Prüfen Sie, ob Sie die Temperatur auf der Haut aushalten, und legen Sie dann das ausgewundene Tuch auf. Darüber mindestens zwei Handtücher geben und dunsten.

Nach den Wärmeanwendungen wäre natürlich Massage besonders wirksam. Ist kein geschulter Masseur zur Stelle, kann auch ein Partner diese Aufgabe übernehmen: Der Rücken wird mit sanften, streichenden Bewegungen immer von unten nach oben massiert. Auf Kneten, Klopfen, Drücken usw. verzichten.

Gegen Rückenschmerzen, die auf Muskelverspannung beruhen, hilft eine Massage der sogenannten *Fußreflexzonen*. Auch diese Prozedur kann notfalls selbst vorgenommen werden: Massieren Sie mit der Daumenkuppe mit kräftigen Bewegungen (etwa so, wie sich eine Raupe fortbewegt) den ganzen Innenrand der Fußsohle von der großen Zehe bis zur Ferse einige Minuten lang. Erhöhte Schmerzempfindlichkeit an dieser Stelle deutet ohnedies darauf hin, daß im Rückenbereich irgend etwas nicht ganz in Ordnung ist. Die Massage sollte so lange erfolgen, bis der Druckschmerz deutlich nachgelassen hat.

Regelmäßige gymnastische Übungen (täglich!) dienen dazu, die Wirbelsäule elastisch und die Muskulatur locker zu erhalten.

GYMNASTISCHE ÜBUNGEN

Wer glaubt, den ganzen Tag über keine Zeit für Gymnastik zu haben und sich auch daheim mit der Ausrede „zu müde ..." drücken will, dem lassen wir keine Chance. Üben Sie einfach im Büro: Gerade hinstellen und nun abwechselnd mit der linken und mit der rechten Hand nach oben greifen, so als ob Sie eine imaginäre Kirsche vom Baum holen wollten. Dabei so weit wie möglich in den Zehenstand gehen. Das dehnt die Rückenmuskeln so richtig durch.
Wiederum hinstellen (wenn gerade niemand im Zimmer ist) und einige Knie-beugen machen. Dann versuchen, vorsichtig, bei gestreckten Knien, mit den Fingern zu den Zehen zu wippen. Die Schmerzschwelle dabei nicht überschrei-ten. Wer anfangs nicht bis zu den Zehen gelangt, sollte nicht enttäuscht sein: Die Elastizität bessert sich durch regelmäßiges Training sehr rasch.
Viele weitere Ratschläge und illustrierte Übungsanleitungen bei Rücken-schmerzen können Sie dem Buch „Zerrung – Prellung – Tennisarm" (Orac-Ver-lag) entnehmen.

Einige einfache Übungen

Für den Nacken
Locker hinstellen, Beine leicht grätschen. Nur das Kinn leicht zur Brust fal-len lassen, dann den Kopf anheben, aber nicht nach hinten überstrecken! Diese Bewegung – Sie deuten damit „Ja" – rund 20mal durchführen. Nun den Kopf locker hängen lassen und nach links und rechts pendeln lassen („Nein"). Jede Anstrengung muß bei dieser Übung vermieden werden. Kei-nesfalls mit dem Kopf kreisen!

Für die Brustwirbelsäule
Flach auf den Rücken legen, die Arme liegen seitlich am Körper. Nun die Arme gestreckt hochheben und neben dem Kopf auf den Boden legen. Fünf- bis zehnmal wiederholen. Weiters gerade vor einen Sessel stellen. Beide Hände an der Sessellehne abstützen und den Oberkörper bis zur Waagrechten beugen. Das wird anfangs in den Oberschenkeln und auch im Kreuz „ziehen", was unter der Voraussetzung nichts macht, daß die Bewegung nicht ruckartig, sondern langsam, ziehend vorgenommen wird. Mit der Zeit verbessert man dadurch enorm die Beweglichkeit dieses Tei-les der Wirbelsäule.

Für die Lendenwirbelsäule
Hinknien, die Hände aufstützen. Nun bewußt den Rücken nach oben drük-ken („Katzenbuckel"), wobei die Arme gestreckt bleiben. Dann vorsichtig

wieder senken und nach unten durchdrücken („Pferderücken"). Ebenfalls fünf- bis zehnmal durchführen. Wenn Sie nachher die Übungszeit zusammenrechnen, kommen Sie auf ein paar lächerliche Minuten, die Ihnen die Gesundheit bzw. die Beseitigung von Kreuzschmerzen wert sein sollten.

Für die Rückenmuskulatur
In Bauchlage beide Arme vorne neben den Kopf legen, den Kopf mit der Stirn auflegen, bei Schmerzen im Lendenbereich eventuell ein Kissen unter den Bauch legen. Rechten Arm und linkes Bein heben, der Kopf schwebt knapp über der Matte, nun Arm und Bein noch etwas mehr vorstrecken, um etwas mehr Spannung in der Rückenmuskulatur zu erzielen (die Beckenknochen sollen auf der Matte liegen bleiben); etwa 5 Sekunden lang so bleiben und dann die Seite wechseln.
Rechten Arm und rechtes Bein heben und ebenso etwas auseinanderspannen, der Kopf ist wieder etwas angehoben.
Nun beide Arme mit dem Kopf etwas anheben, wobei die Beine locker liegenbleiben sollen, die Spannung wieder etwa 5 Sekunden lang halten.
Beide Arme neben den Körper legen, den Kopf mit den Armen etwas anheben und die Arme zu den Füßen hinunter anspannen, die Spannung wieder etwa 5 Sekunden lang halten.
Die Hände übereinanderlegen, den Kopf darauflegen und beide Beine ein wenig von der Unterlage abheben, ohne den Kopf mitanzuheben.
In Bankstellung den rechten Arm nach vorn und das linke Bein nach hinten wegstrecken, wobei der Rücken gerade bleiben soll. Nach einigen Sekunden die Seiten wechseln.

Gymnastik beim Wandern

Wandern ist die beste Art, den Kreislauf zu kräftigen und die Psyche zu entspannen. Vorausgesetzt, man marschiert mindestens eine Stunde lang zügig dahin und nimmt offenen Auges die Schönheiten der Natur in sich auf. Ergänzt man jedoch die Wanderung mit den nachstehenden Übungen, verbessern sich gleichzeitig Haltung, verspannte Rumpfmuskeln und Atmung.
Jede Übung sollte fünfmal wiederholt werden.

1. **Entspannen nach der Anstrengung:** Wenn Sie mindestens für eine halbe Stunde zügig gewandert sind und bemerken, daß Atmung und Kreislauf deutlich schneller sind, stellen Sie sich mit dem Rücken an den nächstgelegenen Baum. Die Augen sind geschlossen, der ganze Körper ist entspannt. Genießen Sie die Ruhe, und atmen Sie langsam mindestens fünfmal tief aus und ein.

2. **Tief ein- und ausatmen:** Greifen Sie mit beiden Händen über den Kopf nach oben, bis sich der ganze Körper dem Baum entlang streckt und durch gleichzeitiges Einatmen die Lungen mit frischer Luft gefüllt werden. Nun lassen Sie Arme und Oberkörper locker nach vorne fallen und stoßen die verbrauchte Luft bei offenem Mund hörbar aus.

3. **Katzenbuckel:** Stellen Sie sich mit dem Gesicht zum Baum, fassen Sie mit beiden Händen den Stamm in Brusthöhe, und gehen Sie mit den Füßen so weit zurück, bis der Oberkörper waagrecht im rechten Winkel zum Baum ist. Versuchen Sie nun, die Wirbelsäule fest zu einem Katzenbuckel zu krümmen und die Spannung 5 bis 7 Sekunden lang zu halten. Danach locker durchsinken lassen. Ruhig atmen – wenn Sie besonders die Schultermuskeln spüren, ist es richtig.

4. **Beinübung:** Bei gleicher Stellung versuchen Sie nun, abwechselnd einmal das rechte Bein, einmal das linke Bein so weit wie möglich gestreckt nach hinten hochzuheben und 5 bis 7 Sekunden lang in Spannung zu halten. Gleichmäßig atmen, Sie sollten besonders die Gesäß- und Lendenmuskulatur spüren. Nach der Anspannung lassen Sie das Bein locker nach vorne ausschwingen.

5. **Radfahrübung:** Setzen Sie sich auf den Boden, den Rücken an den Baum gelehnt, Arme und Beine vom Körper weggestreckt. Machen Sie mit den Beinen Radfahrbewegungen, ohne den Boden zu berühren und so lange Sie können. Dabei ruhig atmen. Wenn die Muskeln müde werden, lockerlassen, ausschütteln und nach einer kurzen Ruhepause wiederholen.

6. **Übungen beim Gehen:** Jetzt wandern Sie weiter. Während der ersten Schritte schütteln Sie Arme und Beine locker aus, auch gegen ein paar Schritte laufen wäre nichts einzuwenden. Achten Sie nun mehr auf die Natur rundum. Der Wald bietet viele Möglichkeiten, selbst Übungen zu erfinden. Sei es ein Ast, der über den Weg ragt und nach dem Sie sich im Vorbeigehen strecken, sei es ein liegender Stamm, über den Sie springen oder balancieren, oder Steine und Wurzeln, nach denen Sie sich bücken. Wer kurze Steigungen verkehrt hinaufgeht, kräftigt seine Skelettmuskulatur und verbessert die Haltung. (Abfahrtsweltmeister Franz Klammer hat es im Training geschafft, bis zu einem Kilometer den Berg nach rückwärts hochzugehen.)

7. **Beine hochlagern:** Wenn Sie nach einiger Zeit in den Beinen müde werden, suchen Sie sich eine leichte Böschung, einen Baumstamm oder sonst eine Gelegenheit, wo Sie die Beine hochlagern können.
Wichtig: Der Kopf sollte den tiefsten, die Füße den höchsten Punkt bilden. 5 bis 10 Minuten lang ruhig liegen, bei geschlossenen Augen entspannt atmen und auf die vielen Stimmen der Natur ringsum hören.

8. Bauchmuskelübung: Ein Gesetz der Natur ist es, daß sich Ruhe und Aktivität, Spannung und Entspannung immer abwechseln sollen. Deshalb folgt nun eine Übung zur Kräftigung der Bauchmuskulatur:
Sie legen sich flach auf den Rücken, verschränken die Arme im Nacken. Wenn Sie einen Partner haben, lassen Sie sich an den Füßen fest niederhalten. Ohne Partner fixieren Sie die Füße an einer Luftwurzel, einem Baumstamm usw. Nun versuchen Sie, sich immer wieder aus der Rückenlage aufzusetzen und abwechselnd mit dem Kopf, dem rechten oder linken Ellbogen jeweils ein Knie zu berühren. Beim Aufsetzen ausatmen, beim Zurücklegen einatmen.

9. Dehnen der Beinmuskulatur: Zum Abschluß dehnen Sie nochmals die Beinmuskulatur, indem Sie ein Bein im Ausfallschritt auf die Böschung, den Baumstamm oder eine Bank und das zweite Bein gestreckt nach rückwärts stellen. Nun legen Sie das ganze Körpergewicht nach vorne und federn mehrmals nach, dann Beinwechsel. Nach 5 bis 6 Wiederholungen schütteln Sie die Beine aus und gehen locker weiter.

10. Oberstes Gebot muß bei all diesen Übungen sein:
Kein strenges Reglement mit Leistungsgedanken! Eher spielerisch, locker und mit Freude, im Bewußtsein, dem Körper etwas Gutes zu tun.

● Kreislaufstörungen
Schwindel gehört natürlich ärztlich abgeklärt. Aber bei heißem Wetter neigen auch Gesunde zu Beschwerden des Kreislaufsystems. Hier nützt es schon sehr, die Hände an der Pulsseite (Daumenseite) für eine Minute unter eiskaltes Fließwasser zu halten, bis richtiggehend Schmerzen auftreten. Das kurbelt die Lebensgeister wieder an.

Übungen mit einem Handtuch

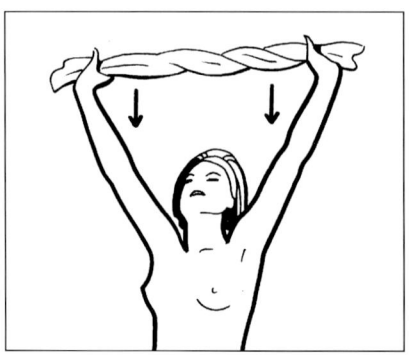

● Handtuch mit beiden Händen halten, Arme gestreckt hochheben und Handtuch in den Nacken legen, zur Decke hochstrecken und wieder senken. Ein paarmal wiederholen, dann vorne senken.

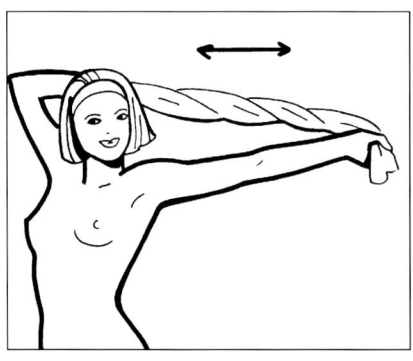

● Handtuch mit beiden Händen im Nacken halten und abwechselnd mit der rechten oder linken Hand zur Seite ziehen.

● Handtuch mit beiden Händen vorne in Schulterhöhe halten, Arme gestreckt fest auseinanderziehen, dann wieder lockerlassen.

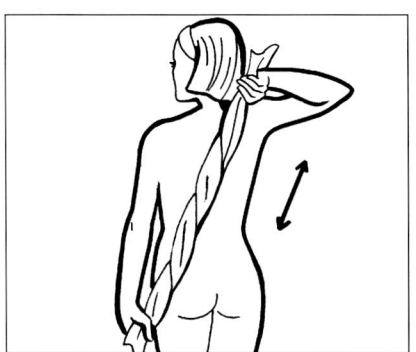

● Rücken abtrocknen, ein Ende des Handtuches im Kreuz halten, zweites Ende im Nacken und das Handtuch diagonal über den Rücken ziehen.

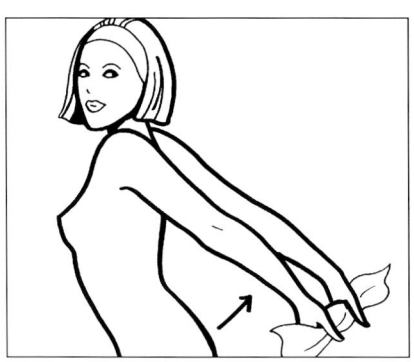

● Handtuch mit beiden Händen in Gesäßhöhe hinter dem Rücken halten und mit gestreckten Armen vom Rükken wegziehen.

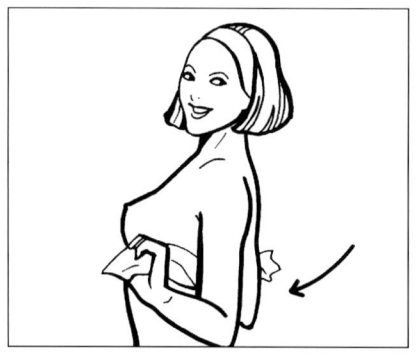

● Haltung wie vorhin, Handtuch entlang der Wirbelsäule nach oben ziehen (Ellbogen beugen).

● Das Handtuch mit möglichst gestreckten Armen um den Körper herumgeben, Richtungswechsel.
● Handtuch mit einer Hand von einer Seite zur anderen über den Kopf werfen und einhändig fangen (Handtuch beschreibt einen Halbkreis über dem Kopf).
● Handtuch mit beiden Händen in Brusthöhe halten, fest auseinanderziehen und vor dem Körper einen Kreis beschreiben.
● Handtuch mit beiden Händen hinter dem Körper halten. Beide Arme sind gestreckt. Das Handtuch nach links und rechts ziehen.

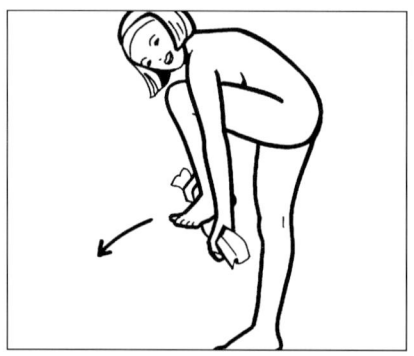

● Das Handtuch unter dem rechten gebeugten Bein von einer Hand in die andere übergeben, jedesmal Beinwechsel.

● Handtuch mit gestreckten Armen in Brusthöhe halten. Einmal das rechte, einmal das linke Bein gestreckt zum Handtuch hochheben.
● Das Handtuch mit beiden Händen über dem Kopf halten und den Oberkörper nach rechts und links seitlich neigen, dabei nicht verdrehen.

Auflockerungsgymnastik für Tennisspieler mit dem Racket

1. Das Racket in der Spielhand halten und das Handgelenk in allen Bewegungsrichtungen bewegen. Wichtig ist, daß die Übung ganz locker geschieht.
2. Den Ellbogen in die Taille stützen, das Racket nun nach außen und innen drehen.
3. Das Racket mit beiden Händen halten und mit gestreckten Armen über den Kopf hochheben, fest zurückdehnen und wieder senken.
4. Das Racket diagonal am Rücken halten und diagonal hinauf- und hinunterziehen.
5. Das Racket mit beiden Händen in Gesäßhöhe hinter dem Körper halten und vom Körper wegspannen.
6. Das Racket wieder in der Spielhand halten und den Arm locker schwingen.
7. Das Racket mit beiden Händen halten und durchsteigen.
8. Locker laufen, springen.
9. Kniebeugen, auch mit Grätsche und einmal mehr Belastung rechts und dann links.
10. Racket weglegen, die Finger verschränken und kreisrunde Bewegungen im Handgelenk machen. Dadurch wird die gesamte Unterarmmuskulatur gelockert.

Die Übungen 1 bis 7 und 10 können zwischendurch zur Lockerung gemacht werden.

Übungen mit einem Stuhl

Bei allen Übungen auf dem Stuhl sitzen.
- Mit beiden Händen seitlich auf der Sitzfläche abstützen und das Gesäß etwas wegdrücken.
- Oberkörper zwischen den Beinen hinunterbeugen, bis die Hände den Boden berühren. Langsam, Wirbel für Wirbel, wieder aufrichten.
- Abwechselnd rechtes und linkes Knie zur Brust ziehen.
- An der Sessellehne anlehnen, dann gerade aufsetzen und mit dem Kopf zur Decke wachsen, einige Zeit die Spannung halten, dann wieder in den Sessel zurücksinken.
- Mit beiden Füßen in den Sesselfüßen einhängen, Gesäßmuskeln anspannen, aufrichten und mit den Füßen versuchen, gegen den Sessel nach vorne zu ziehen. Einige Zeit die Spannung halten und dann wieder lockerlassen.

- Mit den Armen an der Rückenlehne einhängen, Arme und Schulterblätter hinten zusammenziehen, dann wieder lockerlassen.
- Beide Arme über den Kopf hochheben und so mit gestreckten Armen den Oberkörper beugen, so daß die Hände zuerst rechts seitlich neben den Füßen den Fußboden berühren. Aufrichten und dann den Oberkörper zur anderen Seite beugen.
- Einen Arm seitlich über den Kopf heben und den Oberkörper einmal zur rechten, einmal zur linken Seite neigen (rechter Arm gehoben, Oberkörper nach links neigen und umgekehrt).
- Beide Arme seitlich bis zur Brusthöhe hochheben. Dann den Oberkörper langsam, ohne Schwung, nach rechts und links drehen. Das Gesäß soll sich dabei nicht vom Sessel hochheben.
- Beide Beine nach vorne strecken, die Fersen bleiben dabei auf dem Boden stehen. Mit beiden Händen auf dem Sessel abstützen und jetzt fest vom Sessel hochdrücken, so daß der Körper – wie eine Linie – gerade ist. Einige Zeit die Spannung halten, dann wieder niedersetzen.
- Beide Arme locker neben dem Körper schwingen und bei jedem dritten Vorwärtsschwingen mit etwas Schwung aufstehen.

Laabsche Wirbelsäulengymnastik zur Lockerung von Verspannungen

1. Übung:
Körper liegt in gerader Linie auf dem Boden, die Hände in der Lendengegend. Die Beine leicht vom Boden auf- und abstellen, bis die Übung automatisch vor sich geht. Die Fersen schleifen auf dem Boden.

2. Übung:
Die Beine sind angewinkelt, die Füße stehen auf dem Boden. Mit Knieschluß die Beine abwechselnd nach rechts und links fallen lassen. (Die Übung muß sehr locker sein, das Becken darf nicht mit Gewalt gedreht werden.)
Sobald diese Übung locker vor sich geht, dreht der Kopf in die Gegenrichtung. (Knie fallen nach rechts, der Kopf dreht nach links – Knie fallen nach links, der Kopf dreht nach rechts.)

3. Übung:
Beine angewinkelt. Rechtes Bein fällt nach außen, linkes Bein steht – linkes Bein fällt nach außen, rechtes Bein steht. Wiederholen, bis die Bewegung ganz locker geht. Dann wieder mit dem Kopf die Gegenbewegung. (Rechtes Bein

nach außen, der Kopf dreht nach links – linkes Bein nach außen, der Kopf dreht nach rechts.)

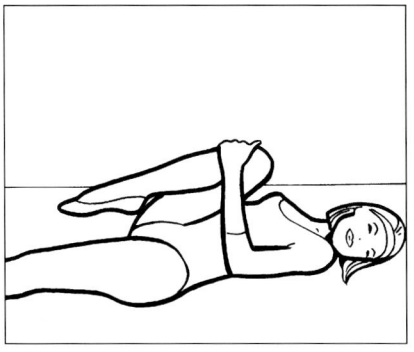

4. Übung:
Rechtes Bein mit beiden Händen und Schwung an die Brust, Oberkörper bleibt gerade liegen. (Rechtes Bein an die Brust, Kopf dreht nach links – linkes Bein an die Brust, Kopf dreht nach rechts.) (Fehler: Kopf und Brust zum Bein ziehen!)
Die ganze Übung abwechselnd machen. Beim Anziehen des Beines kräftiges Ausatmen. Dann aufsetzen, Oberkörper locker gerade durchstrecken – fünfmal tief durchatmen.
Am besten funktioniert diese Übung auf dem warmen Fußboden. Schlecht wären Betten und weiche Unterlagen.

- **Breiumschlag gegen chronische Muskelschmerzen**
2 EL Weizenschrot, 1 EL Leinsamen und 1 Messerspitze Beinwellpulver mit einem Gemisch aus einem Achtelliter Apfelessig und einem Achtelliter Wasser zu dickem Brei kochen.
Diesen Brei messerrückendick auf ein Leinentuch auftragen und auf die schmerzende Stelle legen.
Zwei Tücher darübergeben und am besten über Nacht einwirken lassen.

Übungen zur Kräftigung der Nackenmuskulatur speziell für Autofahrer

- Handtuch im Nacken mit beiden Händen halten, fest auseinanderziehen und den Kopf dagegen spannen.
- Handtuch wie ein Hufeisen um den Kopf, von hinten nach vorne spannen und den Kopf gegen das Handtuch zur Seite drehen und dagegen spannen.
- Seitenwechsel.
- Handtuch diagonal im Rücken halten und auseinanderziehen, Seitenwechsel.

Lockerungsübungen für den Schultergürtel

- Beide Schultern fest zu den Ohren hochziehen und langsam wieder senken.
- Beide Schultern nach vorne ziehen (runden Rücken machen).
- Beide Schultern zurückziehen, so daß sich die Schulterblätter der Wirbel- säule nähern (Brust heraus).
- Rechte Schulter nach vorne kreisen, dann zurück.
- Gleiche Übung mit der linken Schulter.
- Beide Schultern nach vorne und zurück kreisen.

Spezielle Übungen
zur Kräftigung der Rückenmuskulatur

Auf einen Tisch legen, ein Kissen unterschieben. Der Oberkörper hängt über, Hände in den Nacken legen, den Oberkörper aufrichten und langsam wieder senken (ausatmen beim Oberkörpersenken, einatmen beim Aufrichten des Oberkörpers).

- Oberkörper hochheben und mit den Armen kraulen.
- Hände in den Nacken, Oberkörper aufrichten und dabei den Oberkörper nach links und rechts drehen. Linker Ellbogen wandert zur Decke, Kopf schaut ebenfalls zur Decke. Das gleiche auch nach rechts.
- Hände in den Nacken, Oberkörper bis zur Waagrechten hochheben und jetzt den Oberkörper nach rechts und links verdrehen.
- Den Oberkörper bis zur Waagrechten hochheben und abwechselnd links und rechts zur Seite bewegen (rechter Ellbogen zum rechten Bein).
- Den Oberkörper so weit wie möglich hochheben und nun bis zur Waagrech- ten senken. Dann wieder hoch!

Für etwas Fortgeschrittene:
- Hände im Nacken verschränken und mit Schwung von unten in einem Halb- kreis nach oben schwingen und dann in die Gegenrichtung.

Übungen für die Wirbelsäule

In Rückenlage:
- Beide Beine sind aufgestellt, beide Knie rechts und links ablegen, die Schul- ter soll dabei auf dem Boden liegenbleiben.
- Abwechselnd rechtes und linkes Knie zur gegenüberliegenden Schulter ziehen.

192

- **Blasen und Schwielen**

Zur Vorbeugung überklebt man anfällige Stellen an Händen und Füßen straff mit Leukoplast.

Ist das Malheur bereits passiert, die „Blase" mit Alkohol reinigen, mit desinfizierter, spitzer Schere öffnen, die Haut jedoch nicht wegschneiden. Mit einem Pflaster abdecken. Schwielen können mit Salicylsäure aufgeweicht werden.

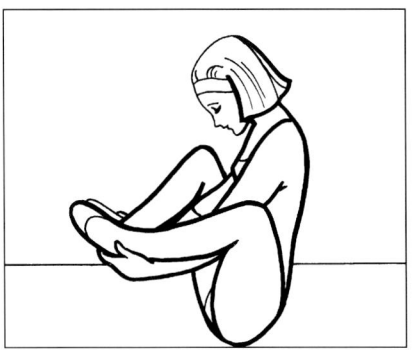

- Beide Beine sind aufgestellt, mit den Händen zwischen Knien durchziehen und dabei so weit wie möglich aufrichten. Langsam, Wirbel für Wirbel, niederlegen.

- Mit beiden Händen rechts an den aufgestellten Knien vorbeiziehen, dabei zuerst die linke Schulter hochheben und schräg aufrichten.
- Obige Übung auch auf die andere Seite.

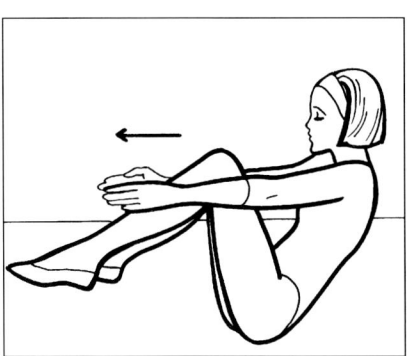

- Beide Beine zur Brust ziehen und mit geschlossenen Knien kleine Kreise beschreiben (Kreuz dabei fest gegen den Boden drücken).

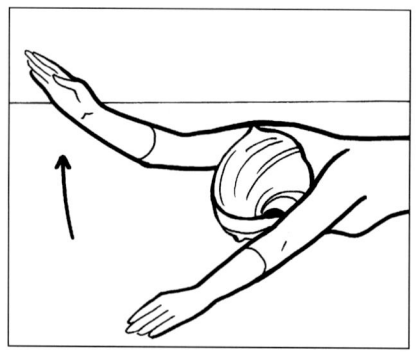

In Bauchlage:
- Beide Arme sind über den Kopf gestreckt. Aus dieser Lage heraus einen Arm gestreckt heben. Seitenwechsel.

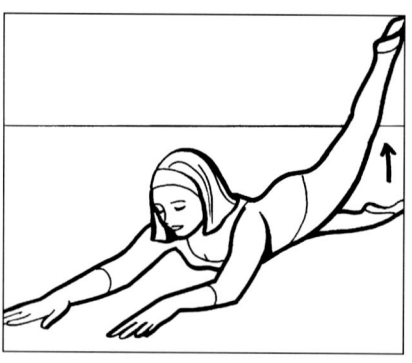

- Gleiche Ausgangsstellung wie oben, einmal das rechte, einmal das linke Bein gestreckt hochheben. Achtung, daß sich das Becken nicht von der Matte hochhebt.

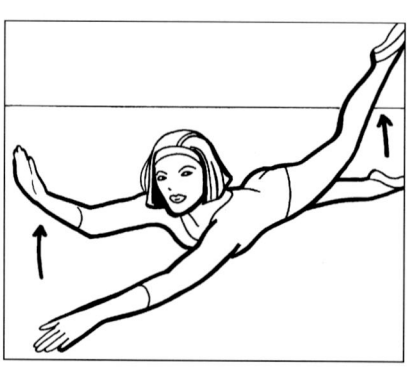

- Diagonal rechten Arm und linkes Bein gestreckt hochheben und dabei den Kopf ebenfalls etwas anheben.

Bankstellung oder „Vierfüßlerstand":
- Rundrücken machen, dabei den Kopf einziehen, dann gerader Rücken.
- Mit den Händen seitlich in einem Halbkreis zu den Füßen wandern und wieder zurück. Dann zur anderen Seite.
- Auf die Fersen setzen und mit den Armen so weit wie möglich nach vorne strecken, bis der Rücken gespannt (gestreckt) ist.
- Rechter Arm wird gestreckt diagonal zum linken Oberschenkel geführt, dann Armwechsel.
- Linkes Knie in Richtung rechte Schulter bringen, Seitenwechsel.

- Linkes Knie und rechter Ellbogen (Arm gebeugt) sollen sich in Bauchmitte treffen, Kopf schaut nach, Seitenwechsel.
- Rechtes Knie zum rechten aufgestützten Arm seitlich hin bewegen, Seitenwechsel.

Sitz oder Stand:
- Wechsel zwischen geradem und rundem Rücken spüren, dabei vom Becken her Wirbel für Wirbel langsam aufrichten.
- Beide Arme seitlich wegstrecken und den Oberkörper gegen das Becken verdrehen, Kopf dreht mit, langsam ziehen und Seiten wechseln.

- **Entzündungshemmende Umschläge**
  Kalten Quark (Topfen) auf die geschwollene, schmerzende Stelle (auf das Gelenk) legen. Mit einem Tuch einschlagen und eine Plastiktüte darum legen. Etwa zwei Stunden lang einwirken lassen.

- Einen Arm gestreckt in Schulterhöhe vorne halten und das gestreckte diagonale Bein bis zur Hand hochheben, Seitenwechsel.
- Becken vor- und zurückkippen, Hände sind dabei am Beckenkamm eingestützt.
- Eine Beckenhälfte seitlich gerade etwas hochziehen, Seitenwechsel.
- Mit dem Becken kleine Kreise beschreiben, der Oberkörper soll dabei ganz ruhig bleiben.
- Eine Achterschleife mit dem Becken beschreiben (rechts vor beginnen, dann seitlich, nach hinten bewegen, zurück zur Mitte, dann links vor, seit, rück, Mitte).

Übungen für den Beckengürtel

Stand:
- Becken vor- und zurückkippen.
- Eine Beckenhälfte seitlich hochziehen.
- Becken kreisen, ohne daß sich der Oberkörper mitbewegt.
- Ein Bein gestreckt vorne hochheben und langsam wieder senken.
- Beinwechsel.
- Ein Bein gestreckt seitlich hochheben, Oberkörper bleibt gerade.
- Ein Bein nach hinten wegstrecken (langsam).
- Beinwechsel.
- Das Becken seitlich wegschieben.

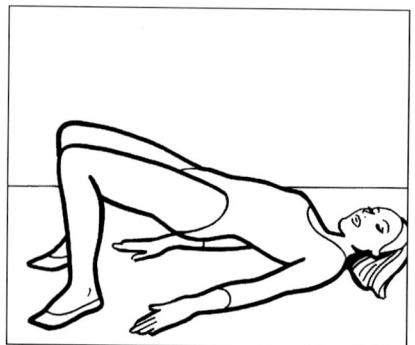

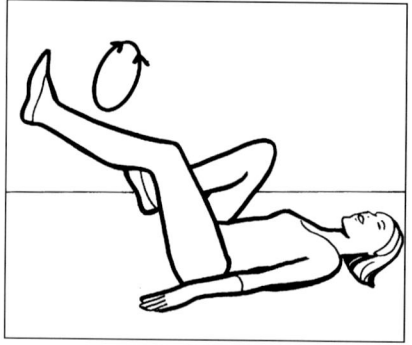

Rückenlage:
- Beide Beine aufstellen und Becken hochheben.
- Becken hochheben und in der Luft rechts und links verschieben.
- Becken hochheben, abwechselnd rechtes und linkes Bein hochheben, das Becken darf dabei nicht absinken.
- Becken hochheben und mit den Füßen kleine Schritte auf dem Platz machen.
- Auf dem Rücken liegend abwechselnd das rechte und linke Bein gestreckt hochheben (ca. 10 bis 15 cm) und das Bein grätschen und schließen.
- Beinwechsel.
- Mit einem Bein radfahren.
- Beinwechsel.
- Ein Bein zur Brust ziehen und wieder strecken, dabei das Bein aber nicht niederlegen.
- Beinwechsel.

- **Hautverletzungen**

Leichte Blutungen nicht sofort stillen – das Blut reinigt und befördert Abwehrstoffe in die Umgebung der Wunde.

Dann Wundsalbe auftragen, einen keimfreien Verband anlegen.

Bei stärkeren Blutungen ist ein Druckverband nötig: Ein Päckchen (Streichholzschachtel usw.) mit einem reinen Tuch umwickeln, auf die Wunde pressen und mit einem breiten Tuch straff fixieren.

Nie mit einem Kabel oder einer Schnur abbinden!

Jeder Druckverband muß nach spätestens 30 Minuten gelöst werden, weil sonst schwere Schäden am Gewebe entstehen können.

Bei tiefen Verletzungen aber unbedingt einen Arzt aufsuchen, der eine Naht legt und bei Bedarf eine Tetanusimpfung vornehmen kann.

Oberflächliche Schürfwunden ohne Verband an der Luft austrocknen lassen. Dann eine Wund- bzw. Heilsalbe dünn mehrmals täglich auftragen.

Seitenlage:
Ganzer Körper gestreckt.
- Oberes Bein gestreckt zur Decke heben. Ferse geht voran.
- Oberes Bein anziehen (zur Brust und wieder strecken), möglichst lange nicht ablegen.
- Das gestreckte Bein nach hinten bewegen, ohne Hohlkreuz!
- Mit dem gestreckten Bein vor dem Körper mit den Zehen auftippen, in einem großen Halbkreis nach hinten bewegen und dort mit den Zehen den Boden berühren.
- Radfahren mit dem oberen Bein (langsam).
- Bein etwas abheben und mit der Ferse Richtung Gesäß (Knie beugen) und wieder strecken.

Bei jeder Übung Seitenwechsel.

Übungen für den Schultergürtel

- Kopf langsam nach rechts und links drehen.
- Kinn zur Brust und wieder hoch.
- Kopf über linke Schulter drehen, Mitte und nach rechts.
- Beide Schultern fest zu den Ohren hochziehen und langsam wieder senken.
- Beide Schultern nach vorne ziehen (runden Rücken machen).
- Beide Schultern zurückziehen, so daß sich die Schultern der Wirbelsäule nähern (Brust heraus).
- Rechte Schulter nach vorne kreisen, dann nach hinten.
- Gleiche Übung mit der linken Schulter.
- Beide Schultern nach vorne und zurück kreisen.
- Beide Arme vorne bis über den Kopf hochheben und langsam senken.
- Beide Arme seitlich bis über den Kopf heben, bis sich die Hände berühren, und langsam wieder senken.

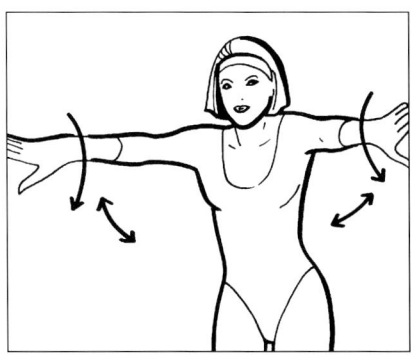

- Beide Arme bis Schulterhöhe vorne hochheben und bei gestreckten Armen abwechselnd Handflächen nach oben und außen drehen, dann seitlich wandern und wieder nach vorne zurück.

197

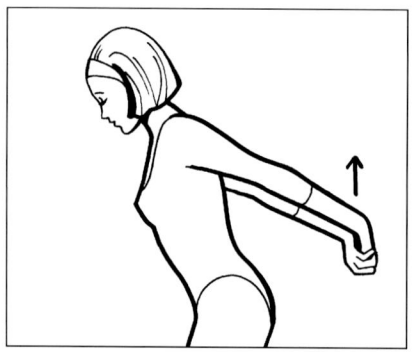

• Beide Hände fassen sich hinter dem Körper, dann langsam nach hinten hochziehen, ohne mit dem Oberkörper nach vorne zu beugen, Ellbogen bleiben gestreckt.

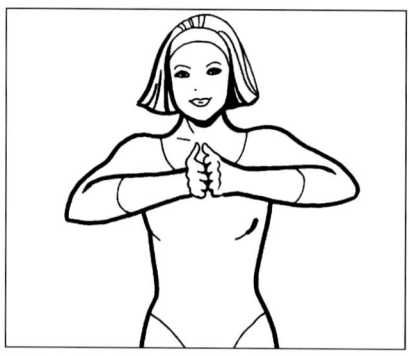

• Brustschwimmtempo mit beiden Armen.

• Einen Arm seitlich gestreckt hochziehen, mit kleinen Kreisen beginnen, immer größer werden, dann wieder kleiner.
• Obige Übung mit dem anderen Arm (langsam).
• Obige Übung mit beiden Armen gleichzeitig.

• Arnika-Umschläge gegen Muskelschmerzen
Arnikatinktur (aus der Apotheke) im Verhältnis eins zu drei mit Wasser verdünnen.
Ein Tuch eintauchen, kurz auspressen und immer wieder auf die schmerzenden Stellen auflegen.

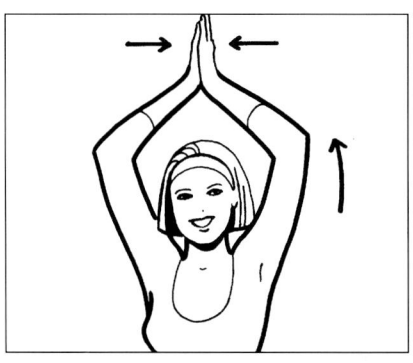

● „Hampelmannklatschen" über dem Kopf und hinter dem Körper (ohne Schwung).

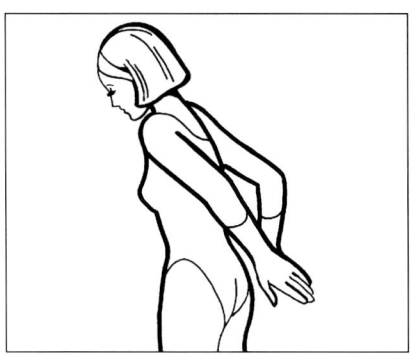

● Beide Hände hinter dem Körper fassen und mit den Händen entlang der Wirbelsäule in Richtung Kopf ziehen (Ellbogen beugen).

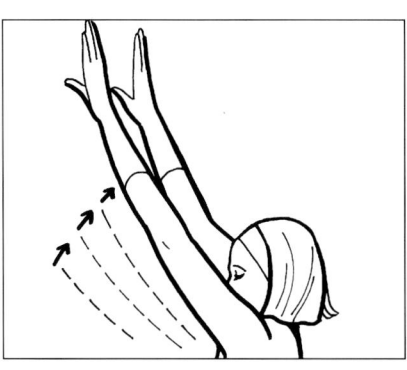

● Beide Arme sind gestreckt; mit kleinen, hackenden Bewegungen vor dem Körper hochgehen und wieder senken.

● Mit gestreckten Armen in die Luft klatschen und dabei beide Arme vorne hochheben und wieder senken.
● Handflächen in Brusthöhe aneinanderlegen, beide Ellbogen zeigen nach außen, fest die Hände gegeneinanderdrücken, nicht die Luft anhalten! Lockerlassen und die Übung mehrmals wiederholen.

- **„Heiße Rolle" gegen chronische Beschwerden ohne Schwellung nach Sportverletzungen**

Ein Tuch trichterförmig zusammenrollen. In die Öffnung heißes Wasser gießen. Diese Rolle auf die schmerzende Stelle legen. Diesen Vorgang mehrmals wiederholen, die Rolle darf während der Behandlung nicht auskühlen. Frische Verletzungen bedürfen immer einer kalten Kompressionsbehandlung (siehe Seite 175).

ENTSPANNUNG

KAMPF DEM STRESS

Sie wissen jetzt bereits, wie Sie sich vernünftig ernähren müssen, um fit zu bleiben, und welche Sportarten Sie wie intensiv betreiben sollten. Vielleicht sind bereits die ersten Kilos abgespeckt, vielleicht zeigen sich schon die ersten Früchte verbesserter Kondition. Aber so ganz wohl fühlen sich manche wahrscheinlich doch noch nicht: Wenn nur der verdammte Streß nicht wäre ...

Wer es nicht schafft, seinem Körper und seiner Seele die nötige Erholung zu gönnen, dem droht das gefährliche Schicksal völliger Erschöpfung. Heute spricht man vom sogenannten Burnout-Syndrom: Alles geschieht nur noch mit Überwindung, mit der Selbstsicherheit ist es vorbei, nichts gelingt mehr! Probleme werden immer größer, man erwartet Hilfe, die es nicht gibt oder die man nicht wahrhaben will. Man ist nervlich völlig erschöpft und depressiv.

Das „Burnout-Syndrom" ist ein gefährlicher Zustand von körperlicher und seelischer Erschöpfung. Um ein Problem zu lösen, muß man seine Ursache kennen. Gerade nervliche Erschöpfung und Depressionen können aber viele Ursachen haben:

1. falsche Lebenseinstellung,
2. unökonomische Lebensweise,
3. falsche Ernährung und dadurch Vitalstoffmangel sowie
4. seelische Probleme.

80 Prozent unseres Tuns und Handelns wird aus dem Unterbewußtsein gesteuert. Wir lernen und programmieren unser Unterbewußtsein durch Eindrücke und Erfahrungen. Doch nicht immer programmieren wir uns allein. Oft sind es die Umwelt, die Medien, die Familie oder der Job – alle fordern und deponieren ihre Wünsche in unserem Unterbewußtsein. Unsere Lebensweise wird immer mehr von anderen geprägt. Wir jagen Scheinbedürfnissen nach und finden keine innere Zufriedenheit mehr.

Sieben wichtige Fragen

Ein bißchen war wohl jeder von uns schon in dieser Situation, in der es höchst an der Zeit ist, seine Lebenseinstellung zu überprüfen! Nehmen Sie in diesem Fall einfach ein Blatt Papier und beantworten Sie die folgenden Fragen mit einem kurzen Satz.

Nicht nachdenken – länger als drei Minuten sollten Sie für die gesamte Aufgabe nicht brauchen.

1. Mein wichtigstes Ziel ist heute ...
2. Im nächsten Jahr möchte ich erreichen ...

3. Worauf freue ich mich heute?
4. Was habe ich heute besonders gut gemacht?
5. Was ist für mich wichtig?
6. Was tue ich für mich?
7. Wie viele Pausen habe ich heute bewußt gemacht?

Wenn Sie die **Fragen 1 und 2** nicht wie aus der Pistole geschossen beantworten können, dürfen Sie sich nicht wundern, wenn Sie abends hundemüde sind und trotzdem das, was Sie erreichen wollten, nicht erreicht haben. Wer sich seine Ziele und Wünsche nicht immer wieder bewußt macht und sie so in seinem Unterbewußtsein automatisiert, vertrödelt Zeit und Kraft.
Machen Sie sich schon am Morgen Ihre Wünsche bewußt, und glauben Sie an Ihre Kraft, sie durchzusetzen. Sie werden mit sich zufrieden, ruhiger und weniger müde sein.

Frage 3: Es sollte keinen Tag geben, an dem Sie sich nicht über irgend etwas freuen. Es heißt nur die Augen offenhalten – nicht jeden Tag winkt ein Lottogewinn oder wartet ein Rosenstrauß zu Hause auf Sie. Eine winzige Kleinigkeit, ein freundlicher Gruß, ein netter Telefonanruf oder eine Einladung zu einer Tasse Kaffee können Freude machen.

Frage 4: In der Leistungsgesellschaft wird nur gefordert. Lob und Motivation sind selten. Doch kein Mensch kann auf die Dauer ohne Erfolgserlebnis leben – daher ist es gut und notwendig, sich hin und wieder selbst zu loben, selbstbewußt zu erkennen, was man gut gemacht hat und stolz darauf zu sein, gute Arbeit geleistet zu haben.

Frage 5: Es ist wichtig zu wissen, was man will. Daher sollte man sich öfters fragen: Brauche ich das? Oder vergeude ich nur meine Kraft, die ich für bessere Dinge sparen kann?

Frage 6: So wie ein guter Kaufmann Tagesbilanz macht, sollte man sich jeden Tag fragen, was man für den eigenen Körper getan hat. Was könnte er noch brauchen, und wie könnte man ihn in Schwung halten? Tun wir das nicht, dürfen wir uns nicht wundern, wenn er nicht mehr so recht funktionieren will.

Frage 7: Erholung und Ausgleich sind die biologische Voraussetzung, um eine vorzeitige Abnützung zu verhindern. Darum sollte man so oft als möglich eine kleine Pause machen. Einfach einmal – ruhig während der Arbeit – die Arme hochstrecken, die Augen für ein paar Sekunden schließen. Bewußt kurze Pausen machen heißt Kraft schöpfen, sich vor Ermüdung und Streß bewahren.
Viele von uns machen den Fehler, den Übergang vom Beruf zum Privatleben nicht zu „markieren". Am besten geschieht das durch körperliche Bewegung!

Meist heißt es, vom Büro ins Auto, vom Auto in den Fernsehsessel. Der Körper braucht aber die Umstellung, das Loslassen vom Arbeitstag, und man sollte ihm diesen Wunsch erfüllen. Ein paar Schritte spazierengehen, daheim zuerst unter die Dusche gehen, dann – ohne enge Kleidung – auf die Couch oder den Teppich legen und ein paar Bauch-Atemübungen machen. (Man legt dazu das Telefonbuch auf den Bauch. Beim Einatmen hebt der Bauch das Buch hoch, beim Ausatmen zieht man den Bauch ein, dann sinkt auch das Buch herunter.) 5 Minuten lang tief ein- und ausatmen – und Sie fühlen sich wieder frisch. Sie werden besser schlafen und am Morgen frisch erwachen.

Positives Denken und Motivation am Morgen geben Kraft für den Tag. Freuen Sie sich auf etwas!

Dann geben Sie Ihrem Körper den richtigen „Treibstoff". Der Gehalt an Vitaminen, Mineralien, Spurenelementen und Enzymen ist es, der oft über Leistungsfähigkeit, Nervosität, Konzentration oder rasche Ermüdung entscheidet.

Dazu braucht man nicht gleich ein ganzes Labor, ein Müsli langt als Energie- und Vitalstoffbombe.

Ernährt man sich tagsüber mit leichter, gesunder Kost, wird man konzentrierter arbeiten können, Erfolg haben, zufriedener sein.

Viele meinen, das „Burnout-Syndrom" sei eine von vielen Modekrankheiten. Das stimmt nicht! Es ist ein Hilferuf des Körpers und der Seele, den man nicht ignorieren sollte.

Phänomen Streß

Der Kampf gegen nervliche Anspannung, gegen die mangelnde Fähigkeit, richtig abschalten zu können, gehört unbedingt zu jedem Fitneßprogramm. Denn Streß bedroht unsere Gesundheit genauso wie Übergewicht, Bewegungsmangel, Alkohol oder Zigaretten. Streß bewirkt in vielen Fällen sogar, daß eben zu viele Zigaretten geraucht und zuviel Alkohol konsumiert werden.

Manager R. zündet eine zweite Zigarette an (die erste verglüht vergessen im Aschenbecher), greift hektisch nach dem Telefonhörer, ruft ins Vorzimmer nach Kaffee, bittet einen Besucher, Platz zu nehmen, und überlegt, wohin er heute abend seine neue Freundin ausführen soll – so oder ähnlich stellen wir uns wohl Streß vor.

Dabei heißt Streß nichts anderes als Belastung. Eine Belastung, die keinesfalls nur Manager betrifft, sondern in genau demselben Ausmaß und mit genau denselben unangenehmen Folgen auch Hausfrauen, Schulkinder oder Pensionisten, die Probleme nicht bewältigen können. Belastung muß allerdings nicht grundsätzlich schädlich sein. Oder wie es unser berühmter Landsmann Prof. Hans Selye (immerhin in Wien geboren und weltweit als Streßforscher Nummer eins anerkannt) ausdrückte: „Streß ist die Würze des Lebens."

Warum bemühen wir uns dann in einem ausführlichen Kapitel, Streß bekämpfen zu helfen? Weil Streß zwei Gesichter hat – das freundliche heißt *Eustreß* und umfaßt alle positiven Auswirkungen geistiger Anspannung. Dem steht der böse *Distreß* gegenüber, der uns krank macht, und zwar nicht nur seelisch, sondern, wie wir noch genau beschreiben wollen, sehr wohl auch körperlich.

Um den Unterschied zwischen Eustreß (die Vorsilbe „Eu" kommt aus dem Griechischen und heißt nichts anderes als „gut") und Distreß anschaulich zu machen, vielleicht ein Beispiel: Arbeit löst immer Streß aus – gutes Betriebsklima und Erfolg bedeuten Eustreß, Mißerfolg und schlechte Arbeitsbedingungen hingegen lösen Distreß aus.

Streß ist uralt!

Unser erklärtes Ziel darf es daher nicht sein, Streß auf jeden Fall zu vermeiden. Wir müssen nur den richtigen Umgang mit den Belastungen des Alltags lernen. Unsere Vorfahren aus der Zeit der Mammuts und Riesensaurier standen auch unter Streß.

Diese Form der Anspannung war für sie sogar ein Überlebensprinzip – Streß versetzte den gesamten Organismus in Alarmbereitschaft. Er beschleunigte damals wie heute die Atmung, sorgte für bessere Durchblutung der Muskeln und erhöhte sowohl Konzentrations- als auch Reaktionsfähigkeit. Damit stiegen einerseits die Chancen, als Jäger erfolgreich zu sein, anderseits konnte man sich auch gegen Feinde entweder besser wehren oder doch wenigstens vor ihnen flüchten.

Der Kampf und die Flucht bewirkten aber gleichermaßen einen raschen Abbau jener chemischen Substanzen, die bei allen Streßreaktionen im menschlichen Körper freigesetzt werden. Es gab also keine negativen Folgen des Stresses, weil nach der Anspannung innerhalb kurzer Zeit wieder Entspannung einsetzte. Und heute? Der Mensch unserer Tage steht genauso unter Druck, wird ebenfalls tagtäglich mehrmals in Alarmbereitschaft versetzt. Was ihm jedoch fehlt, ist das Ventil, ist die Möglichkeit, die Streßsubstanzen wieder loszuwerden. Wir befinden uns selbst dann noch im Alarmzustand, wenn längst kein Feind mehr droht und keine Beute mehr zu erlegen ist.

Kämpfertyp versus Schrecktyp

Die Wissenschaft beschäftigt sich seit einigen Jahrzehnten sehr intensiv mit Streß. Nicht nur Prof. Selye, auch viele andere haben graue Theorie und manches Mal sogar Praktisches von sich gegeben. Grob unterscheiden die Gelehrten zwischen zwei Streßtypen: dem *„Kämpfertyp"* und dem *„Schrecktyp"*, auch *A-Typ* und *B-Typ* genannt.

Bei der Beschreibung dieser Typen wird der Zusammenhang zwischen jeder Form von Streß und dem sogenannten unbewußten (vegetativen) Nervensystem ganz deutlich. Wie schon der Name sagt, läßt sich das unbewußte

Nervensystem nicht von unserem Willen beeinflussen, sondern reagiert auf Reize, die wir nur schwer (manchmal eben gar nicht) steuern können.

Dieser Anteil des Nervensystems besteht aus zwei „Bausteinen": dem *Sympathikus* und dem *Parasympathikus.* Beide stehen beim gesunden Menschen im Gleichgewicht (das haben die Chinesen schon vor Tausenden Jahren mit ihrem Prinzip Yin und Yang richtig erkannt und im Rahmen der Akupunktur auch gleich praktisch verwertet). Die Bestandteile ergänzen einander sinnvoll entweder durch gegensätzliche Wirkungen oder sozusagen friedliche Zusammenarbeit. Jedes Überwiegen eines der beiden Bausteine ist ungünstig und bedeutet eigentlich Krankheit.

Hauptsächlich wirken Sympathikus und Parasympathikus als Gegenspieler. Ein Reiz auf den Sympathikusnerv bewirkt: schnelleren Herzschlag, höheren Blutdruck, besser durchblutete Muskulatur, stärkere Muskelanspannung, höheren Energieverbrauch, dafür schlechtere Verdauung (verminderte Absonderung wichtiger Verdauungsflüssigkeiten, herabgesetzte Tätigkeit des Magen-Darm-Traktes), tiefere und schnellere Atmung. Ein Reiz auf den Parasympathikus ruft in den eben genannten Punkten die gegenteiligen Reaktionen hervor.

Der Kämpfertyp zeigt unter Streßeinfluß eine verstärkte Ankurbelung des Sympathikus mit den erwähnten Folgen. Der Schrecktyp hingegen reagiert mit Absinken des Blutdruckes, verminderter Herztätigkeit usw.

Man könnte es so ausdrücken: Der Kämpfer ist unter Streß auf Aktivität ausgerichtet, auf Flucht oder eben auf Kampf. Der andere Typ zeigt eher Schrecken, Entsetzen, Hilflosigkeit. Im Leben kommen diese Typen natürlich nie so klar und deutlich vor – tatsächlich sind wir alle „Mischlinge" mit mehr oder weniger ausgeprägter Neigung zu einer der beiden Seiten.

Fehlsteuerungen des unbewußten Nervensystems gilt es grundsätzlich den Kampf anzusagen. Daher ist es wohl günstig zu wissen, ob man unter negativem Streß steht oder nicht. Ihnen soll dabei ein kleiner Test helfen. Spielen Sie mit! Unser **Streßtest** geht davon aus, daß alle Antworten ehrlich gegeben werden (es muß ja niemand dabei zusehen). Schon die Beschäftigung mit den Fragen allein ist ein kleiner Schritt in Richtung Besserung der Situation – wer über Streß nachdenkt, sich Zeit nimmt, beweist eigentlich schon, daß er Kraft genug hat, sein Problem zu lösen.

Streß-Checklist

- Werden Sie oft und rasch ungeduldig?
- Lassen Sie sich durch langsame Arbeitsweise und Umständlichkeit Ihrer Mitmenschen auf die vielzitierte Palme bringen?
- Neigen Sie dazu, nervös zu werden, wenn Sie mit einer Arbeit nicht so richtig vorankommen?
- Essen, trinken oder reden Sie heute schneller als früher?
- Ertappen Sie sich immer häufiger dabei, an mehrere Dinge gleichzeitig zu denken?
- Sind Sie noch in der Lage, der Partnerin oder dem Partner zuzuhören, oder denken Sie während des Gesprächs an ganz andere Dinge?
- Können Sie sich abends von Alltagsproblemen lösen, oder lassen sich berufliche Angelegenheiten nicht aus dem Bewußtsein verbannen?
- Leiden Sie unter Schuldgefühlen, wenn Sie einmal eine Pause machen, obwohl noch so viel zu arbeiten wäre?
- Stehen Sie unter dem inneren Zwang, noch mehr Arbeit in noch kürzerer Zeit erledigen zu müssen?
- Werden Sie häufig von Vorstellungen geplagt, was Ihnen oder Familienmitgliedern alles passieren könnte (Unfälle usw.)?
- Haben Sie Probleme mit dem Einschlafen, weil immer wieder Gedanken durch den Kopf gehen?
- Vertragen Sie selbst berechtigte Kritik schlecht?
- Leiden Sie unter Existenzangst, obwohl keinerlei Anzeichen für eine bedrohliche Änderung vorhanden sind?
- Schütteln Sie ärgerlich den Kopf über Leute, die das Leben unbeschwert zu genießen verstehen?
- Müssen Sie immer bestätigt haben, gebraucht zu werden?
- Sind Sie ständig darauf bedacht, anderen Ihre Leistungsfähigkeit zu beweisen, anerkannt zu werden?
- Neigen Sie dazu, harmlose Wehwehchen allzu ernst zu nehmen?
- Fühlen Sie sich in Gegenwart von Vorgesetzten unsicher?
- Lösen Briefe von Behörden Beklemmungen bei Ihnen aus?
- Haben Sie grundsätzlich Angst vor der Zukunft?

Zur *Auswertung* der 20 Testfragen: Wer bis zu fünf Ja-Antworten für richtig hält, nimmt das Leben nicht so tragisch, daß ihn Streß gefährden könnte. Fünf bis zehn Ja-Antworten werden vermutlich die meisten Menschen geben – das heißt allerdings nicht, daß diese Mehrheit keine Angst vor den negativen Folgen des Stresses haben muß. Sinnvoll wäre es, sofort mit Gegenmaßnahmen anzufangen! Wer hingegen mehr als zehn Fragen mit Ja zu beantworten hat, zählt bereits massiv zur Risikogruppe. Er ist nicht mehr in der Lage, dem ungünstigen Distreß zu entrinnen.

Gefährliche Folge: Herztod

Wie man lernen kann, Distreß in Eustreß umzuwandeln, sollen Sie im Laufe dieses Kapitels noch an Hand praktischer Erläuterungen erfahren (siehe auch Kasten „Streß-Management", Seite 210). Vorerst wollen wir uns aber noch mit den schädlichen Folgen des „bösen" Stresses näher beschäftigen und das Risiko des „Kämpfertyps" beschreiben.

Wir haben den Kämpfertyp, der vom Sympathikus beherrscht wird, ja schon vorgestellt. Der Kämpfer ist vom Herztod bedroht! Der akute Herztod ist nach wie vor der „Killer Nummer eins". Als junger Mensch hat man natürlich keine Angst davor – aber um die Lebensmitte ändert sich die Situation. Dann tauchen nämlich erste Vorboten jener Überlastung auf, die den Nährboden für Herzinfarkt darstellt: zeitweise unrhythmischer Herzschlag, manchmal Herzjagen, Schweißausbrüche oder Angstzustände aus nichtigem Anlaß. Anfangs sind da noch kaum organische Schäden zu befürchten – das wird meistens auch der zu Rate gezogene Arzt bestätigen: „Sie sind zwar nervlich überreizt, aber sonst gesund. Spannen Sie einmal richtig aus …"

Das beruhigt die Betroffenen leider so sehr, daß jede Besorgnis schwindet. Kein Anlaß, die Lebensgewohnheiten zu ändern. Schließlich hat der Doktor ja bestätigt, daß man eigentlich kerngesund ist.

- **Nerventee**
3 Teile Kalmus, 3 Teile Pestwurz und 1 Teil Baldrian mischen.
Dann 4 Teile Kamille, 2 Teile Apfelschalen und 1 Teil Lavendel mischen.
2 EL der Mischung 1 mit einem Liter kaltem Wasser am Abend ansetzen, am Morgen kurz aufkochen und über 2 EL der zweiten Mischung gießen. 10 Minuten lang ziehen lassen und mit Honig schwach süßen. Dreimal täglich eine Schale trinken.

Doch streßbedingte nervliche Fehlsteuerungen sind tückisch und wirken sich sowohl direkt als auch indirekt fördernd auf Herz-Kreislauf-Erkrankungen aus. Wer zu sehr dem Einfluß des Sympathikus unterliegt, neigt zu den bereits erwähnten Störungen wie erhöhtem Blutdruck und erhöhtem Blutzucker- bzw. Blutfettspiegel. Dadurch kommt sehr wohl einmal ein organischer Defekt zustande.

Ein Zusammenhang mit *Herzinfarkt* ist leicht herzustellen. Die verstärkte Ausschüttung von Streßhormonen wie zum Beispiel Adrenalin bewirkt jene Veränderung (zum erhöhten Druck, Cholesterinspiegel und Zuckerspiegel sowie Anspannung der Muskulatur, verstärkte Blutgerinnung), die als Ausgangspunkt für Gefäßverkalkung und damit für den Infarkt gilt. Der typische Lebensstil – Hetzjagd im Berufs- und Privatleben, Aggressivität – wiederum bewirkt eine Neigung zu Übergewicht, zum Zigarettenrauchen und zum Bewegungsmangel. All das leistet der Gefäßverkalkung ebenfalls Vorschub.

Wie führt die Verkalkung der Blutgefäße zum Infarkt? Im Zuge von Gefäßveränderungen, die grundsätzlich den ganzen Körper betreffen, sich aber auf Herz, Hirn und Nieren besonders verheerend auswirken, werden auch jene Adern enger, die das Herz selbst mit Blut versorgen. Man nennt diese Adern auch Herzkranzgefäße.

Irgendwann kommt es dadurch zur Unterversorgung bestimmter Gebiete im Herzmuskel mit Sauerstoff und Nährsubstanzen. Der Muskel wird an diesen Stellen schwächer und stirbt schließlich ab – der Infarkt ist passiert. Die Überlebenschancen der Betroffenen hängen nun von der Größe des defekten Bezirkes ab.

● **Magentee**
3 Teile Kamille, 2 Teile Ringelblumen, 3 Teile Schafgarbe, 4 Teile Benediktendistel und 1 Teil grünes Haferstroh mischen.
4 EL dieser Mischung mit einem Liter kochendem Wasser übergießen, 20 Minuten lang ziehen lassen.
Mit Honig süßen und langsam, schluckweise (nicht zu heiß!) über den ganzen Tag verteilt trinken.

Wie angedeutet, entstehen durch die genannten Einflüsse im Körper auch andere Schäden: schwere Durchblutungsstörungen (meist in den Beinen), Nierenschäden, zunehmende Erblindung und nicht zuletzt der gefürchtete Hirnschlag (Schlaganfall). Aber Herzinfarkt ist eben die „populärste" Krankheit, an der sich die schädliche Wirkung des Distreß am besten erklären läßt.

Ob es für Sie besonders ratsam ist, sich mit Antistreßmaßnahmen zu beschäftigen, läßt sich wiederum an Hand eines kleinen Tests feststellen:

● **Geringes Risiko** liegt vor bei Cholesterinspiegel unter 200, bei Blutdruck unter 140/95, für Nichtraucher oder Exraucher (nach etwa zehn Jahren liegt bei Exrauchern dasselbe Erkrankungsrisiko vor wie bei Nichtrauchern – auf jeden Fall, was die Gefahr von Lungenkrebs betrifft!), bei zumindest mäßiger, aber regelmäßiger sportlicher Betätigung, unter zehn Prozent Übergewicht, keine Fälle von Zuckerkrankheit in der Familie, Harnsäurespiegel unter 6 mg%.

● **Großes Risiko** tragen Personen, deren Cholesterinspiegel über 270 liegt, deren Blutdruck über 170/95 beträgt, die mehr als 20 Zigaretten täglich rauchen, keinen Sport betreiben, mehr als 20 Kilogramm Übergewicht aufweisen, unter schlecht eingestellter Zuckerkrankheit leiden und deren Harnsäurespiegel über 9 mg% liegt.

Streß-Management

- Wir müssen lernen, mit Streß umzugehen, um schädliche Auswirkungen zu verhindern.
- Ein mittleres Maß an Streß fördert die Konzentration.
- Verkrampfen Sie sich auch bei schwierigen Tätigkeiten nicht.
- Streben Sie einen Zustand der „entspannten Aufmerksamkeit" an.
- Achten Sie auf die goldene Mitte zwischen Reizüberflutung und Reizarmut.
- Überprüfen Sie, wie „selbstverantwortlich" Sie mit Ihrer persönlichen Energie umgehen.
- Vermeiden Sie starken Zeitdruck und planen Sie rechtzeitig.
- Finden Sie für sich heraus, welches Verhältnis zwischen Spannung und Ruhe Sie benötigen, um kreativ zu sein oder sich erholen zu können.
- Regelmäßiges körperliches Training (Waldlauf, Gymnastik, Schwimmen, Radfahren) macht uns streßtoleranter.
- Essen Sie in belastenden Situationen leichte Kost und auch davon nicht zuviel.
- Versuchen Sie, Ihre Gefühle von Ärger, Angst und Aggression aufzuarbeiten statt abzuschieben.
- Versuchen Sie Streitigkeiten zu schlichten; ungelöste zwischenmenschliche Probleme verursachen inneren Streß.
- Stecken Sie sich erreichbare Ziele, und unterscheiden Sie zwischen Nah- und Fernzielen.
- Überlegen Sie sich, ob die Ihnen auferlegten Anforderungen weitgehend mit Ihren Bewältigungsmöglichkeiten übereinstimmen.
- Denken Sie daran, daß Sie nicht gleichzeitig an mehreren Orten sein können.
- Experimentieren Sie in Belastungssituationen mit neuen Bewältigungsmethoden (Entspannungstraining, bewußtes Atmen, Musik, Meditation usw.)
- Geben Sie sich auch mit unvollkommenen Problemlösungen zufrieden – nicht für jede Herausforderung gibt es die absolut richtige Lösung.
- Übertriebener Ehrgeiz kann Ihrer Gesundheit schaden.
- Halten Sie sich fit, vermeiden Sie möglichst Alkohol und Nikotin.
- Empfinden Sie sich auch dann als Mensch wertvoll, wenn Sie nicht in jeder Hinsicht kompetent, unersetzlich und erfolgreich sind.
- Schöpfen Sie Kraft aus der Natur.

Maßnahmen zum Streßabbau

Wer festgestellt hat, daß er ein Infarktrisiko zumindest nicht gänzlich ausschlie-
ßen kann, steht vor dem Problem: Was nun? Im Zuge des Streßkapitels wird
noch von vielen allgemeinen Möglichkeiten, mit nervlicher Anspannung fertig
zu werden, die Rede sein. Für den Kämpfertyp haben wir vorweg einige Ratschläge zusammengestellt. Wir zeigen aber sozusagen nur die Richtung – gehen
muß jeder selbst ...

Abhilfe sollte von zwei Seiten her erfolgen: Einerseits gilt es, die rein körperlichen Erscheinungen des Stresses in den Griff zu bekommen, andererseits soll
natürlich das auslösende Moment der psychischen Überbelastung wegfallen.

Ziele der Antistreßhandlungen sind

- Erhöhung der Widerstandskraft,
- Abbau von Risikosituationen und
- Aufbau körperlicher wie geistiger Schutzfaktoren.

Die Widerstandskraft erhöht man durch vernünftige Ernährung, sinnvolle
Bewegung, Verzicht auf Zigaretten und Alkoholüberschuß sowie Erlernen
von Entspannungstechniken.

Ernährung

Gestreßte gehören meistens zur Gruppe der Abendesser: Morgens gibt es nur
ein hastiges Frühstück; abends hingegen wird aufgetragen, was Küche und
Keller zu bieten haben, und zwar so viel, daß sich der Tisch biegt. Die unweiger-
liche Folge ist schlechter, unruhiger Schlaf. Unser Tip: lächerliche 15 Minuten
früher aufstehen und das Frühstück genießen. Kleine Zwischenmahlzeiten
(Obst, Vollkornbrot, Joghurt usw.) alle paar Stunden einnehmen. Auf diese
Weise verhindert man, daß der Hunger allzu gewaltig wird, wenn man abends
heimkommt.

- **Müdigkeit**
Führen Sie einen Gesichtsguß durch – Kaltwasser so stark aufdrehen, daß
der Strahl in den Handflächen einen richtigen Schwall bildet. In diesen
Schwall das Gesicht halten. Rund 20 Sekunden lang, dann mit einem Hand-
tuch nur kurz abtupfen, nicht abreiben.
Der Gesichtsguß beugt übrigens auch Faltenbildung bis zu einem gewissen
Grad vor. Vorsicht bei Personen, die mit Nebenhöhlenbeschwerden zu
kämpfen haben!

Beginnen Sie dann das Abendessen so zeitig wie nur möglich und mit einem
halben Liter Mineralwasser oder Tee. Auch das nimmt den Heißhunger und
bewirkt, daß abends zwar wenig gegessen wird, die Gerichte aber gut schmek-
ken. Schließlich hat man es ja nicht mehr notwendig, rasch Unmengen in sich
hineinzustopfen, um den ärgsten Hunger zu stillen, sondern man genießt die
Speisen.

Apropos Speisen: Wählen Sie am Abend nur „leichte" Nahrungsmittel wie mageres Fleisch, mageren Fisch, möglichst ohne viele Beilagen, mäßig gedünstetes Gemüse, höchstens ein bis zwei Scheiben Vollkornbrot mit Quark-(Topfen-)aufstrich. Unser Spezialmenüangebot über drei Wochen (vom Garser Biokoch) gibt Ihnen sicher wertvolle Anregungen (siehe Seite 79).

Bewegung
Grundsätzlich eignet sich jede sportliche Betätigung, die nicht leistungsmäßig betrieben wird. Hier beginnt eigentlich bereits das psychologische Programm – denn gerade der Kämpfertyp muß lernen, daß nicht immer und überall Siege erforderlich sind. Daß er auch dann in der Achtung seiner Mitmenschen nicht sinkt (daß er sogar steigt!), wenn er sich als guter, als lächelnder Verlierer erweist. Günstige Sportarten sind alle Ausdauerbewerbe wie Laufen, Radfahren, Schwimmen, Skilanglauf, Bergwandern. Aber nur, wenn die Stoppuhr daheim gelassen wird ...

Zigarettenmißbrauch
Diesen haben wir beim Kämpfer besonders angeprangert, weil diese Typen besonders viel rauchen. Daß Rauchen aber geradewegs in Richtung Herzinfarkt führt, ist hinlänglich bekannt. Wer es nicht alleine schafft, von den Zigaretten loszukommen (was zugegebenermaßen nicht leicht ist), der möge auf fremde Hilfe vertrauen. In ganz Deutschland und Österreich gibt es bereits Raucherberatungsstellen, wo Nichtrauchen sozusagen erlernt werden kann. Auskünfte sind über das Gesundheitsamt der Stadt Wien, Raucherberatung (Prof. Dr. Kunze, Dr. Schoberberger) einzuholen (0222/66 14-0).

Entspannung
Die am wenigsten aufwendige Übung ist Atmen. Hinlegen, die Augen schließen und 20mal durch die Nase tief ein- und gegen den Widerstand der Lippenbremse durch den Mund wieder ausatmen. Jeden Atemzug mitzählen. Unterstützt wird die Methode auf ideale Weise, wenn man ein warmes Bad nimmt und dem Wasser zwei Liter Melissentee zugießt.

• Schlafbad
Melisse, Baldrian, Lavendel und Fichtennadeln zu gleichen Teilen mischen. Eine Handvoll dieser Mischung mit zwei Litern Wasser aufkochen, 10 Minuten lang ziehen lassen und den Absud dem Badewasser beifügen. Für 20 Minuten in die Wanne legen und langsam und tief atmen.

Eine andere Methode zur „totalen Entspannung" läuft nach einem 3-Stufen-Schema ab (Muskelanspannung, 2 bis 3 Sekunden lang anhalten, abklingen lassen) und sollte mindestens zwei Wochen lang täglich ausgeübt werden, damit sie auch etwas nützt.

212

Stirn: Runzeln Sie – auch wenn es gegen jedes Schönheitsprinzip ist – die Stirn, so stark Sie können.

Lippen, Kiefer: Pressen Sie die Lippen fest zusammen.

Zunge: Fest gegen den Gaumen drücken.

Schultern, Arme: Eine kräftige Muskelanspannung sollte bis in die Finger spürbar sein, ohne daß eine sichtbare Bewegung erfolgt.

Rumpf: Brust- und Bauchmuskeln anspannen und die Luft dabei nicht anhalten. Das ist gar nicht so leicht und gelingt möglicherweise erst nach einigem Üben.

Beinmuskulatur: Wie bei den Armen ohne sichtbare Bewegung anspannen.

Auf weitere Entspannungsmöglichkeiten allgemeiner Natur kommen wir im Rahmen dieses Kapitels noch zu sprechen.

Viel schwieriger ist richtiges *Erkennen und Vermeiden von alltäglichen Streß-situationen.* Da hilft am besten **Selbstanalyse:** Wann immer Sie sich ärgern, kommt es zur nervlichen Fehlsteuerung. Diese äußert sich meist ohnedies deutlich genug: durch Erröten, Schwitzen, unregelmäßigen oder zu schnellen Herzschlag, manchmal auch durch Übelkeit und Schwächegefühl (hauptsächlich beim Schrecktypus). Jede Erscheinung, die nicht zum normalen Wohlbefinden paßt, gehört dazu. Achten Sie darauf, wann diese Alarmsignale auftreten. Sie lernen dadurch Ihre persönlichen „Stressoren", also Krankmacher, kennen und können entsprechend gegensteuern. Wir können versuchen, Ihnen dabei ein wenig zu helfen.

● Für Wetterfühlige

1 Teil Eichenrinde, 3 Teile grünes Haferstroh und 2 Teile Anissamen mischen.

Dann 3 Teile Labkraut, 3 Teile Lavendel, 2 Teile Königskerze und 4 Teile Kamille mischen.

1 EL der ersten Mischung mit einem Liter Wasser kalt zustellen, kurz aufkochen lassen und schließlich über 3 EL der Mischung 2 gießen.

15 Minuten lang ziehen lassen und über den Tag verteilt trinken.

Wenn nötig, schwach mit Honig süßen, besser aber ungesüßt verwenden.

Gefährliche Folge: Geschwüre

Bis jetzt haben wir uns vorwiegend mit dem Kämpfertyp beschäftigt, der eher zum Herzinfarkt und zum Hirnschlag neigt. Aber Streß ruft noch viele andere gesundheitliche Störungen hervor. Am bekanntesten sind wohl Geschwüre im Magen und im Zwölffingerdarm.

Deren Entstehungsgeschichte hängt wiederum mit dem unbewußten Nervensystem zusammen. Während – wir haben das schon erwähnt – der Kämpfertyp vorwiegend vom Sympathikus beherrscht wird, bezeichnet man jene, die eher unter dem Einfluß des Parasympathikus stehen, als „Schrecktypen". Rund zehn Prozent der österreichischen Bevölkerung sind irgendwann einmal im Leben von Zwölffingerdarm- oder Magengeschwüren betroffen.

Wie kann dieses Malheur passieren? Nun, der Magen des gesunden Menschen erzeugt täglich mehrere Liter konzentrierter Salzsäure, die bei der Verdauung eine wichtige Rolle spielt. Im Normalfall ist die Schleimhaut (Innenhaut) des Magens gegen die zerstörende Wirkung der starken Säure geschützt. Man spricht von einer Schleimhautbarriere. Die an sich empfindliche Magenwand kann von der Säure nicht angegriffen werden.

Zwei Hauptursachen führen zur Schleimhautschädigung, zum „Loch" in der Magenwand, das ja ein Geschwür darstellt: Die Schleimhaut wird durch bestimmte Einflüsse so geschwächt, daß die Säure nicht nur den Speisebrei, sondern auch die Magenwand zersetzt, oder es wird einfach viel zuviel Salzsäure erzeugt, um noch neutralisiert werden zu können.

Der Schrecktyp erfüllt leider beide Bedingungen. Die Fehlsteuerung des unbewußten Nervensystems in Richtung Parasympathikus (auch Vagus genannt) führt zur Verkrampfung der Muskulatur im Magen-Darm-Trakt sowie zur Überproduktion von Salzsäure. Muskelverkrampfung bewirkt automatisch eine verminderte Durchblutung. Daraus wiederum ergibt sich die herabgesetzte Widerstandsfähigkeit der Schleimhaut – dazu kommt eben noch der Überschuß an hochkonzentriertem Verdauungssaft.

● Nervosität

Ein geeignetes Nachthemd in kaltes Wasser tauchen (dem Wasser kann ausgekühlter Salbeitee beigefügt werden) und auswinden. Dann das feuchte Nachthemd anziehen und von einem Partner (Partnerin) in ein Flanelltuch einschlagen lassen.

Ins Bett legen, gut zudecken und rund zwei Stunden zu schlafen versuchen. Jede Störquelle wie Radio, TV, Licht oder Lärm vermeiden.

Sind Sie eher ein Schrecktyp?

Falls Sie die Mehrzahl der folgenden Fragen mit Ja beantworten müssen, bestehen kaum noch Zweifel daran:

● Leiden Sie unter Angst vor allem Neuen, vor ungeklärten Situationen?
● Nagen an Ihnen Zweifel wie „Ich bin langweilig", „Ich sehe nicht gut aus", „Ich habe Komplexe, weil ich leicht rot werde" oder „Aus mir wird doch nichts" usw.?
● Neigen Sie zur Hypochondrie (ängstliche Selbstbeobachtung – ob zum Beispiel das Herz zu schnell oder zu langsam schlägt oder Angst, daß kleine Wehwehchen einen ernsten Hintergrund haben könnten, usw.)?
● Fürchten Sie sich sehr vor Blamage, vor Unterhaltung über bestimmte Themen (Erotik), vor aggressiven Menschen?
● Sehen Sie manchmal keinen Weg, aus Krisensituationen herauszugelangen?

Falls Sie ein Vertreter dieser Kategorie sind – keine Panik. Sie gehören einer vielköpfigen Familie an.

- Haben Sie Hemmungen, Wünsche zu äußern, die vielleicht nicht erfüllt werden könnten?

Wir beginnen nun endlich, ganz konkrete Maßnahmen gegen alle Formen von Streß zu empfehlen. Aber vorher noch ganz kurz einige weitere Beschwerden, die oft in enge Beziehung zu Streß zu setzen sind, ohne daß man sich dessen jemals bewußt wird: Verdauungsstörungen, Migräne, Schmerzen im Bereich der Wirbelsäule (meist schwer von echten organischen Leiden abzugrenzen, weil Muskelverspannungen schließlich zur Fehlhaltung und damit zu körperlich nachweisbaren Schäden führen), Sexualprobleme (Impotenz, Frigidität), Atemnot (Asthmaanfälle bei Kindern, aber auch Erwachsenen!) und vielleicht auch Krebs (durchaus ernstzunehmende Forschungen beschäftigen sich mit einem eventuellen Zusammenhang).

Der erste Weg zur Besserung ist auch hinsichtlich des schädlichen Stresses die Selbsterkenntnis. Welchem Streßtyp Sie angehören, wissen Sie durch unsere Tests bereits (Kämpfertyp? Schrecktyp?). Dann sind beste Chancen gegeben, mit schädlichen Einflüssen auf das empfindliche unbewußte Nervensystem fertig zu werden.

Psychologen bedienen sich bei der Sichtbarmachung von Streß bestimmter Geräte, die ein Rückmeldungssystem beinhalten. Das heißt, Streß läßt sich entweder akustisch (höher oder tiefer werdender Pfeifton) oder visuell (Farbänderung sogenannter Thermoelemente, welche die Hauttemperatur anzeigen) darstellen. Man nennt das System „Biofeedback".

Im Biotrainingszentrum in Gars am Kamp etwa werden gestreßte Kurgäste auf diese Art getestet, um das Behandlungsprogramm maßschneidern zu können. Der „Normalsterbliche" hat derartige Methoden nicht zur Verfügung – er muß sich eben selbst beobachten und ganz bewußt registrieren, in welchen Situationen er sich aufregt. Anderseits ist allerdings auch wichtig, festzustellen, bei welchen Gelegenheiten man das Gefühl angenehmer Entspannung empfindet. In diese Richtung zielen die Antistreßmaßnahmen.

Entspannung ist nicht gleich Entspannung

Das wird von Fall zu Fall verschieden sein. Manche Menschen entspannen aktiv beim Sport, andere wiederum wollen nur in Ruhe gelassen werden und sich am besten gar nicht betätigen. Ein gutes Buch oder eine bestimmte Musik genügen auch.

Es wäre sinnlos, dem nicht Rechnung zu tragen. Die Ansicht, daß etwa körperlich arbeitende Menschen im Urlaub am besten in völliger Ruhe Entspannung finden oder eben geistig Arbeitende unbedingt Sport betreiben sollten, ist längst überholt.

Der körperlich Tätige fühlt sich vielleicht ohne Aktivität gar nicht wohl und erholt sich am besten und raschesten bei Sport und Spiel – ohne Streß natürlich. Und der Büromensch soll zwar ein wenig Bewegung machen, über ein Mindestprogramm hinaus sollte man ihn aber nicht zu zwingen versuchen. Kulturellen Vergnügungen wird er viel mehr abgewinnen und leichter im Museum oder in der Oper Streß abbauen als auf dem Sportplatz (was, wie gesagt, nicht bedeuten soll, überhaupt keine Bewegung zu machen).

Entschließen Sie sich zu **„Wahrnehmungstraining",** um Ihren persönlichen Stressor (den Streßauslöser) herauszufinden. Das klingt im ersten Augenblick komplizierter, als es ist. Schreiben Sie lediglich genau auf, in welchen Situationen Sie Streßreaktionen zeigen. Nach einiger Zeit erhält man aufschlußreiche Daten über sich selbst und kann beginnen, die Streßursachen allmählich abzubauen. Nichts ist nämlich bei seelischen Belastungen gefährlicher als „nebelhafte Ungewißheit", durch die an sich harmlose Dinge plötzlich zu enormem psychischen Druck führen können. Das Erkennen des Stressors hingegen führt automatisch zum Nachdenken. Ein Beispiel: Herr und Frau X streiten. Er hat morgens keine frischen Socken gefunden und ist wütend – schließlich arbeitet er, während seine Frau „nur" den Haushalt führt.
Eine alltägliche Szene, die jedoch beiden Partnern auf Dauer sehr schadet. Denn die Frau antwortet wohl zu Recht mit Verbitterung: Begreift er denn nicht, daß sie den ganzen Tag schuftet, um der Familie ein angenehmes Zuhause zu bieten? Daß im Gegensatz zu ihm ihr Arbeitstag nicht endet?
Daß Herr X sich aufregt, merkt er im Moment wohl. Schreibt er seine Beobachtung aber auch auf, so könnte ihn diese Handlung nach Abklingen des gröbsten Ärgers zur Überlegung anregen: „Was erreiche ich eigentlich mit sinnlosem Toben aus nichtigem Anlaß? Sind es die Socken wert, daß mein Herz jagt, daß ich kaum Luft bekomme und schweißgebadet bin?"

● Streß, Angst
Nützen Sie das Wasser, das vom Himmel kommt – warm angezogen bei Regen soviel wie möglich spazierengehen.
Das beruhigt die Nerven durch die Monotonie der Regentropfen (dazu kommt natürlich die positive Wirkung der körperlichen Bewegung).

Im günstigen Fall findet Herr X über das Erkennen der nervlichen Fehlsteuerung sogar zu mehr Verständnis für seine Frau: „Bin ich nicht vielleicht doch ungerecht? Habe ich meiner Frau jemals gedankt, wenn alles klaglos funktioniert hat? Warum bin ich so egoistisch, ihre Arbeitsleistung als selbstverständlich hinzunehmen, während ich mich in meinem Beruf sehr wohl nach Anerkennung sehne?"
Alle möglichen Streßsituationen durchzuspielen, würde viele Bücher füllen. Aber ein Ansatz zur Besserung ist schon vorhanden, wenn es gelingt, im Augen-

blick des Zornes, der seelischen Verstimmung, doch ein wenig zu überlegen. Die Kraft, aus diesen Überlegungen auch entsprechend Kapital zu schlagen, tanken Sie mit unserem Antistreßprogramm, das Entspannungsmaßnahmen und psychologische Tricks umfaßt.

Entspannung kann man lernen. Es gibt wohl viele Möglichkeiten – komplizierte wie autogenes Training oder einfachere wie etwa die sogenannte progressive Muskelentspannung.

Das Grundprinzip: Wer einen oder mehrere Muskeln ganz bewußt stark anspannt und dann schlagartig wieder lockert, weiß plötzlich, wie wohl man sich in entspanntem Zustand fühlt. Er wird in Hinkunft dieses Gefühl mit großer Wahrscheinlichkeit auch unbewußt anstreben.

Das Übungsprogramm

Haben Sie sich nun also zu den streßabbauenden Entspannungsübungen entschlossen, dann wird Ihnen bald klar werden, daß der Erfolg nicht von heute auf morgen spürbar wird. Geduld und nochmals Geduld heißt das oberste Gebot für die Entspannungsstunde.

Dazu kommen noch ein paar wichtige Tips zur Einstimmung für das Übungsprogramm, die Sie unbedingt beachten sollten:

- Nehmen Sie sich Zeit.
- Üben Sie nicht mit vollem Magen.
- Sorgen Sie für einen gut gelüfteten Raum.
- Üben Sie auch im Freien.
- Stellen Sie vermeidbare Lärmquellen ab.
- Ziehen Sie keine zu engen Kleidungsstücke an.
- Wenn Sie sich bei oder nach den Übungen nicht wohl fühlen, beenden Sie diese. Suchen Sie nach vermutlichen Ursachen (falsche Zeit, extreme Witterungslage, aktuelles Problem).
- Üben Sie möglichst immer zur gleichen Zeit, aber denken Sie nicht an die Uhr.
- Setzen Sie sich unter keinen Erfolgszwang.
- Fühlen Sie bewußt Ihren Körper.
- Spüren Sie sich auch „körperlich".
- Entspannen Sie sich.
- Nach den Übungen wieder „un-willkürlich" atmen.
- Machen Sie keine überflüssigen Experimente.
- Haben Sie Geduld, Geduld und nochmals Geduld.

Der Phantasie beim Muskelanspannen sind natürlich keine Grenzen gesetzt. Die Übungen lassen sich auf alle erreichbaren Muskelgruppen ausdehnen und beliebig austauschen. Die Reihenfolge ist gleichgültig. Einige der Übungen lassen sich aber – wie angedeutet – in jeder Situation, unbemerkt von allfällig Anwesenden, auch während der Berufsausübung durchführen.

Überhaupt sind ja Maßnahmen gegen Streß nur dann wirklich sinnvoll, wenn sie auch während der Belastung getroffen werden können. Autogenes Training etwa (wir wollen diese Technik sicher nicht anzweifeln) funktioniert bei vielen Menschen im Zustand der Entspannung vorzüglich – aber in Streßsituationen klappt die Umsetzung manchmal schwer.

Entspannen durch Anspannen

- Ballen Sie eine halbe Minute lang beide Fäuste, so fest Sie nur können. Dann lockerlassen und die Hände ruhig neben den Körper legen. Die Übung mehrmals wiederholen.
- Stellen Sie sich hin wie Tarzan in der Siegerpose, und spannen Sie die Bizepsmuskeln der Oberarme an. Dann entspannen.
- Erzeugen Sie „Dackelfalten" auf der Stirne, indem Sie die Augenbrauen hochziehen und die Augen ganz weit öffnen. Anschließend entspannen.
- Nun die Augen ganz fest zusammenpressen – entspannen.
- Fest die Zähne zusammenbeißen – entspannen.
- Hinstellen und den Bauch einziehen – entspannen.
- Nun den Bauch so weit wie möglich herausdrücken – entspannen.
- Auf einen Sessel setzen und die Knie zusammenpressen – entspannen (gleichzeitig eine gute isometrische Übung zur Kräftigung der Adduktorenmuskeln).
- Hinsetzen und die Beine wegstrecken. Dabei besonders die vordere Oberschenkelmuskulatur fest anspannen – dann wieder ganz locker lassen.
- Die Nase hochziehen – dann wieder „normalisieren".
- Den Kopf langsam und locker hin und her rollen.
- Die Schulter hochziehen und wieder fallen lassen.
- Die Gesäßmuskeln anspannen und wieder loslassen.
- Schließlich flach auf den Rücken legen und alle Muskeln anspannen, die Sie nur irgendwie bewußt anspannen können. Eine halbe Minute in dieser völlig verkrampften Stellung ausharren und dann ganz langsam lockerlassen. Sich auf das Gefühl der Entspannung konzentrieren.

Antistreßmanagement in der Praxis

Ich denke mir für meine Klienten noch zusätzlich ganz simple Verhaltensweisen aus, die sich aus den persönlichen Umständen der jeweiligen Person ergeben. So bat mich einmal ein prominenter Rechtsanwalt um Hilfe. Der Advokat litt an einem Zwölffingerdarmgeschwür und befand sich in erbärmlicher nervlicher und körperlicher Verfassung. Er war richtiggehend „am Ende".

Seit einigen Jahren geht es dem Mann blendend. Seine „Behandlung": Er betritt morgens seine Kanzlei, zieht die Schuhe aus und beginnt auf einer von mir entwickelten Gummimatte mit Noppen (im Sporthandel erhältlich) auf dem Stand locker zu laufen. Bei dieser Tätigkeit kann er ohne Schwierigkeiten Gerichtsprotokolle durchlesen.

Natürlich wird diese Maßnahme durch vernünftige Ernährung und Kräutertees unterstützt. Freilich muß der Anwalt auch etwas tun, um der Nervenmühle seines Berufes wenigstens stundenweise zu entfliehen. Dazu dient ein Kalender, in dem nicht nur die Arbeitstermine, sondern mit dickem Rotstift auch die Freiräume eingetragen sind, die er sich ganz einfach gönnen muß. Das hat von vornherein festzustehen. Zum Beispiel: Donnerstag von 14 bis 16 Uhr kein Termin – Faulenzen nach Wahl ...

Mußte wieder einmal ein Abend dem Beruf geopfert werden, steigt der Jurist ernährungsmäßig bewußt auf die Bremse und vergißt nachher daheim nie, ein Entspannungsbad zu nehmen oder sich zumindest einige Minuten lang warm zu duschen: Entweder legt er sich für 20 Minuten in die Badewanne und atmet ruhig (jeden Atemzug mitzählen!), oder er läßt den Rücken einige Minuten lang warm anbrausen und führt dann, noch unter der Dusche, lockere Gymnastikübungen durch (Beckenkreisen, Arme und Beine ausschütteln, um nur einige Beispiele zu nennen).

Einem Geschäftsmann, der viele Stunden in Sitzungszimmern verbringen muß, riet ich, ein Blasenleiden vorzutäuschen. Unter diesem Vorwand suchte der Mann immer wieder die Toilette auf, lehnte sich dort gegen die Wand, schloß die Augen und fuhr in Gedanken auf einer Rolltreppe ganz langsam nach unten. Unterwegs verlor er nach und nach wenigstens für einige Minuten alle Sorgen und Probleme. Und seine Kollegen wunderten sich, wie fit, konzentriert und doch entspannt der Geschäftsmann auch die längsten Diskussionen überstand.

Hilfsmittel zur Entspannung

Um sich gegen Streß erfolgreich wehren zu können, bedarf es gezielter Maßnahmen zur Kräftigung des unbewußten Nervensystems. Aktives Entspannungstraining – wie eben beschrieben – ist nur ein Teil davon. Nervöse Menschen können zusätzlich auch anders Entspannung finden: durch Bäder, Güsse, Kräutertees usw. Wasserpfarrer Sebastian Kneipp war gleichsam ein Pionier auf diesem Gebiet. Seine Ratschläge haben auch heute noch nichts von ihrer Aktualität und damit Wirksamkeit eingebüßt. Einige Tips für Sie aus dem Buch „Naturheilmittel Wasser" (Orac-Verlag):

● Wer immer dazu Gelegenheit hat, möge frühmorgens **„taugehen"**, also auf einer taufrischen Wiese einige Minuten lang barfuß gehen. Dann die Füße nicht abtrocknen, sondern warme Socken anziehen. Zwei Möglichkeiten: entweder noch eine Viertelstunde ins Bett legen oder – noch besser – fünf Minuten lang auf dem Stand laufen.

● **Wassertreten** – füllen Sie Ihre Badewanne bis knapp unters Knie mit kaltem Wasser und steigen Sie dann darin 40mal herum wie ein Storch. Die Knie werden bewußt angehoben, der Fuß kommt jeweils ganz aus dem Wasser heraus. Wiederum ist anschließende Erwärmung unbedingt notwendig! Entweder passiv erwärmen (anziehen, ins Bett legen) oder warmlaufen.

● **Kniaguß** – wenn möglich, schrauben Sie für diesen Zweck den Brauseteil des Duschgerätes ab. Den nicht zu starken (kalten) Wasserstrahl nun zuerst vom rechten Fußrücken langsam zur Außenseite des Unterschenkels führen, über die Wade bis in die Kniekehle. Dann geht es an der Innenseite des Unterschenkels wieder abwärts. Das andere Bein in gleicher Weise behandeln. Über der Kniescheibe jeweils fünf Sekunden lang verharren und mit der Brause kreisende Bewegungen durchführen. Die ganze Prozedur dauert höchstens 15 Sekunden. Nachher erwärmen!

● **Schlafbad** – darauf haben wir bereits hingewiesen. Sie wissen: 20 Minuten ins warme Wasser legen und tief atmen. Sie können außer dem schon erwähnten Melissentee auch Fichtennadeln bzw. Auszüge daraus zusetzen. Lassen Sie sich im Wasser richtiggehend „treiben". Nach dem Bad das Wasser nur kurz abstreifen und noch ziemlich feucht in einen Bademantel oder in ein großes Frotteetuch einwickeln. Ins Bett legen und nachschwitzen. Kein Buch lesen, nicht fernsehen, auf anregende Diskussionen verzichten – nur ruhen!

● **Beruhigungstrunk** – unterstützen Sie das Schlaf- bzw. Entspannungsbad ideal durch folgende Teemischung, die sich bei den für Gestreßte meist typischen Einschlafstörungen bestens bewährt:
Baldrianwurzeln, Melisse, Lavendel und *Schafgarbe* zu gleichen Teilen mischen. Einen Eßlöffel davon mit einem Viertelliter kaltem Wasser zustellen und dann zum Sieden erhitzen. Zudecken und zehn Minuten lang ziehen lassen. Lauwarm, mit etwas Honig gesüßt, schluckweise trinken.
Man kann mit diesem Tee auch eine Kur machen: drei Wochen hindurch täglich drei Schalen trinken.

● **Entspannungsdusche** – auch diese Prozedur haben wir eigentlich schon erwähnt. Egal, ob Manager oder Hausfrau – nach einem anstrengenden Arbeitstag stellen Sie sich sofort nach der Heimkehr aus dem Büro oder nach der Beendigung der Hauptarbeit im Haushalt (so ganz reißt die Arbeit daheim ja leider nie ab ...) abends für fünf Minuten unter die Dusche. Die Wassertemperatur soll der Körpertemperatur angepaßt sein, also rund 37 Grad Celsius

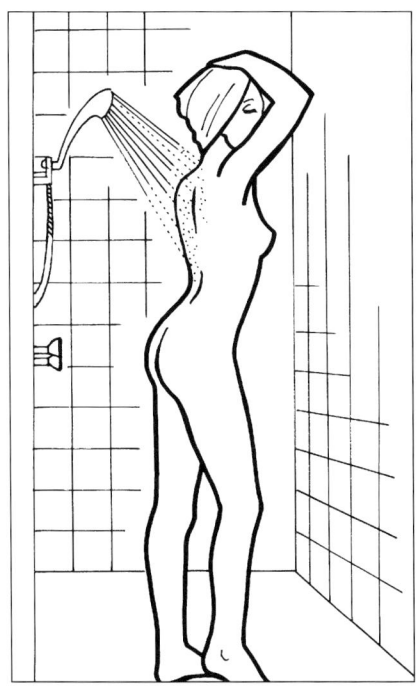

betragen. Vorerst den Nacken anbrausen lassen (hilft etwa auch gegen migräneartige Kopfschmerzen, die von Verspannungen der Nackenmuskulatur herrühren). Dann den mittleren und schließlich den unteren Teil der Wirbelsäule behandeln. Abschließend kurz mit kaltem Wasser die Fußsohlen abduschen und zehn Minuten lang im Bett ausdunsten.

Sie fühlen sich garantiert wie ein neuer Mensch und sind allen Aktivitäten des Abends gegenüber aufgeschlossen – egal, ob Restaurant- oder Kinobesuch, ob irgendeine andere Freizeitbeschäftigung. Sie fühlen sich eben wieder ausgesprochen fit.

● **Massage** – viele glauben, daß Pfarrer Kneipp nur kaltes Wasser predigte.
Weit gefehlt! Kneipp trat auch für vernünftige Ernährung und Massage als Hilfsmittel zur Gesunderhaltung des Körpers ein. Massage stellte zum Beispiel in Kneipps Augen eine hervorragende Möglichkeit dar, Erholung und Entspannung zu finden.

Allerdings mit der richtigen Technik: Verspannte Muskeln mit Gewalt lockern zu wollen, ist ein sinnloses Unterfangen. Was Kneipp instinktiv für richtig hielt, wurde mittlerweile längst wissenschaftlich nachgewiesen. Nur sanfte „Streichelmassage" führt bei nervös-verkrampften Menschen zum Erfolg (für Sportler gelten ein wenig andere Gesetze).

Legen Sie sich also auf den Bauch und lassen Sie sich vom Partner oder von der Partnerin rund 20 Minuten lang mit den Handflächen nur den Rücken bestreichen. Von der Lendenwirbelsäule knapp neben dem Rückgrat aufwärts bis zum Nacken, über die Schultern etwas mehr seitlich neben der Wirbelsäule wieder abwärts bis zum Gesäß. Bei dieser Form der Massage gibt es kein Klopfen, Zwicken oder Kneten!

Kehren wir noch einmal kurz zum Thema **„Sport und Entspannung"** zurück. Grundsätzliches wurde bereits gesagt, aber auch das Sportprogramm gestreßter Menschen muß auf die individuellen Bedürfnisse abgestimmt sein. Welcher Sporttyp sind Sie? Nachstehend ein kleiner Test:

● Mögen Sie nur fit sein und Streß abbauen, verbinden aber keinerlei Ambitionen und haben eigentlich auch keine große Vorliebe für Sport? Dann sind für Sie ideale Sportarten alle Formen des Ausdauertrainings (Laufen, Radfahren, Schwimmen) und auch Wandern (Sie sollen dabei aber ins Schwitzen kommen).

● Wollen Sie beim Sport nicht nur rein körperlich, sondern auch geistig etwas gefordert werden? Dann eignen sich für Ihre Zwecke am besten Ballspiele wie Tennis, Fußball usw.

● Sind Sie im Berufs- oder Privatleben nicht konsequent genug, muß Ihre Willenskraft gestärkt werden? Dann betreiben Sie als günstige Sportart Bergsteigen, Langstreckenlauf oder auch Gewichtheben.

● Ist bessere Körperbeherrschung Ihr vordringliches Ziel? Ideale Sportarten sind Fechten, Judo und Turnen.

● Soll der Körper attraktiver aussehen (Kampf dem Bäuchlein, den Hängeschultern und der Orangenhaut)? Ideale Sportarten: Bodybuilding, Gymnastik, Schwimmen, Stretching, aber durchaus auch Aerobic.

● Brauchen Sie vielleicht gar ein Ventil, um Dampf abzulassen (aus Barmherzigkeit mit Familie und Arbeitskollegen ...)? Ideale Sportarten: Karate, Squash, Tennis – also alle Sportarten, wo „gekämpft" wird.

Die Liste ließe sich beliebig fortsetzen, wir wollen aber nur grobe Richtlinien geben. Die richtige Auswahl treffen Sie selbst. Eine Warnung: Auch im Wettkampf muß noch immer Freude am Sport überwiegen – wenn Sie nach der körperlichen Betätigung völlig groggy und vielleicht auch noch durch eine Niederlage verbittert heimwärts wanken, ist der Zweck der Übung sicher nicht erfüllt. Wir beugen uns mit der großen Auswahl an Sportarten eigentlich nur der Wirklichkeit: Zwar wären Ausdauersportarten, kombiniert allenfalls mit Schnellkraftübungen, in jedem Fall am günstigsten – aber welcher Tennisspieler etwa läßt sich „seine" Sportart schon verbieten ...?

Atmung ist Leben

Im Zusammenhang mit Fitneß allgemein und Streß im besonderen nimmt auch die Atmung eine prominente Stellung ein. Um überleben zu können, brauchen die kleinsten Bausteine des menschlichen Körpers, die Zellen, nicht nur Wasser und Nahrungsstoffe, sondern auch Sauerstoff. Eine Unterbrechung der Sauerstoffzufuhr bedeutet den Untergang des betroffenen Gewebes, weil die Zellen unweigerlich absterben.

Atemluft gelangt über Nase, Rachen, Kehlkopf, Luftröhre und Bronchien schließlich in die Lungenbläschen, auch Alveolen genannt. In diesen kleinsten Bläschen findet der Austausch zwischen Sauerstoff und Kohlendioxid statt. Sauerstoff wird aus der Luft entnommen und in die Blutbahn eingeschleust; aus dem Blut wiederum gelangt Kohlendioxid als Abfallprodukt in die Atemluft und wird ausgeschieden.

Das sauerstoffreiche Blut gelangt aus der Lunge in das linke Herzgebiet, wird von dort in die Hauptschlagader gepumpt und aus dieser in die Arterien

(Adern, die vom Herzen wegführen – im Gegensatz zu den Venen, die Blut zum Herzen transportieren) verteilt. Die Arterien wiederum bringen Blut und damit Sauerstoff in alle Gebiete des Körpers. Falsche oder ungenügende Atmung führt automatisch zu Problemen bei der Sauerstoffversorgung und in weiterer Folge zu schweren Krankheiten (Durchblutungsstörungen, Herzüberlastung, um nur einige Beispiele zu nennen). Richtiges Atmen hingegen ist ein wertvoller Beitrag zur Fitneß!

Es gibt drei Arten von Atmung:
- Die **Bauchatmung** mit Hilfe des Zwerchfells (ein flächenförmiger Muskel, der sich zwischen Brust- und Bauchraum ausspannt und zu den wichtigsten Hilfseinrichtungen beim Atmen gehört).
- Die **Brustatmung,** die auch bezeichnenderweise als Flachatmung bezeichnet wird, weil sie nur eine ziemlich begrenzte Aufnahme von Atemluft ermöglicht.
- Die **Schlüsselbeinatmung** oder **Hochatmung.**
Am besten wird die Lunge bei der Bauchatmung durchlüftet. Diese Form ist gleichzeitig auch die normale angeborene. Im Laufe der Jahre führen leider Haltungsfehler, Bewegungsmangel und einfach Nachlässigkeit beim Atmen zur Flachatmung. Dann klappt die Belüftung der Lunge nicht mehr ideal: Nur in das obere und mittlere Drittel der Lunge gelangt ausreichend Luft, das untere Drittel wird sozusagen stiefmütterlich behandelt und kann richtig verkümmern.

Wie funktioniert die Bauchatmung?
Wir wollen Ihnen also eindeutig die Bauchatmung „schmackhaft" machen. Diese Atemtechnik läßt sich verhältnismäßig leicht wieder erlernen. Der Wiener Arzt Dr. Erwin Gross hat ein einfaches Übungssystem entwickelt (und auch in dem Buch „Heilatmung für jeden", Gräfe & Unzer-Verlag, niedergeschrieben).
Einige Tips von Dr. Gross:
- Am besten lernen Sie **Bauchatmung im Liegen:** Also mit dem Rücken auf den Teppich legen, unter den Nacken ein kleines Kissen geben – dadurch werden Wirbelsäule und Brustkorb optimal entspannt. Atmen Sie nun kräftig durch die Nase aus. Dann einen kurzen Augenblick warten, bis Ihr Körper selbst das Signal zum Einatmen gibt.
- Nun nicht heftig, aber zügig einatmen. Legen Sie währenddessen am besten ein Telefonbuch auf den Bauch, und stellen Sie bewußt das Heben und Senken des Oberbauches fest (durch die Bewegung des Zwerchfells). Der Brustkorb soll sich jedoch eher wenig bewegen. Auf dem Höhepunkt der Einatmung sofort wieder ausatmen.
- Auf die eben beschriebene Weise 20 Atemzüge durchführen und diese Übung täglich zwei- bis dreimal wiederholen. Sie investieren dadurch nur wenige Minuten pro Tag in Ihre Gesundheit – aber das lohnt!

• Fortgeschrittene üben die **Bauchatmung auch im Stehen:** Mit dem Rücken dicht an eine Türe oder Wand stellen, die Beine leicht grätschen. Die Arme hängen locker herab. Nun den Kopf senken und durch die Nase kräftig ausatmen. Nach einer kurzen Pause zügig, aber nicht übertrieben einatmen, wobei der Kopf rückwärts geführt und die Wirbelsäule gestreckt wird. Das Kinn soll sich aber nicht in die Höhe recken – die Halsmuskeln müssen entspannt bleiben. Auf der Höhe der Einatmung sofort wieder ausatmen und dabei Kopf sowie Wirbelsäule nach vor kommen lassen. Diese Übung kann später auch ohne Wand absolviert werden. Anfangs geht es ja nur um Kontrolle der richtigen Technik, die dann ohnedies in Fleisch und Blut übergeht.

• Ein weiterer Schritt in Richtung ideale Atemtechnik ist die Anleitung zum **Bauchatmen im Gehen,** also bereits in der Bewegung. Jüngere Menschen verfügen noch über gut funktionierende Atemautomatik. Das heißt, die Atmung paßt sich dem Sauerstoffbedarf an, ohne daß der Mensch wissentlich mithelfen muß. Anders bei Erwachsenen oder Kranken: Die Automatik springt mit der Zeit nicht mehr so richtig an, es entsteht ein Mangel an Sauerstoff im Gewebe. Der Mensch wird immer kurzatmiger. Da die Atmungsautomatik ihre Impulse von der Bewegung bekommt, liegt es nahe, Atem und Bewegung in einen Rhythmus zu bringen. Jede rhythmische Bewegung erspart dabei Kraft!
Üben Sie demnach am günstigsten die sogenannte **Pendel- oder Schrittatmung.** Falls dazu Gelegenheit besteht, unternehmen Sie einen Spaziergang im Grünen und atmen nach folgendem Rhythmus: Innerhalb von drei Schritten vorerst bewußt ausatmen, während der nächsten drei Schritte einatmen. Wer genügend Luft besitzt, kann nach dem Ausatmen ein oder zwei Schritte mit der Atmung aussetzen – lassen Sie sich einfach von den Bedürfnissen des Körpers leiten.
Je größer mit der Zeit die Leistungsfähigkeit wird, desto mehr Schritte können jeweils beim Ein- und Ausatmen absolviert werden. Für einen normal entwickelten Menschen sollten allerdings sechs Schritte die Obergrenze darstellen, die nicht überschritten werden sollte.
Sie verfügen durch Erlernen der geschilderten Atemtechnik über ein hervorragendes Antistreßmittel. Durch Konzentration auf die Atmung und das Mitzählen der Schritte sind Sie so von Alltagsproblemen abgelenkt, daß Sie sich nachher schon aus diesem Grund nervlich entspannt fühlen.
Natürlich läßt sich das Prinzip auch auf Sportarten wie Dauerlauf, Radfahren, Schwimmen oder Skilanglauf übertragen. Der langsame Dauerlauf ist dabei vor allem für den beschriebenen „Kämpfertyp", der zu einem Überschuß des Sympathikus neigt, eine gute Möglichkeit. Langsamer Lauf, verbunden mit der richtigen Atemtechnik (Bauchatmung!), gilt als bestmögliches Training des Parasympathikus. Eifriges Üben wirkt sich mitunter sogar in den klinischen Befunden (EKG) aus.

- Bei Sportarten wie Fußball oder Tennis ist Atemtraining leider nicht möglich, weil diese Tätigkeiten Tempowechsel erfordern. Da kann es nie zu einem Atemrhythmus kommen. Daher empfiehlt es sich in solchen Fällen, vor dem Training oder dem Wettkampf die Bauchatmung im Stehen zu üben. Haben Sie sich für den *Dauerlauf* entschieden, atmen Sie vorerst wieder während drei Schritten aus und nach ebenfalls drei Schritten ein. Sie finden mit der Zeit selbst Ihren persönlichen Rhythmus, der ausreichende Sauerstoffversorgung garantiert.

Sie werden staunen, um wieviel leichter Ihnen schon nach kurzer Zeit jede Belastung fällt, wenn Sie nur richtig atmen! Den Rhythmus können Sie mühelos auf die Stärke der Belastung abstimmen: Wer schneller laufen will, atmet eben bei jedem Schritt aus und beim nächsten ein. Wichtig ist nur, den begonnenen Rhythmus weiter durchzuhalten. Wie besprochen, wird hauptsächlich durch die Nase geatmet. Nur bei extremer Wärme kann Luft auch durch den Mund geholt werden. Ansonsten sollte man jedoch darauf achten, sich nicht so weit anzustrengen, daß Luftholen durch die Nase unmöglich wird.

Wollen Sie nicht nur die Kondition verbessern und Streß abbauen, sondern auch Bauchmuskeln und Zwerchfell trainieren und kräftigen, raten wir zusätzlich zur **Bauchatmung im Liegen,** aber mit größerer Belastung: Legen Sie etwa mehrere Telefonbücher oder auch einen kleinen Sandsack auf den Bauch und führen Sie dann die beschriebenen Atemübungen durch. Das Gewicht soll aber fünf Kilo nicht übersteigen.

Gute Organisation vermindert Streß

Sie haben nun schon einiges über die Beseitigung des schädlichen Distresses gelesen. Ein paar Pfeile für den Kampf gegen nervliche Überreizung haben wir aber noch im Köcher. Dazu gehört bessere Organisation beim Bestreben, sich nicht mehr unter Druck setzen zu lassen.

Das „Nicht-abschalten-Können" zählt zu den verhängnisvollsten Eigenschaften im Zusammenhang mit Streß. Viele haben das erste Ziel kaum noch erreicht und nehmen – zumindest in Gedanken – bereits ein zweites in Angriff. Wie wäre es daher, würden Sie künftig nicht planlos draufloswerken?

Wie kann man sich besser organisieren?
- **Ordnen Sie Ihren Tagesablauf,** achten Sie streng darauf, auch die sogenannten Freiräume einzuteilen (wir haben im Verlauf dieses Kapitels ja schon einmal kurz darauf hingewiesen). Unerledigtes sollte unbarmherzig auf den Arbeitsplan für den kommenden Tag verbannt werden!
- Am zweckmäßigsten ist wohl die Anschaffung eines **Kalenders,** auf dem man genügend Platz für Notizen findet. Opfern Sie täglich einige Minuten, um sich

einen Überblick über die Pflichten des Tages zu verschaffen (das gilt für alle – vom Manager über die Hausfrau bis zum Schüler).

● Danach **reihen Sie je nach Wichtigkeit.** Unwesentlichere Dinge kommen ans Ende der Liste, um notfalls verschoben werden zu können. Wesentlich: eiserne Konsequenz bei der Einhaltung dieses Planes! Reservieren Sie für „Kleinkram", der so zwischendurch anfällt, gewisse „Pufferzeiten", um nicht trotz Planung doch ins Schleudern zu geraten.

● Ganz entscheidende Bedeutung hat die genaue **Fixierung der Freizeit!** Ziehen Sie jeden Tag einen dicken Strich auf dem Kalender; das bedeutet: Feierabend! Diese Grenze sollte nur in wirklichen Notsituationen überschritten werden.

● Falls am **Wochenende** oder nach Feierabend Besuche erwartet werden oder irgendeine Freizeitaktivität in Frage kommt (Sport, Kino, Theater, Kartenspiele usw.) – ebenfalls eintragen. Die Notiz soll dazu veranlassen, den „Hobbytermin" auch tatsächlich wahrzunehmen.

● Weiters dürfen zwei **Termine** einander keinesfalls überschneiden. Eine Arbeit bleibt dann unweigerlich auf der Strecke – das führt entweder zu Unzufriedenheit oder zu Hetzjagd, um der Verpflichtung doch noch irgendwie nachzukommen.

● Beobachten Sie Ihren **persönlichen Lebensrhythmus.** Es gibt Menschen, die frühmorgens aus dem Bett steigen und voll leistungsfähig sind, während andere längere „Anlaufzeiten" benötigen, um körperlich und geistig auf Touren zu kommen. Diesem Umstand muß bei der Erstellung des Tagesplanes Rechnung getragen werden. Aufwendige und heikle Arbeiten sollten in jene Zeit verlegt werden, in der laut eigener Erfahrung Konzentrations- und Leistungsfähigkeit am größten sind.

„Freizeitstreß"

Noch ein paar Worte zur Freizeit: Mit der Senkung der Arbeitszeit wächst automatisch das Problem, was mit dem Überfluß an Freizeit angefangen werden soll. Diese Schwierigkeit ist nicht zu unterschätzen – Freizeitstreß belastet das Nervensystem unter Umständen genauso stark wie jede andere seelische Anspannung!

Nehmen Sie daher im Urlaub Rücksicht auf Ihre berufliche Tätigkeit. Das sieht so aus: Der hektisch hin und her gerissene Streßberufler sollte seinen Urlaub eher nicht auf Rundreisen mit pausenlosen Besichtigungen verbringen. Seine Aktivitätsbereitschaft kann er beim Sport austoben (sich sozusagen gewaltsam zur Ruhe zu zwingen – als Kontrastprogramm gleichsam –, wäre auch falsch). Aber Terminhetze auch während der Erholungsphase führt nur vom Regen in die Traufe.

Vielleicht wird im Gegensatz dazu der Bürohocker, der seinen Arbeitstag in unschöner Regelmäßigkeit hinter Akten verbringt, für ein bißchen Abwechslung dankbar sein. Allerdings darf auch für ihn der Urlaub nicht zum Zwang werden, nun als Ausgleich unbedingt etwas tun zu müssen. Wenn dieser Typ mehr Freude am Lesen oder anderen „stillen" Hobbys findet, dann sollte er sich um nichts in der Welt davon abhalten lassen.

Streß im Haushalt

„Sie hat keinen Streß, sie ist ja nur Hausfrau ..." Wenige Vorurteile sind weiter von der Wirklichkeit entfernt als dieses! Wie stark Hausfrauen tatsächlich unter Druck stehen und wie sie sich zumindest ein wenig dagegen wehren können, beschreibt der Wiener Psychologe Dr. Rudolf Schoberberger:

Zwei Streßmöglichkeiten sieht der Fachmann in der Tätigkeit einer Hausfrau in erster Linie: *die Überforderung durch den Haushalt,* als Mutter und häufig zusätzlich durch Berufstätigkeit, allerdings auch die *geistige Unterbeschäftigung* der „Nur-Hausfrau". Letztere findet aus Mangel an Erfolgserlebnissen (keine Anerkennung, aber oft herbe Kritik, wenn's einmal nicht klappt) keine Erfüllung in der ihr vom Schicksal zugewiesenen Arbeit – das führt zu Enttäuschung, einer schlimmen Form von Streß.

Für die erste Gruppe gilt es, die Auswirkungen des Stresses zu vermindern: Zeitdruck, keine Freizeit (oder zumindest nicht nach eigenen Vorstellungen), Verzicht auf persönliche Interessen. Daher ähnliche Ratschläge, wie für gestreßte Manager (grundsätzlich ist gar kein Unterschied zu sehen – wenn man von der Bezahlung absieht):

● Den **Tagesablauf gründlich überlegen** (der beschriebene Plan).

● Die Problematik der ständigen Überlastung ganz offen mit der Familie besprechen, eine **„Umverteilung" anstreben:** Jeder hat seinen Teil beizutragen, auch die Kinder (Einkauf, Saubermachen – da genügt es ja schon, Ehemann und Kinder dazu anzuhalten, den eigenen Mist zu beseitigen).

● Erlernen einer **Entspannungsmethode** (siehe Ratschläge in diesem Buch: etwa Muskelentspannung, Seite 218).

Hausfrauen, die zur Gruppe zwei gehören (Frust ...), sind erfahrungsgemäß stark durch Alkohol und Medikamentenmißbrauch gefährdet! Sie neigen zu Depressionen und haben es leider schwerer, aus dem Sumpf herauszukommen. Einige Tips:

● Beschäftigen Sie sich ganz gezielt mit **Dingen, die Spaß machen** – am besten gemeinsam mit anderen Leidensgenossinnen Hobbys suchen. Nur nicht ins Schneckenhaus zurückziehen!

● **Unternehmungsfreudig sein.** Falls das allein nicht gelingt, sich dazu zwingen, einem Verein beizutreten (Sport, Wohltätigkeit usw.).

● **Geistige Interessen durch Kurse fördern** (Sprachen, Kunst, Mode – da gibt es an Volkshochschulen viele Angebote).

● Für ältere Frauen: Warum nicht einen Versuch als **„Leihoma"** wagen? Denn auch Einsamkeit erzeugt jene Enttäuschung, die als vielleicht gefährlichste Form von Streß gelten kann.

In allen genannten Fällen hängt der Erfolg der empfohlenen Maßnahmen leider sehr von den jeweiligen Partnern ab. Diese Zeilen sollten daher nicht nur von den betroffenen Hausfrauen, sondern auch von den dazugehörigen Ehemännern gelesen werden. Denn ein bißchen Verständnis des Partners ist in diesem Fall schon weit mehr als nur der halbe Erfolg.

Streß durch die Schule

In einem Streßkapitel, das sicher vorwiegend von Erwachsenen gelesen wird, darf dennoch der Schulstreß nicht völlig unter den Tisch fallen. Mit diesem Thema bzw. mit Literatur darüber könnte man ganze Bibliotheken füllen. Die Durchsicht einiger dieser Werke führt zur ernüchternden Erkenntnis: Alles recht gescheit, was da geschrieben wird, aber nur wenig davon läßt sich tatsächlich umsetzen. Außerdem haben zum Thema „Kindererziehung" drei Experten mindestens fünf verschiedene Meinungen. Daher soll an dieser Stelle auf tiefschürfende Gedanken weitgehend verzichtet werden. Nur ein paar Tips, *wie Sie Ihrem Kind helfen können:*

● Nach der Schule hungrige Kinder grundsätzlich **in Ruhe essen lassen,** bevor man sie mit lästigen Fragen („Na, was gibt es in der Schule Neues – eine Schularbeit zurückbekommen?") quält. Hat sich das Kind gestärkt und fühlt sich entsprechend wohl, erzählt es meistens ohnedies von selbst.

● Dem Sprößling eine **ausreichende Pause gönnen,** dann aber konsequent auf Durchführung der Hausaufgaben drängen. So hilft man dem Kind, schädlichen Streß zu vermeiden, der entsteht, wenn die schulischen Pflichten auf die lange Bank geschoben, dann aber in letzter Minute erledigt werden müssen.

● **Positiv motivieren:** Das bedeutet, eher belohnen als bestrafen! Bei schlechten Leistungen sich auch selbst ein wenig an der Nase nehmen („Habe ich mein Kind vor der Schularbeit unterstützt oder mit seinen Schwierigkeiten allein gelassen?"). Bei gutem Erfolg hingegen demonstrativ loben (nicht nur gedankenlos ein paar Schilling in die kleine Hand drücken).

● **Nie die Brücken zwischen sich und dem Kind abbrechen!** Gewinnt so ein junger Mensch den Eindruck, unverstanden zu sein, wird er sich auch später nicht mehr mit schwerwiegenden Problemen an seine Eltern wenden – dann drohen Gefahren wie Suchtgiftmißbrauch und Kriminalität!

● **Nie schlagen!** Entgegen den Aussagen einiger (dummer) Politiker gibt es keine „gesunde Watschen"!

● **Keinen krankhaften Ehrgeiz entwickeln:** Stellt sich heraus, daß ein Kind für einen bestimmten Schultypus schlecht geeignet ist, nicht weiterquälen lassen, sondern dem Kind eine Ausbildung ermöglichen, die seinen Interessen besser entspricht. Zum Trost: Gute Handwerker belächeln heute milde den Lebensstandard arbeitsloser Jungakademiker ...

Kleine Selbsthilfe mit Akupressur

Die Chinesen bedienen sich bei Alltagsbeschwerden seit altersher der Hilfe der Akupunkturpunkte. Auch wir können uns ihrer bei kleinen Problemen bedienen. Wir sollten jedoch nicht vergessen, daß bei anhaltenden Beschwerden der Arzt zuständig ist. Denn Schmerz kann auch Zeichen für ernste Erkrankungen sein.

Kopfschmerzen

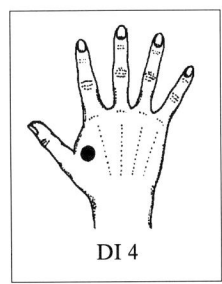

Hier hilft an erster Stelle der **Meister der Schmerzen.** Er liegt daumenseitig in der Mitte des zweiten Mittelhandknochens. Man findet ihn am besten, wenn man den Daumen an den Zeigefinger anlegt und mit dem Nagel des Daumens der anderen Hand gegen die entstehende Vorwölbung leicht vibrierend eine Minute drückt.
Auch eine Kopfhautmassage kann sehr hilfreich sein. Je nachdem, wo der Sitz der Kopfschmerzen ist, massiert man mit der Fingerkuppe Schläfe, Nasenwurzel oder die Hinterhauptkante.

DI 4

Nervosität, Erwartungsangst

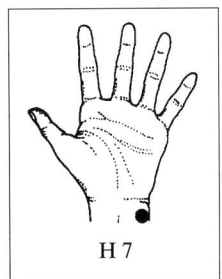

Gegen **Nervosität, Erwartungsangst** und zur **Beruhigung** hilft der Punkt **H 7.** Man findet ihn an der unteren äußeren Handgelenksfalte hinter dem fühlbaren Handwurzelknöchelchen: Mit dem Daumen ca. zwei Minuten leicht vibrierend massieren.

H 7

Gestaute Beine

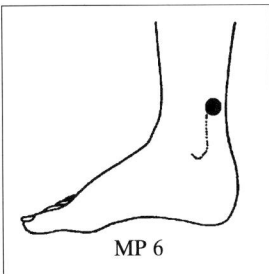

Gegen gestaute Beine hilft der **Meister des Wassers.** Man findet ihn vierquerfingerbreit über der Spitze des inneren Knöchels an der Innenseite des Schienbeinknochens. Er ist wie der Meister der Schmerzen leicht empfindlich. Zwei Minuten ruhig drücken.

MP 6

Müdigkeit

Den Punkt der **Drei Dörfer** haben schon die Kulis im alten China gedrückt, wenn sie müde waren und nicht mehr laufen konnten. Man findet ihn, wenn man bei abgewinkeltem Bein vier Querfinger unter die Kante der Kniescheibe legt und dann eine Daumenbreite von der Schienbeinkante nach außen geht. Eine Minute vibrierend mit dem Daumennagel drücken.

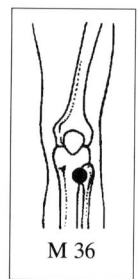

M 36

Kreislaufschwäche

Bei **Kreislaufschwäche** drücken Sie mit dem Daumennagel gegen die Fingerkuppe Ihres Mittelfingers, und Sie werden nach einer Minute spüren, daß es Ihnen besser geht.

Schattenboxen als Fitneßmöglichkeit

Die Chinesen haben im Kampf gegen Streß allerdings noch viel mehr zu bieten als nur Akupressur. Wer China besucht, wird staunen, wie viele Chinesen frühmorgens auf offener Straße ein ganz bestimmtes Gymnastikprogramm absolvieren. Manche üben alleine, oft sieht man jedoch Gruppen von Hunderten Menschen, wie sie kriegerisch anmutende, aber doch elegante Bewegungen durchführen. Es handelt sich um das völlig unblutige Schattenboxen, eine jahrtausendealte Methode der Chinesen, körperlich fit zu bleiben.

Dr. Alexander Meng, selbst aus China stammend, hat sich mit dieser Technik beschäftigt und unterrichtet Schattenboxen. Hier nur einige Grundgedanken: Schattenboxen gilt heutzutage als friedliche Kampfsportart. Regelmäßige Durchführung der im 14. Jahrhundert entwickelten Nahkampfart garantiert nicht nur körperliche, sondern auch seelische Widerstandsfähigkeit.

Trainiert wird ausschließlich Selbstverteidigung – Schattenboxen (Taijiquan) hatte also von vornherein nur im Sinn, nicht anzugreifen, sondern den Angriff des Gegners gelassen abzuwarten. Der Angreifer sollte dann mit möglichst geringem Krafteinsatz aus dem Gleichgewicht gebracht werden. Eine Verletzung des Feindes wird vermieden, obwohl sie möglich wäre.

Die Übungen können von Talentierten in sechs Stunden erlernt werden. Bis aber Bewußtsein, Atmung und Bewegung völlig aufeinander abgestimmt sind, vergehen meistens doch einige Monate. Die einzelnen Figuren sind ruhig und besonnen auszuführen, weshalb sich Schattenboxen als Fitneßmöglichkeit für Anfänger aller Altersstufen (auch jenseits der Achtzig) anbietet.

Beim Üben darf man zwar ins Schwitzen kommen, jedoch nie außer Atem geraten. Die Bewegung richtig auszuführen, ist ausschließlich eine Frage der Konzentration, eine Art autogenes Training.

Schlafstörungen

Viele Menschen leiden unter Schlafstörungen. Und sicher ist jeder schon einmal ein paar Stunden in der Nacht wachgelegen und hat aus Verzweiflung „Schäfchen gezählt", um endlich einschlafen zu können. Wer immer wieder schlaflose Nächte hat, der sollte auf keinen Fall zum Schlafmittel greifen. Viel besser ist es, nach den Ursachen der Schlafstörung zu suchen.

Es sind dies meist:
1. ein schlechter physischer oder psychischer Zustand,
2. falsche Ernährung und falsche Kleidung,
3. schlechtes Raumklima,
4. Fehler bei der Einrichtung des Schlafraumes oder
5. die Nichtbeachtung von Störfeldern.

Zu Punkt 1: Die Ursache für einen schlechten physischen Zustand können verkrampfte Muskeln oder Bewegungsarmut sein. Hier helfen Ausgleichsbewegungen, isometrische Übungen und abends eine Duschgymnastik mit anschließendem kalten Guß.

Eine überlastete psychische Konstitution gipfelt in Streß, Leistungsdruck, Angst, Pulsrasen, Kopfschmerz, kaltem Schweiß und der Tatsache, daß man zu müde zum Schlafen ist.

Dagegen hilft Atemgymnastik, mentales Training, positives Denken und ein *Entspannungstee:* Zu gleichen Teilen Lavendelblüten, Pfefferminze und Baldrianwurzel verwenden. 4 EL davon mit 1 Liter Wasser aufgießen und, mit 2 EL Johannisbeersaft gesüßt, über den Tag verteilt trinken.

Hilfreich ist auch ein *Schlafbad:* Eine Mischung aus je 1 Handvoll Lavendel, Beifuß, Heidekraut und Hopfen zubereiten. Alles mit 2 Liter kochendem Wasser übergießen, 20 Minuten lang ziehen lassen und dem Badewasser beigeben.

Dazu kann man einen *Schlaftee* trinken, der aus einer Mischung aus Hopfen, Baldrian und Melisse besteht – 1 EL auf ¼ l Tee, 10 Minuten lang ziehen lassen.

Zu Punkt 2: Stellen Sie Ihre Ernährung möglichst auf Vollwertkost um. Essen Sie abends nicht mehr nach 18 Uhr, und vermeiden Sie vor allem das Naschen beim Fernsehen. Machen Sie statt dessen lieber einen kleinen Abendspaziergang. Er wird Ihnen nicht nur erholsamen Schlaf bringen, sondern ist auch für Ihren Kreislauf besser als das schlampige Sitzen im Fernseh-Fauteuil.

Zu Punkt 3: Das Raumklima ist für einen guten Schlaf sehr wichtig. Die Temperatur sollte zwischen 18 und 20 Grad liegen, die Luftfeuchtigkeit bei 50 Prozent. Vorteilhaft sind Hydrokulturpflanzen im Raum, die viel zur Luftfeuchtigkeitsregelung beitragen. Schlafen Sie bei offenem Fenster, dann sollten Sie darauf achten, daß Sie nicht im Zug liegen. Am besten verhindert man das mit einem Bettvorhang oder einem Paravent.

Zu Punkt 4: Wenn man trotz Schlaftee, Bad, richtiger Ernährung und mentalem Training noch immer nicht gut schlafen kann, dann sollte man den Schlafraum selbst und die Einrichtung prüfen.

„Wie man sich bettet, so liegt man", heißt ein altes Sprichwort. Ein gutes Bett zeichnet sich nicht durch elektrischen Wecker, Radio, Lampen oder elektrische Verstellbarkeit, sondern durch eine gute Anpassungsform an den Körper aus. Es besteht aus Vollholzrahmen und einem Lattenrost, der sich der Körperform anpassen, aber nicht zuviel nachgeben soll.

Die Matratze muß aus natürlichen Materialien sein und die richtige „Härte" haben. Eine zu weiche Matratze führt zu Rückenschmerzen.

Viele Menschen leiden unter der Hausstaub-Allergie und werden im Laufe der Nacht durch Husten, Schnupfen oder Verstopfung der Nase immer wieder geweckt. Die Ursache dafür liegt oft in der Füllung der Matratze oder der Polster. In Stroh, Seegras oder Kokosfaser halten sich die Staubmilben, die durch ihren feinen Staub die Atemwege belasten.

Zu Punkt 5: Störzonen im Schlafraum können Krankheiten verstärken und sind erwiesenermaßen krebserregend. Störzonen können aufgrund geopathischer Ursachen (Wasseradern, Erdstrahlen usw.) vom Boden kommen. Rutengänger können die Strahlen feststellen, und dann genügt es oft, nur das Bett zu verschieben, und schon schläft man gut.

Darüber hinaus können aber auch Stromleitungen, Elektrogeräte, Wecker oder Radio Störzonen hervorrufen. Hier bieten die Bio-Elektriker die Möglichkeit der Beseitigung durch Netzfreischalter und abgeschirmte Kabel an.

Wohlbefinden am Arbeitsplatz

Rund 2000 Stunden pro Jahr verbringen viele von uns am Arbeitsplatz, und insbesondere im Büroalltag wird der überwiegende Teil dieser Zeit am Schreibtisch vor dem Computer „abgesessen". Wenig Bewegung, beengte Raumverhältnisse, schlechtes Licht und das nicht immer ideale Raumklima führen dann nicht selten zu körperlichen Beschwerden, die nicht nur den Arbeitsalltag stark beeinträchtigen. An erster Stelle stehen Schmerzen und Verspannungen im Schulter- und Nackenbereich, an zweiter Stelle Kopf- und Augenschmerzen, an dritter Kreislaufbeschwerden, an vierter Beschwerden der gesamten Wirbelsäule, besonders im Lendenbereich, und an fünfter schwere, gestaute Beine. Daneben gibt es eine große Zahl von Beschwerden, wie Schulterarmschmerzen, Verstopfung, Nervosität usw., die zuerst gar nicht mit dem Arbeitsplatz in Verbindung gebracht werden. Bei genauerer Befragung und Analyse stellt sich dann allerdings sehr oft heraus, daß Büroausstattung, persönliches Verhalten und Ernährung eine wesentliche Rolle spielen.

Unabhängig von den Büromöbeln, ist allein schon das Raumklima von größter Bedeutung. Dazu gehört:

Licht

Möglichst schatten- oder blendfrei mit einem Helligkeitswert von 500 Lux. Optimal ist eine Lichtquelle, die nicht direkt in die Augen scheint und auch nicht von rechts kommt, da sonst beim Schreiben immer Schatten entstehen. Am besten ist indirekte Beleuchtung mit warmem Lichtton. Gutes Licht entlastet die Augen, schlechtes Licht belastet nicht nur die Augen, sondern auch das vegetative Nervensystem, was nicht nur zu Kopfschmerzen und Muskelverspannung, sondern auch zu allgemeiner Ermüdung führen kann. Grelles, kaltes Licht wieder führt zu Unbehagen und Gereiztheit. Hier läßt sich durch das Austauschen der Röhren oder Glühbirnen bzw. Anbringen getönter Blenden viel verbessern. Besonders hoch ist die Augenbelastung bei der Computerarbeit. Hier ist wichtig, daß kein Störlicht in die Augen scheint, deshalb sollte hier bei schlechten Lichtverhältnissen eine entsprechend dunkle Umrahmung als Blendschutz angebracht werden. Besonders wichtig ist es, die Augen so oft wie möglich zu entspannen: Schließen Sie nach konzentriertem Arbeiten die Augen für einige Sekunden, richten Sie den Oberkörper und Kopf mit auf die Schenkel gestützten Armen auf, und atmen Sie viermal kräftig durch; nun öffnen Sie die Augen und blicken wieder vier Atemzüge lang aus dem Fenster – sollte dies nicht möglich sein, dann auf den weitest entfernten Punkt im Raum –, danach auf etwas Buntes, einen Blumenstock, ein Bild oder einen Menschen; schließen Sie abermals die Augen und wenden Sie sich nach weiteren vier Atemzügen wieder dem Computer zu.
Weitere Möglichkeiten zur Selbsthilfe gegen müde oder schmerzende Augen bietet die Chinesische Augenmassage, die auf Seite 236 beschrieben ist.

Farbe

Farbe hat wie das Licht auf unser Befinden eine wesentliche Wirkung und wird heute immer mehr zu therapeutischen Zwecken eingesetzt. So ist es nur verständlich, daß man auch im Arbeitsraum darauf Rücksicht nehmen sollte. Dunkle Farbtöne wirken bedrückend; kalte Farben erzeugen Unbehagen, Kälte, Unpersönlichkeit; grelle, aggressive Farben rufen Gereiztheit, Unruhe hervor. Am besten wirken helle, warme Pastelltöne, dabei ist jedoch zu berücksichtigen, ob der Raum hoch oder nieder ist und die Fenster groß oder klein und sonnen- oder schattenseitig gelegen sind. Auf jeden Fall läßt sich auch im schlimmsten Raum durch Initiative mit Blumen, Grünpflanzen, Bildern oder Postern eine angenehme Arbeitsatmosphäre schaffen.
Wir verbringen so viel Zeit an unserem Arbeitsplatz, daß wir ihn auch nach unserem Empfinden gestalten sollten.

Heizung und Belüftung

Heizung und Belüftung sind oft Ursache mancher Beschwerden, und nicht selten sollte man den Klimatechniker einen Tag lang in die von ihm klimatisierten Räume sperren, damit er selbst spürt, was er da an „Lebensqualität" erzeugt hat. Oft ist jedoch nur eine falsche Einstellung schuld. Zu hoch eingestellte Raumtemperatur, niedrige Luftfeuchtigkeit und zugige Belüftung sind häufig Ursache vieler Beschwerden. Die richtige Raumtemperatur liegt zwischen 20 und 22 Grad, die optimale Luftfeuchtigkeit bei 50 Prozent, die Lüftung sollte möglichst zugfrei sein.

Bei der Heizung kommt es auch auf die Art der Heizung an. Bodenheizung belastet die Beingefäße, führt zu Stau in den Beinen und Kreislauflabilität. Deckenheizung führt zu Kopfschmerzen und rascher Ermüdung. Am besten wäre eine Wandflächenheizung, da sie bei guter Umgebungswärme schon bei geringer Raumtemperatur zu Wohlbehagen führt und praktisch keine Luftturbulenzen auslöst und somit auch keine Staubbewegung, die die Schleimhäute reizt, verursacht. Eine gute Alternative wäre auch die Randleistenheizung, sie kommt der Wandheizung noch am nächsten. Hat man jedoch eine Radiatorenheizung, so sollte man doch nach Möglichkeit trachten, eine gute Luftfeuchtigkeit zu erlangen. Dabei sind noch immer die guten alten, mit Wasser gefüllten Tongefäße eine akzeptable Lösung.

Blumenschalen und Hydrokulturen sind sicher die besten Luftbefeuchter, während die elektrischen Luftbefeuchter eher umstritten sind. Springbrunnen haben, wenn sie gut gewartet sind und täglich mit frischem Wasser versorgt anstatt mit Chemikalien versetzt werden, eine gute Wirkung auf das Raumklima.

Der beste Raum nützt jedoch nichts, wenn die Person, die darin arbeitet, nicht auch den Körper in Schwung hält. Blutkreislauf, Muskeln und Gelenke brauchen Bewegung, und die kann man sich auch auf kleinstem Raum verschaffen, wie unsere Gymnastiktips auf Seite 183 bereits zeigten.

Wie Arbeitsplätze eingerichtet sein sollten

Wußten Sie, daß bei achtstündiger Bildschirmarbeit zwischen 12.000 und 30.000 Kopf- und Blickbewegungen stattfinden? Kennen Sie das Geheimnis, warum manche Arbeitsplätze angenehm sind und Atmosphäre ausstrahlen, andere wiederum beengt und verkrampfend wirken?

● Ein schlechter Arbeitsplatz zeichnet sich vor allem dadurch aus, daß so gut wie kein Bewegungsspielraum vorhanden ist – Folge: verspannter Rücken und Nacken, Rundrücken, Kopfschmerzen, schlechte Atmung. Ein unübersichtlich angeräumter Schreibtisch führt nicht nur zu körperlicher, sondern auch zu nervlicher Anspannung und Überlastung. Ein zusätzliches Störfeld kann beispielsweise die in unmittelbarer Nähe installierte Hauselektrikanlage darstellen.

● Ist die Tastatur des Terminals zu knapp an der Wand und zu hoch, können die Hände nicht entspannt auf dem Tisch liegen. Fehlt es zudem noch an Bewegungsraum, kommt es zu einer physischen und psychischen Verspannung mit Rundrücken, schlechter Atmung, Anfälligkeit für Migräne und Kreislaufschwäche. Ein Sitzplatz mit dem Rücken zur Tür ist immer schlecht, da rein psychisch im Unterbewußtsein die Angst entsteht, es könne etwas von hinten kommen – ich muß mich nach vorne drängen –, was jeden Menschen gefühlsmäßig beeinträchtigt. Typisch für solche Arbeitsplätze ist das zu knappe Sitzen am Tisch.

● Jeder Mensch benötigt genügend Freiraum, und wenn das nicht der Fall ist, ist es naheliegend, daß dann sehr bald Spannungen auftreten und einer dem anderen im Weg ist.

● Durch Fragen wird bei laufendem Betrieb der Störpegel von Stunde zu Stunde höher, und Nervosität und Muskelverspannungen nehmen zu. Wenn ein Terminal beispielsweise zu weit in einem Eck steht, kann es zu Verspannungen kommen, und es wird sicherlich nur kurze Zeit dauern, bis Schulter- und Nackenschmerzen auftreten.

● An einem guten Arbeitsplatz kommt das Licht von links, so daß ein schattenfreies Schreiben ermöglicht wird.

● An einem idealen Arbeitsplatz hat jeder seinen geschützten Bereich mit Bewegungsfreiheit und guter Übersichtlichkeit. Jedem sollte es möglich sein, eine menschenfreundliche Atmosphäre mit Bildern, Blumen usw. aufzubauen, sich mit seinem Arbeitsplatz zu identifizieren, etwas von seiner Persönlichkeit zu zeigen.

Selbsthilfe gegen Augenmüdigkeit

Gerade im Winter tritt – besonders bei Schreib- und Computerarbeit – Augenmüdigkeit auf. Vorausgesetzt, daß die Sehkraft von einem Augenarzt überprüft und eventuell die richtige Brille angepaßt ist, kann man müde Augen durch eine Massage wieder munter machen, welche die Chinesen schon seit Jahrhunderten erfolgreich einsetzen und heute noch bei Schulkindern anwenden.

● Drücken Sie mit dem Daumen und dem Zeigefinger die Nasenwurzel sanft kreisend eine Minute lang.

● Massieren Sie bei aufgestütztem Kopf mit den Zeigefingern einen Punkt an den Schläfen, der in Verlängerung des Augenwinkels knapp hinter dem Schläfenbein liegt. Die Chinesen nennen ihn die „Sonne".

● Drücken Sie mit beiden Daumen auf die „Sonne" und streichen Sie gleichzeitig mit angewinkelten Zeigefingern dreimal von der Nasenwurzel über die Stirn zur „Sonne".

● In gleicher Weise dreimal über den oberen Rand der Augenhöhle und die Lider bis zum äußeren Augenwinkel streichen.

● Wieder mit angewinkelten Fingern von der Nase über den unteren Lidbereich und Augenhöhlenrand zum äußeren Augenwinkel streichen.

● Legen Sie die flach geschlossenen Finger sanft auf die Augen und drücken Sie langsam und behutsam 15mal auf die Augen.

● Drücken Sie nun 30mal mit dem Mittelfinger auf den Punkt über der Nasenwurzel.

Abschließend streichen Sie noch je dreimal mit flach aufgelegten Händen und mäßigem Druck von der Stirn zu den Schläfen, von dort zum Nacken und vom Hinterkopf zu den Schultern.

Machen Sie noch drei tiefe Bauchatemzüge, und nun sollten Sie sich in kurzer Zeit wieder frisch fühlen.

Stichwortverzeichnis

Verzeichnis der Rezepte